新编实用护理技术

司红岩 马改平 赵巧 主编

吉林科学技术出版社
JiLin Science&Technology Publishing House

图书在版编目（ＣＩＰ）数据

新编实用护理技术 ／ 司红岩，马改平，赵巧主编
. -- 长春 ：吉林科学技术出版社，2020.8
ISBN 978-7-5578-7657-9

Ⅰ. ①新… Ⅱ. ①司… ②马… ③赵… Ⅲ. ①护理学
Ⅳ. ①R47

中国版本图书馆 CIP 数据核字(2020)第 193045 号

新编实用护理技术

XINBIAN SHIYONG HULI JISHU

主　　编	司红岩　马改平　赵　巧
出 版 人	宛　霞
责任编辑	刘健民　王　皓
幅面尺寸	185mm×260mm
字　　数	320 千字
印　　张	14.5
版　　次	2020 年 8 月第 1 版
印　　次	2021 年 5 月第 2 次印刷

出　　版	吉林科学技术出版社
发　　行	吉林科学技术出版社
地　　址	长春市净月区福祉大街 5788 号出版大厦 A 座
邮　　编	130021
发行部电话/传真	0431-81629530
印　　刷	保定市铭泰达印刷有限公司

书　　号	ISBN 978-7-5578-7657-9
定　　价	75.00 元

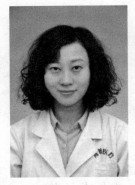

　　司红岩，女，1978出生工作于：青岛市中医院（海慈医院）影像科主管护师毕业于：兰州大学医学院。临床工作：23年，从事于急诊室、ICU、骨科、普外科、眼科、影像科等临床科室，具有丰富的临床护理经验，擅长急危病人的抢救护理，骨科病人术后康复，眼科病人验光、AB超、眼底血管造影及护理、影像科强化CT及核磁造影及护理等。曾经出版过的论文著作：1.晚期胰腺癌患者实施高强度聚焦超声的护理体会；2.硅油填充眼硅油取出联合折叠人工晶状体植入的护理；3.近视影响因素的临床研究；4.膝关节盘状软骨的关节镜手术及康复治疗。任职于青岛眼耳鼻喉五官学会会员。

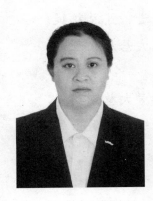

　　马改平，女，1978年出生，本科，毕业于山东省潍坊医学院护理专业，现就职于山东省聊城市市人民医院骨外科，主管护师，从事护理专业工作二十余年，具有扎实的护理理论基础和丰富的临床经验，在科室内担任护理组长及临床带教职务，具有良好的团队合作精神和丰富的带教经验。工作期间多次被医院评为优秀护理工作者及先进工作者，在国家级发表护理论文多篇及科研数篇。

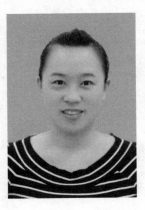

　　赵巧，女，1986年3月出生，护师，本科学历，现就职于青岛市城阳人民医院急诊科，从事护理工作16年，护理工作经验丰富，具有扎实的护理理论基础和丰富的临床经验，发表护理学术论文多篇。

前　言

　　临床护理随着现代医学与护理学的进步飞跃向前发展。在临床工作中护理人员要为患者提供安全、舒适、专业、满意的护理服务，需要护理人员不但具备扎实的专业理论、技能，更需要具备丰富的临床经验。本书编者结合自己在工作岗位上多年来的临床经验和体会，并参考国内外相关最新文献资料，编写本书，供护理人员参考。

　　本书从临床护理的实际出发，内容涵盖各个系统，充分吸收近几年的护理新知识，新理论和新技术结合临床护理实践行之有效的经验，对各系统疾病的一般护理、特殊护理等进行了总结提炼。全书条理清晰，重点突出，简洁实用，适合广大基层护理专业人员参考阅读。

　　全书由多位护理专家在总结自身临床经验并参考大量国内外相关文献的基础上精心编撰而成，在此，特别感谢编者们做出的巨大努力。

　　由于本书编者水平有限，加之编写时间仓促，书中难免存在疏漏或不足之处，恳请广大读者批评指正。

目　　录

第一章　护理学基础 ……………………………………………………（ 1 ）

第一节　疼痛的护理 ……………………………………………………（ 1 ）

第二节　患者的饮食与营养的护理 ……………………………………（ 5 ）

第三节　生命体征的测量与护理 ………………………………………（ 12 ）

第二章　内科疾病护理 …………………………………………………（ 23 ）

第一节　支气管哮喘 ……………………………………………………（ 23 ）

第二节　慢性阻塞性肺疾病 ……………………………………………（ 28 ）

第三节　心律失常 ………………………………………………………（ 35 ）

第四节　冠状动脉粥样硬化性心脏病 …………………………………（ 45 ）

第五节　消化性溃疡 ……………………………………………………（ 55 ）

第六节　胃癌 ……………………………………………………………（ 59 ）

第七节　原发性肝癌 ……………………………………………………（ 64 ）

第三章　外科疾病护理 …………………………………………………（ 70 ）

第一节　开放性颅脑损伤 ………………………………………………（ 70 ）

第二节　高血压脑出血 …………………………………………………（ 74 ）

第三节　甲状腺肿瘤 ……………………………………………………（ 76 ）

第四节　乳腺癌 …………………………………………………………（ 80 ）

第五节　胃癌 ……………………………………………………………（ 84 ）

第六节　急性弥漫性腹膜炎 ……………………………………………（ 89 ）

第七节　门静脉高压症 …………………………………………………（ 92 ）

第八节　急性阑尾炎 ……………………………………………………（ 97 ）

第九节　结肠、直肠癌 …………………………………………………（101）

第十节　肠系膜血管缺血性疾病 ………………………………………（106）

第四章　妇产科疾病护理 ………………………………………………（109）

第一节　女性生殖系统炎症 ……………………………………………（109）

第二节　月经失调 ………………………………………………………（121）

第三节　分娩期 …………………………………………………………（134）

第四节　产褥期 …………………………………………………………（147）

第五章　儿科疾病护理……………………………………………（156）

第一节　小儿急性上呼吸道感染………………………………………（156）

第二节　小儿急性支气管炎……………………………………………（158）

第三节　小儿肺炎………………………………………………………（160）

第四节　小儿支气管哮喘………………………………………………（166）

第五节　小儿口炎………………………………………………………（170）

第六节　小儿腹泻………………………………………………………（172）

第七节　小儿贫血………………………………………………………（178）

第八节　小儿急性白血病………………………………………………（186）

第六章　皮肤科疾病护理……………………………………………（193）

第一节　病毒性皮肤病…………………………………………………（193）

第二节　细菌性皮肤病…………………………………………………（199）

第三节　真菌性皮肤病…………………………………………………（207）

第四节　性传播疾病……………………………………………………（213）

参考文献………………………………………………………………（223）

第一章 护理学基础

第一节 疼痛的护理

一、概述

疼痛是一种复杂的主观感受,是一种令人苦恼和痛苦的感觉。疼痛作为临床上常见的症状之一,与疾病的发生、发展和转归有着密切的联系,同时也是临床评价治疗和护理效果的标准之一。因此,医护人员应掌握疼痛的相关知识,做好疼痛患者的护理。

(一)疼痛的概念及分类

1.疼痛的概念

疼痛是一种令人不愉快的感觉和情绪上的感受,伴随着现有的或潜在的组织损伤。

2.疼痛的分类

临床上常用的分类方法有以下几种:

(1)疼痛的病程:急性痛、慢性痛。

(2)疼痛的程度:微痛、轻痛、甚痛、剧痛。

(3)疼痛的性质:钝痛、锐痛、跳痛、压榨样痛、牵拉样痛等。

(4)疼痛的起始部位及传导途径:皮肤痛、躯体痛、内脏痛、牵涉痛、假性痛、神经痛。

(5)疼痛的部位:头痛、胸痛、腰痛、骨痛等。

(6)疼痛的系统:神经系统疼痛、心血管系统疼痛、血液系统疼痛等。

(二)疼痛的原因

1.温度刺激

机体接触过高或过低的温度均会引起组织的损伤,受伤的组织释放的化学物质作用于神经末梢产生疼痛。

2.化学刺激

强酸、强碱等化学物质作用于机体,可直接刺激机体神经末梢引起疼痛。同时,强酸、强碱等物质引起的灼伤也可使组织释放化学物质,引起疼痛。

3.物理损伤

切割、针刺、身体组织受到牵拉、肌肉受压等物理因素均可使组织受损,刺激神经末梢引起疼痛。同时,物理因素导致的组织损伤释放的化学物质也可引起疼痛。

4.病理改变

各种疾病引起的组织的缺血缺氧、空腔脏器阻塞或过度扩张、炎症反应等均会引起疼痛。

5.心理因素

情绪低落、愤怒、焦虑、抑郁等不良心理状态可引起机体局部血管收缩或扩张而导致疼痛。

(三)疼痛对个体的影响

个体疼痛时会出现心理、生理、行为方面的改变,提示疼痛会对全身产生影响。

1.精神心理方面的改变

(1)抑郁:慢性疼痛与抑郁关系密切,两者可互为因果,互相促进。

(2)焦虑:疼痛常与焦虑同时出现,急性疼痛患者更明显。患者常由于急性的疼痛表现出难以控制的坐立不安、易激动、呼吸困难、颤抖等焦虑症状。

(3)愤怒:长期反复发作的疼痛,会使患者对治疗丧失信心。患者可能会因为一点小事向家人和医务人员大发脾气,无缘无故地摔打东西,甚至无端地指责或辱骂别人,以发泄他们强烈的不满情绪。

(4)恐惧:身患绝症的患者常表现出对死亡的恐惧,尤其当疾病所导致的各种不适症状或疼痛出现时。

2.生理反应

(1)神经内分泌系统:疼痛刺激使交感神经和肾上腺髓质兴奋,儿茶酚胺分泌增加,胰高血糖素的分泌增加,糖原分解和糖异生作用增强,结果血糖升高,机体呈负氮平衡。同时,机体促肾上腺皮质激素、皮质醇、醛固酮、抗利尿激素含量升高,甲状腺素的生成增快,机体处于分解状态。

(2)循环系统:疼痛刺激使机体交感神经兴奋,使心率增快,外周血管收缩,血压升高。

(3)呼吸系统:常表现为呼吸急促、浅快,尤以急性疼痛显著。

(4)消化、泌尿系统:短暂强烈的疼痛可引起恶心、呕吐。长时间的疼痛可导致消化系统功能紊乱。因血管收缩、抗利尿激素增加,机体尿量减少。

(5)生化反应:研究表明,疼痛患者体内内源性镇痛物质减少,抗镇痛物质和致痛物质增加。

3.行为反应

(1)语言反应:患者可因疼痛出现叫喊、呻吟、哭闹或不停地向医务人员提要求等语言表现。疼痛的语言表述尽管主观,却是患者对疼痛的最可靠的反应,但应注意那些没有或不能用语言表达疼痛的患者。

(2)躯体反应:主要表现为机体在遭受伤害性刺激时所做出的躲避、逃跑、反抗、防御性保护或攻击等行为,常带有强烈的情绪色彩。

二、疼痛的护理技术

（一）疼痛的评估

1.评估的内容

（1）疼痛史：疼痛的部位、时间、性质、程度、伴随症状、影响因素，患者控制疼痛的方式、对疼痛的耐受力及疼痛表达方式等。

（2）社会心理因素：患者社会支持情况、镇痛药物使用情况、精神病史及精神状态等。

（3）医疗史：目前及以往的疾病史和治疗史。

（4）镇痛效果评估：对治疗和护理后的效果及不良反应进行评价，为下一步疼痛管理提供依据。

2.评估的方法

（1）交谈法：通过与患者和家属的交谈收集患者疼痛评估的内容。

（2）观察与临床检查：主要收集患者疼痛时的心理、生理和行为反应方面的资料。

（3）使用评估工具

①数字评分法（NRS）：将一条直线等分为 10 段，用数字 0～10 代替文字来表示患者的疼痛感受，一端"0"表示无痛，另一端"10"表示最严重的疼痛，中间依次表示疼痛的不同程度。

②文字描述评定法（VDS）：将一条直线等分为 5 段，每个点均有描述疼痛的文字，患者可选择其中之一表示自己的疼痛程度。

③视觉模拟评分法（VAS）：用一条直线，不做任何划分，仅在直线的两端分别注明不痛和剧痛，患者根据自己对疼痛的感觉在直线上标记疼痛的程度。

④面部表情疼痛评定法（FPS）：采用六个代表不同疼痛程度的面部表情图，患者从中选择一个作为自己的疼痛感觉。

⑤按 WHO 的疼痛分级标准进行评估，疼痛分为 4 级：

0 级：无痛。

1 级（轻度疼痛）：平卧时无疼痛，翻身咳嗽时有轻度疼痛，但可以忍受，睡眠不受影响。

2 级（中度疼痛）：静卧时痛，翻身咳嗽时加剧，不能忍受，睡眠受干扰，要求用镇痛药。

3 级（重度疼痛）：静卧时疼痛剧烈，不能忍受，睡眠严重受干扰，需要用镇痛药。

⑥Prince-Henry 评分法：主要用于胸腹部术后或气管切开插管不能说话的患者，需要提前训练患者用手势表达疼痛反应，分为 5 个等级：

0 分：咳嗽时无疼痛。

1 分：咳嗽时有疼痛发生。

2 分：安静时无疼痛，但深呼吸时有疼痛发生。

3 分：静息状态时即有疼痛，但较轻微，可忍受。

4 分：静息状态时即有剧烈疼痛，并难以忍受。

3.评估的记录

记录疼痛的方法一般分为由医护人员完成的住院患者的护理记录和由门诊患者自己完成

的护理记录。医护人员应在护理病历中的入院评估单、护理记录单中记录患者疼痛的评估内容。

（二）疼痛的护理原则

（1）正确地评估患者的疼痛。

（2）消除和缓解患者的疼痛。

（3）协助病因治疗和正确用药。

（4）提供社会心理支持和健康教育。

（三）疼痛的护理措施

1.减少或消除引起疼痛的原因

外伤引起的疼痛，应酌情给予止血、包扎、固定、处理伤口等措施；胸腹部术后，医护工作者可以协助患者按压伤口，指导患者进行有效咳嗽。

2.合理运用缓解或解除疼痛的方法

（1）药物止痛：药物止痛治疗是疼痛治疗的主要方法。医护人员应掌握相关的药理学知识，在正确评估患者的身体状况和有关疼痛治疗情况的基础上，正确使用镇痛药。

①镇痛药物分类（目前主要分为3种类型）：a.阿片类镇痛药，如吗啡、美沙酮、哌替啶、芬太尼、可待因等；b.非阿片类镇痛药，如阿司匹林、对乙酰氨基酚、双氯芬酸钠、布洛芬等；c.辅助药物，如激素、解痉药、抗惊厥药和抗抑郁药等。

②镇痛药的给药途径：给药途径以无创为主，但应根据药物性质和患者自身具体情况选择给药途径，常见的给药方法有口服给药法、直肠给药法、经皮肤给药法、舌下含服给药法、肌内注射法、静脉给药法、皮下注射等。

③三阶梯镇痛疗法：对于癌性疼痛的药物治疗，目前临床上普遍采用WHO所推荐的三阶梯镇痛疗法。其目的是逐渐升级，合理应用镇痛药以缓解疼痛。其原则是口服给药、按时给药、按阶梯给药、个体化给药、密切观察药物不良反应及宣教。其内容是：第一阶梯：主要适用于轻度疼痛的患者，使用非阿片类镇痛药，可酌情加用辅助药。第二阶梯：主要适用于中度疼痛的患者，使用弱阿片类镇痛药，可酌情加用辅助药。第三阶梯：主要适用重度和剧烈癌痛的患者，使用强阿片类镇痛药，可酌情加用辅助药。

④患者自控镇痛泵的应用：患者自控镇痛泵（PCA）是通过计算机或机械弹性原理控制的微量注射泵，患者可以根据自己的需要支配给药镇痛。

（2）物理止痛：应用冷、热疗法可减轻患者局部疼痛。此外，理疗、按摩和推拿也是临床常用的物理止痛方法。

（3）针灸止痛：根据疼痛的部位，针刺相关穴位以达到止痛的目的。

（4）经皮神经电刺激疗法：通过皮肤将特定的低频脉冲电流输入人体以治疗疼痛的电疗方法称为经皮神经电刺激疗法（TENS）。

3.提供社会心理支持

告知患者和家属疼痛对个体的影响，使他们认识到这是一种正常反应。鼓励患者和家属正确描述疼痛，并和他们一起积极寻求缓解疼痛的方法。

4.运用心理护理方法及疼痛心理疗法

(1)运用心理护理方法:减轻心理压力、转移注意力、放松疗法等。

(2)疼痛的心理疗法:安慰剂疗法、暗示疗法、催眠疗法、生物反馈疗法等。

5.采取促进患者舒适的措施

通过医疗护理活动促进患者的舒适,可以减轻或缓解疼痛。比如安置患者舒适的卧位,提供舒适整洁的床单位,定时开窗通风,调节病室温度、湿度等。

6.健康教育

根据患者的具体情况,选择相应的健康教育内容。一般应包括:讲解疼痛相关知识,使患者能准确、客观描述疼痛;指导患者正确用药;教导患者能够正确使用疼痛评估工具。

第二节　患者的饮食与营养的护理

饮食是人类赖以生存与发展的物质基础。营养是机体从外界摄入食物,经过体内的消化、吸收、代谢后,或参与构建组织器官,或满足生理功能和体力活动需要的必要的生物学过程。饮食和营养能维护人体的健康,也可以危害健康。此外,在患病状态下,通过特殊的途径给予患者均衡的饮食及充足的营养也是促进患者康复的有效治疗方法。因此,医护人员应掌握饮食与营养的相关知识和技术,以满足患者的营养需求,促进疾病康复。

一、概述

机体为维持生命和健康、保证生长发育,必须从食物中摄取一定量的热能及营养素。医护人员必须掌握人体对营养的需要,以及饮食、营养与健康和疾病愈合的关系,才能进一步促进疾病恢复和维护健康。

(一)人体对营养的需求

能够在生物体内被利用,具有供给能量、构成机体及调节和维持生理功能的物质称为营养素。人体所需的营养素有七大类:蛋白质、脂肪、碳水化合物、矿物质、维生素、水和纤维素。其中,碳水化合物、脂肪和蛋白质经体内氧化可以释放能量,称为产能营养素。其产热量分别为:糖类 $16.7kJ/g(4kcal/g)$,脂肪$37.6kJ/g(9kcal/g)$,蛋白质 $16.7kJ/g(4kcal/g)$。

(二)饮食、营养和人体健康的关系

1.饮食与健康的关系

食物是人类赖以生存和发展的物质基础,合理的饮食及均衡的营养是维持人体健康的基石。合理均衡的饮食提供人体每日所必需的能量需求,构成机体组织,促进机体的生长发育,调节人体各个系统的生理机能,维持机体内环境的稳定,最终维系人体的健康。相反,某些营养素的摄入过量、不足或饮食不当均可危害健康,导致某些疾病的发生与发展。例如:食物单一或长期短缺可引起缺铁性贫血、佝偻病等营养缺乏性疾病;长期过量摄入高热能的营养素导致肥胖、心血管疾病等营养失调性疾病;食物储存不当、污染、暴饮暴食可引起胃肠炎、食物中

毒等食源性疾病。

2.饮食与疾病治愈的关系

机体在患病状态下伴有不同程度的代谢变化,根据疾病的病理生理特点,制订特定的饮食配方和治疗方案,增强机体抵抗力,促进组织修复。

(1)补充额外损失及消耗的营养素:机体在疾病状态下,可引起能量和营养素的消耗增加或某些特定营养素的额外损失。通过及时、合理地调整营养素的摄入种类和量,可以满足机体对营养素的需求,从而提高患者的抵抗力,促进疾病治愈和创伤组织的修复。

(2)辅助治疗及诊断疾病:饮食治疗已经成为某些疾病重要的治疗手段之一。调整食物构成,减少某种营养素的摄入量,可以减轻脏器的负担,控制病情的发展,如右心衰水肿的患者控制钠盐的摄入可减轻心脏的负担。控制某些营养成分的摄入量可以控制某些疾病的发展,如糖尿病、高血压、冠心病、痛风等。某些情况下需要特殊的营养支持,如胃肠内营养、胃肠外营养。同时,特定的饮食可以协助疾病诊断,如葡萄糖耐量试验饮食可辅助诊断糖尿病。

(三)营养状况的评估

营养评估是健康评估的重要组成部分,是了解患者营养状况的前提。通过评估,医护人员可及时、准确地判断患者的营养状况以及对各种营养素的需求,对有针对性地进行饮食治疗及护理、改善患者的营养及促进康复有重要的指导作用。

1.影响因素的评估

(1)生理因素

①年龄:不同年龄段的个体在生长发育过程中对热能及营养素的需要量不同。婴幼儿、青少年生长发育的速度快,对于热能及各种营养素的需要量相对较高;老年人新陈代谢慢,对于热能的需要量较低,但对营养素钙的需要量增加。

②活动量:活动是人体能量消耗的重要因素,也是人体保持能量平衡和维持健康的主要部分。活动强度、工作性质、工作条件不同,能量消耗不同。

③特殊生理时期:女性在妊娠期、哺乳期对营养素的需求量显著增高,并且伴有饮食习惯的改变。

(2)病理因素

①疾病与创伤:许多疾病与创伤影响患者的食欲及食物在体内的代谢过程。当患有高代谢疾病及慢性消耗性疾病时,机体对于能量的需求量增加;伤口愈合和感染期间,患者对蛋白质的需求量较高。

②食物过敏与不耐受:因机体免疫因素的影响,某些个体对特定食物过敏,如进食鸡蛋后出现腹泻、哮喘;某些个体因空肠缺乏乳糖酶,导致机体对乳类食物不耐受,食用乳制品引起腹泻。

③药物:影响患者的食欲及营养素在体内的吸收、代谢过程,如胰岛素、类固醇等药物增进食欲,利尿剂、抗酸剂导致钙的缺乏,异烟肼使维生素 B6 排泄增加。

(3)心理因素:不良的情绪可引起交感神经兴奋,抑制胃肠道蠕动及消化液分泌,使机体食欲降低,引起进食减少、偏食、厌食等症状。

(4)社会因素:不同的经济水平、民族、宗教信仰、社会文化习俗、地理位置、生活方式、进餐环境均可影响个人的饮食、营养状况。

2.身体营养状况的评估

(1)体格检查:通过对患者的外貌、皮肤、指甲、毛发、肌肉和骨骼等方面的评估,初步确定患者的营养状况(见表1-2-1)。

表 1-2-1　不同营养状况的身体征象

项目	营养良好	营养不良
外貌	发育良好、精神、有活力	消瘦、发育不良、缺乏兴趣、倦怠、疲劳
皮肤	皮肤有光泽、弹性良好	无光泽、干燥、弹性差、肤色过淡或过深
毛发	浓密、有光泽	失去光泽,干燥稀疏
指甲	粉色、坚实	粗糙、无光泽、易断裂
口唇	柔润、无裂口	肿胀、口角裂、口角炎症
叽肉和骨骼	肌肉结实、皮下脂肪丰满、有弹性;骨骼无畸形	肌肉松弛无力、皮下脂肪菲薄;肋间隙、锁骨上窝凹陷,肩胛骨和髂骨突出

(2)人体测量:人体体格测量数据作为评价营养状况的综合指标,广泛应用于临床工作中,临床中常用的人体测量项目包括体重、皮褶厚度、围度等。

①身高、体重:是综合反映个体生长发育及营养状况的最重要的指标。体重可以反映一定时间内营养状况的变化,身高则可以反映较长时期的营养状况。

a.理想体重:我国常用的标准体重的计算公式为 Broca 公式的改良公式:

男性:标准体重(kg)=身高(cm)−105

女性:标准体重(kg)=身高(cm)−105−2.5

实测体重占标准体重的百分数计算公式:$\dfrac{实测体重-标准体重}{标准体重}\times100\%$

实测体重在理想体重±10%为正常范围,±10%~20%为超重或消瘦,超过±20%为肥胖或极度消瘦。

b.体质指数(BMI):通过体重和身高的比例来衡量体重是否正常,是目前评价肥胖和消瘦最常用的指标。它是反映蛋白质能量营养不良及肥胖症的可靠指标。

公式:$BMI=体重(kg)/[身高(m)]^2$

评价标准:WHO 标准,BMI 正常值为 18.5~24.9,<18.5 为营养不良,≥25.0 为超重,≥30 为肥胖;亚太标准,BMI 正常值为 18.5~22.9,≥23.0 为超重,≥25.0 为肥胖;我国 BMI 标准,18.5~23.9 为正常,<18.5 为营养不良,≥24 为超重,≥28 为肥胖。此标准不适用于儿童、发育中的青少年、孕妇、乳母、老人及体型健硕的运动员。

②皮褶厚度:反映人体皮下脂肪的含量,临床用于评估脂肪消耗情况,并作为评价能量缺乏和肥胖程度的指标。常用皮褶厚度的测量部位包括肱三头肌、肩胛下和腹部。正常参考值为:男性 12.5mm,女性 16.5mm。所测数据与同年龄、同性别的正常值相比较,较正常值少35%~40%为重度消耗,25%~34%为中度消耗,24%以下为轻度消耗。

③上臂围(MAC):反映肌蛋白贮存和消耗程度,也可反映热能代谢的情况。我国男性上

臂围平均为 27.5cm,女性为 25.8cm。测量值:标准值 90% 为营养正常,80%～90% 为轻度营养不良,60%～80% 为中度营养不良,60% 为重度营养不良。

④腰围(WC):反映腹部皮下脂肪厚度和营养状态,是间接反映人体脂肪分布状态的指标。国际糖尿病联盟将腰围作为诊断代谢综合征的必需危险因子。WHO 建议男性腰围在 94cm 以内、女性腰围在 80cm 以内为正常。中国肥胖问题工作组建议成人男性＞85cm、女性＞80cm 为肥胖。

3.实验室检查

利用实验室检查,测定机体各种营养素水平,是评价人体营养状况的客观指标。实验室检查结果可准确反映营养素摄入过量或不足的种类及程度。临床中常用的检查项目包括血浆蛋白(常用指标有白蛋白、前白蛋白、转铁蛋白、维生素结合蛋白)、氮平衡、肌酐身高指数、免疫功能(常用指标有总淋巴细胞计数、皮肤迟发型超敏反应)。

二、饮食护理技术

对于病情危重、消化道功能障碍、不能经口或不愿经口进食的患者,为保证营养素在机体的正常代谢,维持组织器官的结构和功能,并修复组织、促进康复,临床医护人员根据患者的不同病情采用不同的特殊饮食护理,包括胃肠内营养和胃肠外营养。

(一)胃肠内营养

胃肠内营养(EN)是经口服或管饲等途径,利用胃肠道消化吸收功能,提供机体所需的能量及营养素的一种营养支持方式。

根据营养剂的组成、原料来源及用途不同分为四种:要素型、非要素型、组件型和疾病专用型肠内营养制剂。根据营养液进入体内的途径不同分为两种:经口、管饲。管饲是将导管插入胃肠道,为患者提供必需的食物、营养液、水及药物的方法,是临床中提供或补充营养的重要方法之一。根据导管插入的途径,分为:①口胃管:导管经口腔插入胃内;②鼻胃管:导管经鼻腔插入胃内;③鼻肠管:导管经鼻腔插入小肠;④胃造瘘管:导管经胃造瘘口插入胃内;⑤空肠造瘘管:导管经空肠造瘘口插入空肠内。

1.要素饮食

要素饮食是一种化学组成明确的精致食品,含有人体所必需的易于消化吸收的营养成分,与水混合后可以形成溶液或较为稳定的悬浮液。因其不含纤维素,不需要消化即可直接被肠道吸收,并且含残渣少,不含乳糖,从而易于被机体吸收利用,促进伤口愈合,改善患者营养状况,以达到治疗的目的。

(1)适应证:适用于严重烧伤及创伤等超高代谢,大量丢失蛋白质的患者;消化道瘘;手术前后需营养支持;非感染性严重腹泻;慢性消耗性疾病者,如长期蛋白质摄入不足引起的低蛋白血症者;肿瘤患者等。

(2)分类:根据用途不同要素饮食分为两大类,即营养支持的全营养型要素饮食和治疗用的特殊要素饮食。全营养支持型要素饮食主要以人体营养素需要量或推荐的供给量为依据配制,包括游离氨基酸、单糖、必需脂肪酸、维生素和矿物质等。特殊要素饮食主要针对不同疾病代谢特点或缺陷配制,通过增减相应营养素达到治疗目的,如肝功能损害患者的高支链氨基酸低芳香族氨基酸要素饮食、肾衰竭患者以必需氨基酸为主的要素饮食、苯丙酮尿症患者的低苯丙氨酸要素饮食。本节主要介绍营养治疗用的要素饮食。

(3)用法:根据患者的病情需要,将粉状要素饮食按比例添加水,配制成适宜的浓度和剂量的要素饮食后,经口服、管喂滴注的方法供给患者。因要素饮食口味欠佳,口服时患者不易耐受,故临床较少使用。管喂滴注要素饮食有以下三种方式:

①一次性注入:将要素饮食用注射器经鼻胃管注入胃内,6～8次/天,200毫升/次。适用于经鼻胃管或造瘘管行胃内喂养的患者。其优点是操作方便,费用低廉。缺点是易引起胃肠道症状,如恶心、呕吐、腹胀等。

②间歇重力滴注:将要素饮食放入无菌密封袋内,经输液管与喂养管连接,借助重力将营养液缓慢滴入胃肠道内,4～6次/天,250～500毫升/次,滴速20～30毫升,分钟。其优点是类似正常餐次,患者离床活动时间多,故可耐受。缺点是可能发生胃排空延缓。

③连续经泵滴注:应用输液泵或肠内营养泵12～24小时内持续滴入要素饮食。适用于危重患者和经十二指肠或空肠近端喂养的患者。其优点是输注效果更接近胃肠道的工作状态,营养素吸收好,胃肠道反应轻。缺点是持续时间长,影响患者活动。

(4)并发症

①置管并发症与营养管的硬度、插入位置、置管时间等有关,主要有鼻咽部和食管黏膜损伤、管道阻塞,喂养管拔出困难。

②感染性并发症主要与营养液的误吸和营养液污染有关。吸入性肺炎是最严重的并发症,多见于幼儿、老年患者及意识障碍者。

③胃肠道并发症有恶心、呕吐、腹胀、腹痛、便秘、腹泻等。

④代谢性并发症有高血糖、水电解质代谢紊乱、维生素缺乏、必需氨基酸缺乏、肝酶谱异常等。

(5)注意事项

①配制要素饮食时,应严格执行无菌操作原则,所有配制用具均需消毒灭菌后使用。

②应根据患者的病情需要,制订每一种要素饮食的具体营养成分、浓度、剂量、滴速;应遵循由少、低、慢开始,逐渐增加的原则,待患者耐受后,再稳定配餐标准。

③已配制好的要素饮食应放在4℃以下的冰箱内保存,防止被细菌污染,且在24小时内用完,防止放置时间过长而变质。

④要素饮食的温度维持在37～42℃。一般口服温度为37℃,鼻饲及经造瘘口注入时的温度以41～42℃为宜。

⑤要素饮食滴注前后应使用生理盐水或温开水冲洗管腔,防止食物积滞腐败变质或堵塞管腔。

⑥滴注过程中加强巡视患者,如出现恶心、呕吐、腹泻等症状,应及时查明原因,按需要调整速度、温度;反应严重者可暂停滴入。

⑦应用要素饮食期间需定期记录体重,并观察尿量、大便次数及性状,检查血糖、尿糖、血尿素氮、电解质、肝功能等指标,做好营养评估。临床医师、护士与营养师加强联系,及时调整

饮食,处理不良反应或并发症。

⑧停用要素饮食时需逐渐减量,以免骤停引起低血糖反应。

⑨幼小婴儿和消化道出血者禁用;糖尿病和胰腺疾病患者应慎用;消化道瘘和短肠综合征患者先采用几天全肠外营养后逐渐过渡到要素饮食。

2.鼻饲法

鼻饲法是将导管经鼻腔插入胃内,从管内灌注流质食物、水分和药物的方法。

(1)目的:对不能自行经口进食的患者通过鼻胃管供给食物和药物,以满足患者营养和治疗的需要。如昏迷、口腔疾患或口腔手术后患者;上消化道肿瘤引起吞咽困难的患者;不能张口的患者(破伤风);早产儿、病情危重者、拒绝进食者等。

(2)操作前准备

①评估并解释:评估患者的年龄、病情、意识、鼻腔、心理状态及合作程度;向患者和家属解释操作目的、过程及配合方法。

②患者准备:了解管饲饮食的目的、操作过程及注意事项、配合程度,鼻孔通畅。

③操作者准备:着装整洁,修剪指甲,洗手,戴口罩。

④用物准备:无菌鼻饲包、胶布、别针、橡皮圈、手电筒、听诊器、弯盘、鼻饲流食(38～40℃)、温开水、漱口液或口腔护理用物、手消毒液。

⑤环境准备:安静、整洁、光线适宜。

(3)注意事项

①体现以患者为中心,加强医患沟通,减轻患者的心理压力,争取患者的理解与合作。

②插管时动作应轻柔、准确,以免损伤鼻腔及食道黏膜,尤其是通过食管3个狭窄部位(环状软骨水平处,平气管分叉处,食管通过膈肌处)时。同时,防止误入气管。

③插管过程中,注意观察患者反应,如若出现以下情况应正确处理:

a.若出现恶心、呕吐等不适,暂停插管,并嘱患者做深呼吸,有助于患者分散注意力,缓解紧张。

b.如果出现呛咳、呼吸困难、发绀等症状,表明胃管误入气管,应立即拔出胃管,休息片刻后重新插管。

c.插入不畅时应检查口腔,了解胃管是否盘在口咽部,或将胃管抽出少许,再小心向前推进,不得强行插入,以免损伤黏膜。

④服用药片时,应研碎溶解后注入;新鲜果汁与奶液应分别注入,防止产生凝块。

⑤禁忌使用鼻饲法的情况有食管静脉曲张、食管梗阻患者。

⑥长期鼻饲者应2次/天口腔护理,并定期更换胃管,普通胃管1次/周更换,硅胶胃管每月更换一次,聚氨酯胃管放置时间可长达2个月。

(二)胃肠外营养

胃肠外营养(PN)是根据患者的病情需要,通过胃肠道以外(静脉)的途径输入其所需要的全部能量及营养素,包括氨基酸、脂肪、各种维生素、电解质和微量元素的一种营养支持的方法。

1.适应证

患者需要营养支持,但不能进行胃肠内营养时,均可使用胃肠外营养。具体为:一周以上不能进食或因胃肠道功能障碍或不能耐受胃肠内喂养者;通过胃肠内营养无法达到机体需要的目标量时应该补充胃肠外营养。

2.分类

(1)根据应用途径不同,胃肠外营养分为周围静脉营养及中心静脉营养。周围静脉途径多选用上肢末梢静脉,适用于预期<2周胃肠外营养支持的患者。中心静脉途径包括颈内静脉、锁骨下静脉、经头静脉或贵要静脉插入中心静脉导管(PICC)途径,适用于长期及输入高渗营养液的患者。

(2)根据补充营养的量不同,胃肠外营养分为两种,即部分胃肠外营养(PPN)和全胃肠外营养(TPN)。

3.禁忌证

(1)胃肠道功能正常者,能获得足够的营养。

(2)应用时间<5天。

(3)患者伴有严重水电解质紊乱、酸碱失衡、出凝血功能紊乱或休克时应暂缓使用,待内环境稳定后再考虑胃肠外营养。

(4)进入临终期或者不可逆昏迷等患者。

4.用法

胃肠外营养的输注方法有两种,即全营养混合液输注和单瓶输注。

(1)全营养混合液输注:在无菌条件下,将每天所需的营养素按次序混合输入由聚合材料制成的输液袋或玻璃容器后再输注的方法。其特点是:热氮比例平衡、多种营养素同时进入人体内而增加节氮效果;简化输液过程,节省时间;减少污染并降低代谢性并发症的发生。

(2)单瓶输注:在无条件进行全营养混合液输注时,可单瓶输注。其特点是:各种营养素非同步进入机体而造成营养素的浪费,并易发生代谢性并发症。

5.并发症

(1)置管并发症:在中心静脉置管时,因患者体位不当、穿刺方向不正确等引起气胸、皮下气肿、血肿甚至神经损伤;或因导管护理不当或拔管操作所致,如导管脱出、导管折断、导管堵塞等。

(2)感染性并发症:因置管时无菌操作不严格、营养液污染以及导管长期留置可引起穿刺部位感染、导管性脓毒症等感染性并发症。周围静脉可引起血栓性静脉炎。

(3)代谢性并发症:肠外营养时营养物质直接进入血液循环中,营养物过量容易引起或加重机体代谢紊乱和器官功能异常,产生代谢性并发症,如血糖异常、氨基酸代谢紊乱、高脂血症、电解质紊乱等。

(4)脏器功能损害:长期肠外营养可引起肝脏功能损害,与长期禁食时肠内缺乏食物刺激、肠道激素分泌抑制、过高的能量供给或不恰当的营养物质摄入等有关。主要病理改变为肝脏脂肪浸润和胆汁淤积。

(5)代谢性骨病:部分长期肠外营养患者出现骨钙丢失、骨质疏松、血碱性磷酸酶增高、尿钙排出增加、四肢关节疼痛,甚至出现骨折等症状。

6.注意事项

(1)在无菌条件下配制营养液,避免感染性并发症;配制好的营养液储存于4℃冰箱内备用,并在24小时内用完。

(2)静脉穿刺及管道留置过程中严格遵循无菌操作。输液导管及输液袋每12~24小时更换一次;导管穿刺部位的敷料应每天更换一次,注意观察局部皮肤有无感染等征象。

(3)输液过程中加强巡视,注意输液是否通畅,防止液体中断或导管脱出及空气栓塞。输液速度应由慢到快,逐渐增加滴速。一般成人首日输入速度60mL/h,次日80mL/h,第三日100mL/h。输液浓度应由较低浓度开始,逐渐增加。输液速度及浓度可根据患者的年龄、病情及耐受情况加以调节。

(4)静脉营养导管严禁输入其他液体、药物及血液,禁忌在此处采集血标本或测中心静脉压。

(5)使用前及使用过程中严密观察患者的临床表现及实验室监测指标,每日记录出入量,监测血常规、电解质、血糖、氧分压、血浆蛋白、尿糖、酮体及尿生化等情况,根据患者体内代谢的动态变化及时调整营养液配方。

(6)停用胃肠外营养时应在2~3天内逐渐减量。

第三节　生命体征的测量与护理

体温、脉搏、呼吸和血压是机体内在活动的客观反映,是判断机体健康状态的基本依据和指标,临床称为生命体征。正常人的生命体征相互间有内在联系,并且呈比例、相对稳定在一定范围之内。在病理情况下,其变化极其敏感,出现不同程度的异常,反映疾病发生、发展的动态变化:因此,监测并及时正确地记录生命体征,为疾病的预防、诊断、治疗及护理提供第一手资料和依据,是临床工作的重要内容之一。

一、体温的评估及异常时的护理

(一)正常体温的评估

体温是指身体内部胸腔、腹腔和中枢神经的温度,较高且稳定,称为体核温度。皮肤温度称为体壳温度,低于体核温度,可随环境温度和衣着厚薄而变化。

1.体温的形成

体温是物质代谢的产物。三大营养物质——糖、脂肪、蛋白质在氧化过程中释放的能量,其中50%的能量变为体热以维持体温,并以热能的形式不断散发于体外;其余不足50%的能量贮存于三磷酸腺苷(ATP)中,供机体利用。机体利用的最终结果仍转化为热能散出体外。

2.产热与散热

(1)产热方式:机体的产热过程是细胞的新陈代谢过程。人体以化学方式产热。人体主要的产热部位是肝脏和骨骼肌。

（2）散热方式：人体通过物理方式进行散热。人体最主要的散热器官是皮肤，呼吸、排尿、排粪也能散发部分热量。散热方式有辐射、传导、对流和蒸发四种。

①辐射是热由一个物体表面通过电磁波传到每一个与它不接触的物体表面的散热方法。辐射散热量占总散热量的60%～65%。在低温环境中，它是主要的散热方式。

②传导是机体的热量直接传给它所接触的较冷物体的一种散热方式。传导散热量取决于所接触物体的导热性能。临床常用冰袋、冰帽、冷湿敷为高热患者降温。

③对流是传导散热的一种特殊形式，是指通过气体或液体的流动来交换热量的一种散热方式。

④蒸发是由液态变为气态，同时带走大量热量的一种散热方式。蒸发散热量占总散热量的20%～30%。临床常用乙醇擦浴为高热患者进行物理降温。

3.体温调节

人体体温的相对恒定除了自主性体温调节以外，还可由行为调节来适应环境。自主性体温调节是在下丘脑体温调节中枢控制下，随机体内外环境温度刺激，通过一系列生理反应，调节机体的产热和散热，使体温保持相对恒定的体温调节方式。

4.正常体温

正常体温是一个温度范围，而不是一个温度固定值。临床上通常以测量口腔、腋下和直肠的温度为标准。其中，直肠温度最接近人体深部温度，但在日常工作中，以测量口腔、腋下温度更为常见、方便。正常体温范围是：

口温：37℃（36.3～37.2℃）

腋温：36.5℃（36.0～37℃，比口温低0.3～0.5℃）

肛温：37.5℃（36.5～37.7℃，比口温高0.3～0.5℃）

5.影响体温的因素

体温并不是固定不变的，可随昼夜、性别、年龄、运动和情绪等因素的变化而有所波动，但这种改变经常在正常范围内，其变动范围在0.5℃～1℃之间。

（1）昼夜：一般情况下，清晨2～6时体温最低，下午1～6时体温最高。这种昼夜有规律的波动，是由于人们长期的生活方式如活动、代谢、血液循环等相应的周期性变化所形成的。

（2）性别：一般情况下，女性体温较男性体温稍高，女性在月经前期和妊娠早期轻度升高，排卵期较低，这种波动主要与孕激素分泌周期有关。

（3）年龄：新生儿体温易受外界温度的影响而发生变化。因为新生儿中枢神经系统发育尚未完善，皮肤汗腺发育又不完全，从而体温调节功能较差，容易波动。儿童代谢率高，体温可略高于成人。老年人由于代谢率低，故体温偏低。

（4）情绪与运动：情绪激动时，交感神经兴奋，运动时骨骼肌收缩，均可使体温略有升高。

此外，外界气温、进食、药物等均可使体温产生波动。

（二）异常体温的评估及护理

1.体温过高

体温过高是指机体体温上升超过正常范围。病理性体温过高包括发热和过热。发热指在致热源作用下,体温调定点上移而引起的调节性体温升高,超过正常值 0.5℃,分为感染性发热和非感染性发热;过热是指调定点未发生变化,而体温调节障碍、散热障碍、产热器官功能异常引起的非调节性体温升高。

(1)发热的程度判断:以口腔温度为例,发热可分为:

低热:37.3～38℃

中等热:38.1～39℃

高热:39.1～40.0℃

超高热:41℃以上

(2)发热过程:一般发热包括三期:

①体温上升期:此期特点是产热大于散热。体温上升可有两种方式:骤升和渐升。

②高热持续期:此期特点是产热和散热趋于平衡。

③退热期:此期特点是散热大于产热,体温恢复至正常水平。

(3)常见热型

①稽留热:体温持续在 39～40℃左右,达数天或数周,24 小时波动范围不超过 1℃。常见于肺炎球菌性肺炎、伤寒等。

②弛张热:体温在 39℃以上,24 小时内温差达 1℃以上,体温最低时仍高于正常水平。常见于败血症、风湿热、化脓性疾病等。

③间歇热:体温骤升至 39℃以上,持续数小时或更长,然后下降至正常或正常以下,经过一个间歇,又反复发作。常见于疟疾等。

④不规则热:发热无一定规律,且持续时间不定。常见于流感、癌性发热等。

(4)高热患者的治疗与护理

①积极查找病因:对于由感染引起的高热,应根据病情选用有效的抗生素治疗,及时清除局部感染病灶。因非感染性疾病所致的高热,也需根据不同病因采取相应的治疗措施。

②降温:可选用物理降温或药物降温方法。物理降温有局部和全身冷疗两种。体温超过 39℃,可用冰袋、冷毛巾、化学制冷袋冷敷头部。体温超过 39.5℃时,可用冷生理盐水(28～32℃)灌肠、温水擦浴或做大动脉冷敷等全身用冷。亦可针刺曲池、合谷、大椎、少商、十宣等穴位降温。物理降温 30 分钟后观测体温,并做好记录及交班。

③观察病情:高热患者应 1 次/4 小时测量体温;体温降至 38.5℃(口腔温度)以下时,改为测量 4 次/天;体温降至正常 3 天后,改为测量 1～2 次/天。

④营养支持,防止水电解质紊乱。少量多餐补充易消化的高热量、高蛋白、高维生素的流质或半流质食物,以提高机体的抵抗力。多饮水,3000 毫升/天。对不能进食者,予以静脉输液或鼻饲,以补充水分、电解质和营养物质,并促进代谢产物的排出。

⑤增进舒适和休息,预防口腔及皮肤等并发症。

⑥加强心理护理:观察发热各阶段患者的心理状态,对体温的变化及伴随的症状予以耐心解释,以缓解其焦虑、紧张的情绪。

⑦健康教育:与患者共同讨论分析发热原因及防护措施;教育患者加强营养、锻炼,以增强身体素质、提高防病能力。

（三）体温过低

1.定义

体温过低即体温低于正常范围。常见于早产儿及全身衰竭的危重患者。某些休克、极度衰弱、重度营养不良患者在应用退热药后发生急剧降温反应,可导致体温过低。

2.分类

轻度:32.1～35℃。

中度:30.0～32.0℃。

重度:<30℃可有瞳孔散大,对光反射消失。

致死温度:23.0～25.0℃。

3.临床表现

皮肤苍白,口唇、耳垂呈紫色,轻度颤抖,心跳、呼吸减慢,血压降低,尿量减少,意识障碍,甚至昏迷。

4.体温过低患者的治疗与护理

(1)病因治疗:评估产生体温过低的原因,祛除病因。

(2)保暖措施:提供合适的环境温度,以24℃左右为宜;新生儿置温箱中;给予毛毯、棉被、热水袋、电热毯等;给予温热饮料。

(3)密切观察病情:监测生命体征的变化,至少1次/小时,直到体温恢复至正常且稳定。

(4)心理护理:多与患者接触,及时发现其情绪的变化。

(5)加强健康教育。

二、脉搏的评估及异常时的护理

（一）正常脉搏的评估

当心脏收缩时,左心室将血射入主动脉,主动脉内压力骤然升高,动脉管壁随之扩张。当心脏舒张时,动脉管壁弹性回缩。这种动脉管壁随着心脏的舒缩而出现周期性的起伏搏动形成动脉脉搏,这种搏动在浅表的动脉可触摸到,临床简称为脉搏。

1.脉率

指每分钟脉搏搏动的次数(频率)。正常情况下,脉率和心率是一致的。当脉率微弱难以测定时,应测心率。正常成人在安静状态下,脉率为60～100次/分钟。脉率受以下因素的影响:

(1)年龄:年龄愈小,脉搏愈快,新生儿可达130～140次/分钟,随年龄的增长而逐渐减慢,到老年时轻度增加。

(2)性别:女性比男性稍快。

(3)体型:身材高大者比同龄身材矮小者低。

(4)其他因素:进食、运动、情绪激动时脉搏可暂时增快;休息、睡眠时脉搏较慢。

2.脉律

指脉搏的节律性:它反映了左心室的收缩情况。正常脉律搏动均匀、间隔时间相等。

3.脉搏的强度

指血流冲击血管壁的力量、大小程度。正常情况下,每搏强弱相同;它取决于心搏出量、脉压、外周阻力和动脉壁的弹性。

4.动脉壁的情况

触诊时可感觉到的动脉壁性质。正常动脉壁光滑、柔软,具有弹性。

(二)异常脉搏的评估及护理

1.脉率异常

(1)速脉:成人脉率超过100次/分钟,称速脉(心动过速)。常见于发热、大出血、甲亢、心力衰竭、休克等。

(2)缓脉:成人脉率低于60次/分钟,称缓脉(心动过缓)。常见于颅内压增高、房室传导阻滞等。正常人如运动员也可有生理性窦性心动过缓。

2.脉律异常

(1)间歇脉:在一系列正常规则的脉搏中,出现一次提前而较弱的脉搏,其后有一较正常延长的间歇(代偿间歇),称间歇脉(期前收缩)。隔一个或两个正常搏动后出现一次期前收缩,前者称二联律,后者称三联律。常见于各种心脏病或洋地黄中毒患者。

(2)脉搏短绌:在同一单位时间内,脉率少于心率称脉搏短绌(绌脉)。其特点是心律完全不规则,心率快慢不一,心音强弱不等。发生机制是由于心跳收缩无力,心排出量过少,以致不能引起周围动脉搏动所致。常见于心房纤颤的患者。

3.脉搏强度的异常

(1)洪脉:当心输出量增加,脉搏充盈度和脉压较大时,脉搏强大有力,称洪脉。常见于高热、甲亢、主动脉瓣关闭不全等患者。

(2)丝脉:当心输出量减少,动脉充盈度降低时,脉搏细弱无力,扪之如细丝,称丝脉(细脉)。常见于大出血、主动脉瓣狭窄和休克、全身衰竭的患者,是一种危险脉象。

(3)水冲脉:脉搏骤起骤落,如洪水冲涌,故名水冲脉。主要见于主动脉瓣关闭不全、动脉导管未闭、甲亢、严重贫血患者。检查方法是将患者前臂抬高过头,检查者用手紧握患者的手腕掌面,可明显感知水冲脉。

(4)交替脉:是指节律正常而强弱交替出现的脉搏。交替脉是左心室衰竭的重要体征。常见于高血压性心脏病、急性心肌梗死、主动脉瓣关闭不全等患者。

(5)奇脉:当平静吸气时,脉搏明显减弱甚至消失的现象称奇脉,可见于心包积液、缩窄性心包炎、心包填塞的患者。

4.动脉壁的异常

正常动脉用手指压迫时,其远端动脉管不能触及,若仍能触到者,提示动脉硬化。

5.异常脉搏患者的治疗与护理

(1)病因治疗:查清病因,协助做好各项检查,积极治疗原发疾病。

(2)休息:适当卧床休息,减少心肌耗氧,必要时氧气吸入。

(3)加强观察:注意脉搏的脉率、节律和强弱等;观察药物的治疗效果和不良反应。

(4)准备急救药品和急救仪器:准备抗心律失常等药物,除颤仪、起搏器处于完好状态。

(5)心理护理:稳定情绪,消除顾虑。

(6)健康教育:指导患者饮食易消化、清淡;戒烟限酒;学会自我监测脉搏。

三、呼吸的评估及异常时的护理

(一)正常呼吸的评估

机体在新陈代谢过程中,需要不断地从外界环境中摄取氧气,并把自身产生的二氧化碳排出体外,这种机体与环境之间进行气体交换的过程称为呼吸。呼吸是维持机体新陈代谢和生命活动所必需的基本生理过程之一,一旦呼吸停止,生命也终结。

1.呼吸调节

(1)呼吸中枢:指中枢神经系统内产生和调节呼吸运动的神经细胞群,分布于大脑皮层、间脑、脑桥、延髓和脊髓等部位。

(2)呼吸的反射性调节

①肺牵张反射:由肺的扩张和缩小所引起的反射性呼吸变化,称肺牵张反射,又称黑-伯氏反射。其生理意义是能使吸气不致过长、过深,促使吸气转为呼气。

②呼吸肌本体感受性反射:指呼吸肌本体感受器传入冲动引起的反射性呼吸变化。其生理意义是随着呼吸肌负荷的增加,呼吸运动也相应地增强。

③防御性呼吸反射:包括咳嗽反射和喷嚏反射,是对机体有保护作用的呼吸反射。

(3)化学性调节:动脉血氧分压(PaO_2)、二氧化碳分压($PaCO_2$)和氢离子浓度[$H+$]的改变对呼吸运动的影响,称化学性调节。

2.正常呼吸

正常成人安静状态下呼吸频率为 12～20 次/分钟,节律规则,呼吸运动均匀、无声且不费力。呼吸与脉搏的比例为 1:4,男性及儿童以腹式呼吸为主,女性以胸式呼吸为主。新生儿呼吸约 44 次/分钟,随着年龄增长而逐渐减慢。

(二)呼吸异常的评估及护理

1.频率异常

(1)呼吸增快:指成人呼吸超过 20 次/分钟。常见于发热、疼痛、缺氧、甲亢等患者。

(2)呼吸减慢:指成人呼吸低于 12 次/分钟。常见于颅内压增高、安眠药中毒等患者。

2.节律异常

(1)潮式呼吸:又称陈-施氏呼吸,是一种周期性的呼吸异常。特点:开始呼吸浅慢,以后逐渐加快加深,达高潮后又逐渐变浅变慢,而后呼吸暂停数秒(约 5～30 秒)后,再次出现上述状态的呼吸,如此周而复始,其呼吸运动呈潮水涨落般的状态,故称潮式呼吸。发生机理:当呼吸中枢兴奋性减弱时,呼吸减弱至停,造成缺氧及血中二氧化碳潴留,通过颈动脉体和主动脉弓的化学感受器反射性地刺激呼吸中枢,引起呼吸由弱到强,随着呼吸的进行,二氧化碳排出,使二氧化碳分压降低,呼吸再次减弱至停止,从而形成周期性呼吸。常见于脑出血、颅内压增高的患者。

(2)间断呼吸:又称毕奥氏呼吸。其表现为呼吸和呼吸暂停现象交替出现。特点:有规律的呼吸几次后,突然暂停呼吸,周期长短不同,随后又开始呼吸。如此反复交替出现。发生机理:同潮式呼吸,为呼吸中枢兴奋性显著降低的表现,但比潮式呼吸更为严重,多在呼吸停止前出现。见于颅内病变、呼吸中枢衰竭的患者。

3.深度异常

(1)深度呼吸:又称库斯莫氏呼吸,是一种深而规则的大呼吸。常见于糖尿病酮症酸中毒和尿毒症酸中毒等。

(2)浅快呼吸:是一种浅表而不规则的呼吸,有时呈叹息样。常见于呼吸肌麻痹以及某些肺与胸膜疾病,如肺炎、胸膜炎、肋骨骨折等,也可见于濒死的患者。

4.呼吸声音的异常

(1)蝉鸣样呼吸:表现为吸气时有一种高音调似蝉鸣样的音响。多见于喉头水肿、痉挛、喉头异物等。

(2)鼾声呼吸:表现为呼气时发出粗糙的鼾声,由于气管或支气管内有较多的分泌物蓄积所致。多见于昏迷患者。

5.呼吸困难

呼吸困难是指患者自感空气不足,呼吸费力,可出现发绀、鼻翼翕动、端坐呼吸,辅助呼吸肌参与呼吸活动,造成呼吸频率、深度、节律的异常。临床上可分为:

(1)吸气性呼吸困难:其特点是吸气显著困难、吸气时间延长,出现三凹征(吸气时胸骨上窝、锁骨上窝、肋间隙或腹上角出现凹陷)。由于上呼吸道部分梗阻,气流不能顺利进入肺,吸气时呼吸肌收缩,肺内负压极度增高所致。常见于气管阻塞、气管异物、喉头水肿等。

(2)呼气性呼吸困难:其特点是呼气费力,呼气时间延长。由于下呼吸道部分梗阻,气流呼出不畅所致。常见于支气管哮喘、阻塞性肺气肿等。

(3)混合性呼吸困难:其特点是吸气和呼气均感费力,呼吸浅而快。由于广泛性肺部病变使呼吸面积减少,影响换气功能所致。常见于肺部感染、大量胸腔积液和气胸。

6.异常呼吸患者的治疗与护理

(1)观察与治疗:观察患者目前的健康状况,如有无咳嗽、咳痰、咯血、发绀、呼吸困难及胸痛等主要症状,并注意呼吸的频率、深度和节律等;积极治疗原发疾病。

(2)休息与活动:如果病情需要卧床休息,向患者解释其重要性;如果病情好转,允许增加活动量,要注意患者对增加的活动量的耐受程度,以能耐受不疲劳为度。

(3)提供营养与水分:选择营养丰富、易于咀嚼和吞咽的食物,注意患者对水分的需要;指导患者进餐不宜过饱,避免产气食物,以免膈肌上抬,影响呼吸。

(4)吸氧:保持呼吸道通畅,必要时给予氧气吸入。

(5)心理护理:维持良好的医患关系,稳定情绪,保持良好的心态;

(6)健康教育:戒烟限酒,养成规律的生活习惯;教会患者缩唇呼吸、腹式呼吸等呼吸训练的方法。

四、血压的评估及异常时的护理

(一)正常血压的评估

血压是血液在血管内流动时对单位面积血管壁的侧压力。如果无特别注明,均指肱动脉的血压。当心室收缩时,血液射入主动脉,上升达最高值称收缩压。当心室舒张时,动脉管壁弹性回缩,动脉血压下降达最低值称舒张压。收缩压与舒张压之差为脉压。

1.正常血压

正常成人安静状态下血压范围为:收缩压 90~139mmHg(12.0~18.6kPa);舒张压为 60~89mmHg(8.0~12.0kPa);脉压为 30~40mmHg(4.0~5.3kPa)。

换算公式:1kPa=7.5mmHg

1mmHg=0.133kPa

2.影响血压形成的因素

(1)每搏输出量:在心率和外周阻力不变时,如果每搏输出量增大,心缩期射入主动脉的血量增多,收缩压明显升高。

(2)心率:在每搏输出量和外周阻力不变时,心率增快,心舒期缩短,心舒末期主动脉内存留的血量增多,舒张压明显升高。

(3)外周阻力:在心输出量不变而外周阻力增大时,心舒期中血液向外周流动的速度减慢,心舒末期存留在主动脉中血量增多,舒张压明显升高。

(4)主动脉和大动脉管壁的弹性:大动脉管壁弹性对血压起缓冲作用。动脉管壁硬化时,大动脉的弹性减弱,故收缩压升高,舒张压降低,脉压增大。

(5)循环血量和血管容积:正常情况下,循环血量和血管容积相适应,才能保持一定水平的体循环充盈压。

3.影响血压变化的因素

(1)年龄和性别:血压随着年龄的增长而增高。新生儿最低,小儿比成人低,男女之间血压差异较小。

(2)昼夜和睡眠:清晨起床前的血压最低,饭后略有升高,晚餐后的血压值最高,睡觉时又会降低;睡眠不佳时,血压稍增高。

(3)体型:高大、肥胖者血压较高。

(4)体位:立位血压>坐位血压>卧位血压。

(5)环境:寒冷环境血压可升高,高温环境血压可下降。

(6)部位:一般右上肢高于左上肢,下肢高于上肢。

(7)其他因素:情绪激动、剧烈运动、兴奋、疼痛、吸烟等均可使血压升高。

(二)异常血压的评估及护理

1.异常血压的评估

(1)高血压:指未使用降压药的情况下,18 岁以上成年人收缩压≥140mmHg 或舒张压>90mmHg 称高血压(见表 1-3-1)。95%患者的高血压病因不明称为原发性高血压,5%患者血压升高是其某种疾病的一种临床表现,称为继发性高血压。由于高血压患病率高,且常引起心、脑、肾等重要脏器的损害,是医学领域重点防治的疾病之一(见表1-3-1)。

表 1-3-1   中国高血压分级标准(2010 版)

分级	收缩压(mmHg)	舒张压(mmHg)
正常血压	<120	<80
正常高值	120～139	80～89
高血压:	≥140	≥90
1 级高血压(轻度)	140～159	90～99
2 级高血压(中度)	160～179	100～109
3 级高血压(重度)	单纯≥180	≥110
收缩期高血压	≥140	<90

注:当收缩压与舒张压分属不同级别时,以较高的级别作为标准。

(2)低血压:指收缩压低于90mmHg,舒张压低于60mmHg称低血压。临床分为无症状型低血压、有症状型低血压和体位性(直立性)低血压。有症状型低血压的临床表现因引发低血压的疾病不同而各具特点,但共同表现是往往伴有眩晕、虚弱、嗜睡、视力模糊、精神不集中或意识蒙眬、晕厥等,严重者可发展为休克。无症状型低血压一般随原发病症的治疗获效而得以纠正。

(3)脉压异常:指脉压增大,常见于主动脉瓣关闭不全、动脉硬化、甲亢等;脉压减小,常见于主动脉瓣狭窄、心包积液、末梢循环衰竭等。

2.高血压患者的治疗与护理

(1)休息与活动:合理安排生活,劳逸结合,保证足够休息和睡眠。

(2)饮食与营养:低钠饮食,食盐<6克/天;补充钙和钾盐,多吃新鲜蔬菜;减少脂肪摄入,戒烟限酒。

(3)病情观察:密切观察血压及其他症状,避免血压剧变。

(4)正确使用降压药:强调长期药物治疗的重要性,详细告知降压药物的名称、作用、用法、剂量、疗效与不良反应的观察及应对方法;遵医嘱服药,不可随意增减药量,或漏服、补吃药物或突然停药;注意药物的不良反应,应监测血压,为药物治疗提供依据。

(5)注意心理护理,加强健康指导。

五、生命体征的测量技术

(一)目的

(1)测量生命体征的变化,了解患者的病情变化。

(2)协助诊断,为预防、治疗、康复、护理提供依据。

(二)操作前准备

1.评估并解释

评估患者的年龄、病情、意识及治疗等;向患者和家属解释测量的目的、方法及注意事项等。

　2.患者准备

体位舒适,情绪稳定,测量前 30 分钟安静休息,无进行冷热敷、洗澡、灌肠、进食及运动等情况。

　3.操作者准备

着装整洁,洗手,戴口罩。

　4.用物准备

治疗盘内备干燥的容器 2 个(分别装干净及污染的体温计)、血压计、听诊器、消毒纱布 2 块、记录本、速干手消毒剂;必要时,准备少许棉花,如果测量肛温,应另备液状石蜡、棉签、卫生纸、清洁手套、污物桶。

　5.环境准备

光线充足、室温适宜、环境安静。

(三)操作步骤

步骤	要点与说明
1.核对、解释:携用物至患者床旁,核对患者的床号、姓名及目前的病情、治疗情况、合作程度,判断适宜的测量方法	· 确认患者 · 取得患者合作 · 30 分钟内患者无进食、活动、冷热敷、情绪波动等影响因素,测量肢体无偏瘫、功能障碍
2.体位:卧位或坐位,舒适	
3.测体温(腋温):检查体温计是否完好,将水银柱甩至 35℃ 以下,用纱布擦干腋下的汗液,将体温计水银端放于腋窝处并紧贴皮肤,夹紧,10 分钟后取出体温计,读数,放于弯盘内	· 极度消瘦者不宜测腋温 · 不能合作者,应协助完成
4.测脉搏:操作者以食指、中指、无名指指端按压桡动脉表面,脉搏正常者测 30 秒,所得数值乘以 2,脉搏异常者测 1 分钟	· 压力大小以能清楚触及脉搏搏动为宜,不可用拇指,注意脉率、脉搏强弱等
5.测呼吸:保持诊脉手势,观察患者胸或腹起伏,一起一伏为一次,正常值者计数 30 秒,所得数值乘以 2,呼吸微弱或危重者可用少许棉絮置于鼻孔前,观察棉絮被吹动的次数	· 注意呼吸节律、性质、声音、深浅、有无特殊气味、呼吸运动是否对称等
6.测血压(肱动脉)	
(1)协助患者卷袖露臂,肘部伸直,掌心朝上	· 坐位时肱动脉平第四肋软骨,仰卧位时肱动脉平腋中线
(2)放平血压计,驱尽袖带内的空气,袖带平整缠于上臂中部,下缘距肘窝上 2~3cm,松紧能插入一指为宜	· 必要时脱袖。袖带缠得太松或太紧,测得的血压值偏高或偏低

步骤	要点与说明
(3)充气至动脉搏动音消失,再加压 20～30mmHg,平视血压值;放气,使汞柱以 4mmHg/s 的速度缓慢下降,听到第一次搏动音汞柱所指刻度为收缩压,搏动音突然减弱或消失,汞柱所指刻度为舒张压	·充气不可过猛、过快,放气不可太慢或太快 ·视线保持与水银柱面同一水平 ·WHO 规定成人以搏动音消失为舒张压标准
(4)取下袖带,驱尽空气,放入盒内,血压计向右倾斜 45°,水银全部流回槽内,关闭水银槽开关,盖上盒盖	
7.读数与判断:与正常值比较	·有异常者及时汇报处理
8.安置患者,整理用物:恢复舒适体位,血压计消毒	·必要时协助穿衣服
9.洗手,记录与绘制	

注:口腔和直肠也是测定体温较常用的部位,这两种温度都接近身体的中心温度,而且受到的干扰因素少,测出的体温较可靠。婴幼儿和昏迷患者通常测肛温,但直肠疾病或手术后、腹泻、心梗患者不宜直肠测温。热水坐浴、灌肠后须待 30 分钟后行直肠测温。精神异常、昏迷、婴幼儿、口腔疾患、口鼻腔手术、呼吸困难、不能合作者不可采用口表测温。

口腔测温:口表水银端置于患者舌下热窝部位,闭口 3 分钟取出。

直肠测温:肛表润滑水银端轻轻插入肛门 3～4cm,3 分钟取出。

(四)注意事项

(1)如患者不慎咬破体温计,应立即清除玻璃碎屑以免损伤唇、舌、口腔、食管和胃肠道黏膜,再口服蛋清或牛奶以延缓汞的吸收。若病情允许,可服用粗纤维食物,以促进汞的排出。

(2)不可用拇指诊脉,因拇指小动脉搏动较强,易与患者的脉搏相混淆。脉搏短绌的患者,按要求测量脉搏,即一名操作者测脉搏,另一名操作者测心率,由听心率的操作者发出开始、停止的口令,同时测量一分钟,记录方式为心率/脉率/分钟。

(3)为偏瘫或肢体有损伤的患者测脉率和血压应选择健侧肢体,以免患侧肢体血液循环不良影响测量结果的准确性。因上肢受伤、残缺、烧伤,或者需上下肢血压对照时,测量下肢腘动脉血压。

(4)需长期观察血压的患者应做到四定:定时间、定部位、定体位、定血压计。

(5)肱动脉高于心脏水平,测得血压值偏低;肱动脉低于心脏水平,测得血压值偏高。

(6)视线低于汞柱,测得血压值偏高;视线高于汞柱,测得血压值偏低。

(7)发现血压异常或听不清时,应重新测量。重测时,应先将袖带内空气驱尽,汞柱降至"0"点,间隔 1～2 分钟后再测量,一般连测 2～3 次,取平均值,必要时可行双侧肢体血压测量对照。

第二章 内科疾病护理

第一节 支气管哮喘

支气管哮喘，简称哮喘，是由嗜酸性粒细胞、肥大细胞和 T 淋巴细胞等多种炎性细胞及细胞组分参与的气道慢性炎症性疾患。

这种慢性炎症导致气道反应性增加，通常出现广泛多变的可逆性气流受限，并引起反复发作的喘息、气急、胸闷或咳嗽等症状，常在夜间或清晨发作、加剧，可经治疗缓解或自行缓解。

一、病因

病因还不十分清楚，多数认为哮喘是与多基因遗传有关的疾病，同时受遗传因素和环境因素的双重影响。

资料显示，哮喘的亲属患病率高于群体患病率，并且亲缘关系越近，患病率越高。哮喘患儿双亲大多存在不同程度气道高反应性。而研究显示与气道高反应性、IgE 调节和特异性反应相关的基因，在哮喘的发病中起着重要的作用。

环境因素中引起哮喘的激发因素，包括吸入物，如尘螨、花粉、动物毛屑等各种特异和非特异吸入物；感染，如细菌、病毒、原虫、寄生虫等；食物，如鱼、虾蟹、蛋类、牛奶等；药物，如阿司匹林等；气候变化、运动、妊娠等。

二、发病机制

发病机制尚不完全清楚，大多认为哮喘与变态反应、气道炎症、气道高反应及神经机制等因素相互作用有关。

1.变态反应

当变应原进入具有特应性体质的机体后，可刺激机体通过 T 淋巴细胞的传递，由 B 淋巴细胞合成特异性 IgE，并结合于肥大细胞和嗜碱性粒细胞表面的高亲和性的 IgE 受体。当变应原再次进入机体内，可与结合在这些受体上的 IgE 交联，使该细胞合成并释放多种活性介质导致平滑肌收缩、黏液分泌增加、血管通透性增高和炎症细胞浸润等，产生哮喘的临床症状。

根据变应原吸入后哮喘发生的时间,可分为速发型哮喘反应(IAR)、迟发型哮喘反应(LAR)和双相型哮喘反应(OAR)。IAR几乎在吸入变应原的同时立即发生反应,15～30min达到高峰,2h后逐渐恢复正常。LAR 6h左右发病,持续时间长,可达数天,而且临床症状重,常呈持续性哮喘发作状态。

2.气道炎症

气道慢性炎症被认为是哮喘的本质。表现为多种炎症细胞特别是肥大细胞、嗜酸性粒细胞等在气道聚集和浸润,这些细胞相互作用可以分泌出多种炎症介质和细胞因子,使气道反应性增高,气道收缩,黏液分泌增加,血管渗出增多。

3.气道高反应性

表现为气道对各种刺激因子出现过强或过早的收缩反应,是哮喘患者发生和发展的另外一个重要因素。普遍认为气道炎症是导致气道高反应性的重要机制之一。

4.神经机制

支气管受复杂的自主神经支配,与某些神经功能低下和亢进有关。

三、病理

显微镜下可见气道黏膜下组织水肿,微血管通透性增加,杯状细胞增殖及支气管分泌物增加,支气管平滑肌痉挛等病理改变。若哮喘长期反复发作,表现为支气管平滑肌肌层增厚,气道上皮细胞下纤维化、黏液腺增生和新生血管形成等,导致气道重构。

四、护理评估

(一)健康史

(1)询问患者发作时的症状、持续时间、诱发或缓解因素,了解既往治疗经过和检查。

(2)了解患者对哮喘知识的掌握程度,询问患者是否熟悉哮喘急性发作的先兆和处理方法,发作时有无按医嘱治疗。

(3)评估患者呼吸困难对日常生活、工作的影响程度,了解患者的家族史。

(4)评估与患者哮喘发生的各种病因和诱因,如有无接触变应原、吸烟等。

(二)临床表现

1.症状

(1)前驱症状:在变应原引起的急性哮喘发作前往往有打喷嚏、流鼻涕、眼痒、流泪、干咳或胸闷等前驱症状。

(2)喘息和呼吸困难:反复发作性喘息或伴有哮鸣音的呼气性呼吸困难,是哮喘的典型症状。

(3)咳嗽、咳痰:咳嗽是哮喘的常见症状,由气道的炎症和支气管痉挛引起。干咳是哮喘前驱症状,哮喘发作时,咳嗽咳痰症状反而减轻。哮喘发作接近尾声时,大量分泌物排出,咳嗽咳痰可能加重。

(4)胸闷和胸痛:哮喘发作时可有胸闷和胸部发紧感。

2.体征

支气管哮喘具有季节性,急性发作时,两肺闻及弥漫性哮鸣音,以呼气期为主,可自行缓解或使用支气管扩张药后缓解。胸部呈过度充气状态,有广泛的哮鸣音,呼气时延长,辅助呼吸肌和胸锁乳突肌收缩加强。心率增快、奇脉、胸腹反常运动、发绀、意识障碍等提示病情严重。

3.分期

根据临床表现分为急性发作期、慢性持续期和临床缓解期。

急性发作指气促、咳嗽、胸闷等症状突然发生,常伴呼吸困难;慢性持续期指每周均不同频度和(或)不同程度的出现症状;临床缓解期是指经过治疗或未经治疗症状、体征消失,肺功能恢复到急性发作前水平,并维持3个月以上。

(三)辅助检查

1.肺功能检查

1s用力呼气量(FEV_1),FEV_1/FVC,呼气流量峰值(PEF)等有关呼气流速的指标,在哮喘发作时全部下降,经有效的支气管扩张药治疗后好转,缓解期逐渐恢复。哮喘发作时还可以有用力肺活量(VC)降低,残气量,功能残气量,肺总量增加,残气/肺总量比值增高。

2.动脉血气分析

哮喘严重发作时可有不同程度的低氧血症、低碳酸血症、呼吸性碱中毒,病情进一步加剧,可表现呼吸性酸中毒。

3.胸部X线检查

哮喘发作时两肺透亮度增加,呈过度充气状态。并发感染时,可见肺纹理增加和炎症浸润阴影。

4.血液检查

发作时可有嗜酸性粒细胞增多,并发感染时白细胞和中性粒细胞增多,外源性哮喘者血清总IgE增高。

5.痰液检查

涂片可见较多的嗜酸性粒细胞及其退化形成的夏科-莱登结晶、黏液栓等。

6.支气管激发试验

测定气道反应性,吸入激发剂后,FEV_1或PEF的下降$\geq 20\%$,即可确定为支气管激发试验阳性。可作为辅助诊断和评估哮喘严重程度和预后。

7.支气管舒张试验

测定气流受限的可逆性。吸入支气管舒张药后FEV_1或PEF改善率$\geq 15\%$可诊断支气管舒张试验阳性,可辅助诊断和指导用药。

8.特异性变应原检测

缓解期检测有利于判断变应原,了解导致个体哮喘发作的危险因素。

(四)心理社会评估

哮喘急性和反复发作,可影响患者的睡眠、体力活动,应评估患者有无烦躁、焦虑、恐惧等心理反应,并注意给予心理安慰;因哮喘需要终身防治,评估患者的家庭社会支持系统,及对疾病治疗的信心,应加强与患者的沟通,增加患者的信心和对疾病的了解。

五、护理问题

1.气体交换受损

与支气管痉挛、气道炎症、黏液分泌增加、气道阻塞有关。

2.清理呼吸道无效

与气道平滑肌痉挛、痰液黏稠、排痰不畅、疲乏有关。

3.知识缺乏

缺乏正确使用吸入药物治疗的相关知识。

4.焦虑

哮喘反复发作或症状不缓解,使患者容易出现焦虑情绪。

5.潜在并发症

呼吸衰竭、气胸或纵隔气肿。

六、计划与实施

(一)目标

(1)患者呼吸困难缓解,能平卧。

(2)能进行有效咳嗽,痰液能咳出。

(3)能正确使用吸入药物治疗。

(4)尽快使患者胸闷、呼吸困难得到缓解,增加舒适感,心理护理缓解焦虑恐惧情绪。

(5)护士严密监测和管理患者,及时发现并发症并配合医师抢救。

(二)实施与护理

1.生活护理

(1)发现和避免诱发因素:询问患者导致发作的因素,如能发现和避免诱发因素,有助于哮喘症状的控制,并保持环境清洁、空气新鲜。

(2)饮食护理:根据需要供给热量,必要时可静脉补充营养。禁食用可能诱发哮喘的食物,如鱼、虾、蟹、牛奶及蛋类。

2.心理护理

哮喘反复发作可以导致心理障碍,而心理障碍也会影响哮喘的临床表现和治疗效果。正确认识和处理这些心理问题,有利于提高哮喘的治疗成功率。护士应关心、体贴患者。通过暗示、说服、示范、解释、训练患者逐渐学会放松技巧及转移自己的注意力。

3.治疗配合

(1)病情观察:密切观察患者症状体征的变化,了解其呼吸困难的程度,辅助呼吸肌的活动情况,测量和记录体温、脉搏和呼吸及哮喘发作的持续时间。配合医师监测肺功能指标(FEV_1 或 PEF),进行动脉血气分析,防止出现并及时处理危及生命的严重哮喘发作。当 $PaO_2 <$

$60\,\mathrm{mmHg}$、$PaCO_2 > 50\,\mathrm{mmHg}$ 时,说明患者已经进入呼吸衰竭状态。发现上述情况及时通知医师,并作相应的护理。

（2）对症护理

①体位:让患者取坐位,将其前臂放在小桌上,背部靠着枕头,注意保暖,防止肩部着凉。

②氧疗:患者哮喘发作严重,遵医嘱给予鼻导管或面罩吸氧,改善呼吸功能。

③保持呼吸道通畅:遵医嘱给予祛痰药和雾化吸入,以湿化气道,稀释痰液,利于排痰。在气雾湿化后,护士应注意帮助患者翻身拍背,引流排痰。

④重度哮喘发作有可能导致呼吸衰竭,有窒息等危险,可准备物品行气管插管进行机械通气。因此,应备好气管插管和所需物品及各种抢救物品,配合医师抢救。

4.用药护理

（1）糖皮质激素（简称激素）:是当前治疗哮喘最有效的药物。可采取吸入、口服和静脉用药。指导患者吸入药物后用清水充分漱口,使口咽部无药物残留,减轻局部反应。长期用药可引起骨质疏松等全身反应,指导患者联合用药,减轻激素的用量。口服用药时指导患者不可自行停药或减量。

（2）色甘酸钠:是一种非皮质激素抗炎药物。能预防变应原引起速发和迟发反应,以及运动和过度通气引起的气道收缩。少数病例可有咽喉不适、胸闷,偶见皮疹,孕妇慎用。

（3）β_2 受体激动药（沙丁胺醇）:可舒张气道平滑肌,解除气道痉挛和增加黏液纤毛清除功能等。吸入后 $5 \sim 10\,\mathrm{min}$ 即可起效,药效可维持 $4 \sim 6\,\mathrm{h}$,多用于治疗轻度哮喘急性发作的患者,用药方法应严格遵医嘱间隔给药。用药期间应注意观察不良反应,如心悸、低血钾和骨骼肌震颤等。但一般反应较轻,停药后症状即可消失,应宽慰患者不必担心。

（4）茶碱:具有松弛支气管平滑肌、兴奋呼吸中枢等作用。主要不良反应为胃肠道症状（恶心、呕吐）,心血管症状（心动过速、心律失常、血压下降）。最好用药中监测血浆氨茶碱浓度。发热、妊娠、小儿或老年,患有肝、心、肾功能障碍及甲状腺功能亢进者尤须慎用。

（5）其他药物:半胱氨酰白三烯受体拮抗药主要的不良反应是胃肠道症状,通常较轻微,少数有皮疹,血管性水肿,转氨酶升高,停药后可恢复正常。吸入抗胆碱药物不良反应少,少数患者有口苦或口干感。

（三）健康教育

（1）指导患者注意哮喘发作的前驱症状,自我处理并及时就医,鼓励并指导患者坚持每日定时测量峰流速值（PEF）,监视病情变化,记录哮喘日记。指导患者各种雾化吸入器的正确使用方法。

（2）积极参加锻炼,尽可能改善肺功能,最大限度恢复劳动能力,预防疾病向不可逆性发展,预防发生猝死。

（3）指导患者了解目前使用的每一种药物的主要作用、用药的时间、频率和方法及各种药物的不良反应。

（4）指导峰流速仪的使用。

①站立水平位握峰流速仪,不要阻挡游标移动。游标放在刻度的最基底位"0"处。

②深吸气,嘴唇包住口器,尽可能快地用力呼气。

③记录结果,将游标拨回"0"位,再重复 2 次,取其最佳值。

④当峰流速值用诊断时,首先用患者峰流速值与预计值比较。儿童一般根据性别、身高而调整确定其正常范围,亦可通过 2~3 周的正规治疗及连续观察,取无症状日的下午所测 PEF 为患儿个人最佳值。若该值低于一般统计正常值的 80%,则考虑为中度发作,应调整原有治疗。

⑤$PEF \text{ 变异率} = \dfrac{\text{最高 PEF} - \text{最低 PEF}}{1/2(\text{最高器 EF} + \text{最低 PEF})} \times 10^0 \%$

当变异率<20%提示轻度哮喘,变异率在 20%~30%为中度哮喘,变异率>30%时为重度哮喘。

(5)指导患者识别和避免过敏源或诱因,并采取相应措施。

①在花粉和真菌最高季节应尽量减少外出。

②保持居住环境干净、无尘、无烟,窗帘、床单、枕头应及时清洗。

③避免香水、香的化妆品及发胶等可能的过敏源。

④回避宠物,不用皮毛制成的衣物或被褥。如必须拜访有宠物家庭,应提前吸入气雾剂。

⑤运动性哮喘患者在运动前应使用气雾剂。

⑥充分休息、合理饮食、定期运动、情绪放松、预防感冒。

(6)推荐患者家属参与哮喘的管理,起到监督管理的作用。

七、预期结果与评价

患者呼吸频率、节律平稳,无奇脉、三凹征;正确运用有效咳嗽、咳痰方法,咳嗽咳痰程度减轻;能正确掌握雾化吸入器的使用方法和注意事项;掌握哮喘发作先兆及相应自我处理方法;消除焦虑情绪。

第二节　慢性阻塞性肺疾病

慢性阻塞性肺疾病(COPD)是一种以气流受限为特征的可以预防和治疗的疾病,气流受限不完全可逆,呈进行性发展。与肺部对香烟烟雾等有害气体或颗粒的异常炎症反应有关,COPD 主要累及肺脏,也可以引起显著的全身反应。

一、流行病学

COPD 是呼吸系统最常见的疾病之一,据 WHO 的调查,1990 年全球 COPD 病死率占各种疾病病死率的第 6 位,到 2020 年将上升至第 3 位,我国 COPD 患病率占 40 岁以上人群的 8.2%。另有调查显示 COPD 患病率在吸烟者、戒烟者中比不吸烟者明显升高,男性比女性高,40 岁以上者比 40 岁以下者高。

二、病因

COPD 的病因至今仍不十分清楚，但已知与某些危险因素有关。

（一）环境因素

1.吸烟

已知吸烟为 COPD 最主要的危险因素，吸烟数量愈大，年限愈长，则发病率愈高。被动吸烟也可以导致 COPD 的发生。

2.职业性粉尘和化学物质

包括有机或无机粉尘，化学物质和烟雾，如煤尘、棉尘、二氧化硅等。

3.室内空气污染

用木材、畜粪等或煤炭做饭或取暖，通风不良也可发生 COPD。

4.室外空气污染

汽车、工厂排放的废气，如二氧化氮、二氧化硫等可引起 COPD 的急性加重。

（二）易感性

包括易感基因和后天获得的易感性。

1.易感基因

比较明确的是表达先天性 α_1 抗胰蛋白酶缺乏的基因，是 COPD 的一个致病原因。

2.出生低体重

学龄儿童调查发现出生低体重者肺功能较差，这些儿童以后若吸烟，可能是 COPD 的一个易感因素。

3.儿童时期下呼吸道感染

儿童时期患下呼吸道感染的儿童若以后吸烟，则 COPD 的发病率显著增加。

4.气道高反应性

是 COPD 的一个危险因素。气道高反应性除与基因有关外也可后天获得，继发于环境因素。

三、发病机制

发病机制至今尚不完全明确。

（一）气道炎症

香烟的烟雾与大气中的有害物质能激活气道内的肺泡巨噬细胞，它被激活后释放各种细胞因子，这些因子使气道发生慢性炎症，并损伤气道上皮细胞。气道炎症引起的分泌物增多，使气道狭窄，炎症细胞释放的介质可引起气道平滑肌的收缩，使其增生肥厚，导致阻塞性通气障碍。

（二）蛋白酶与抗蛋白酶的失衡

肺组织中的弹性蛋白酶来自巨噬细胞和中性粒细胞，能够分解弹性纤维，引起肺气肿。弹性蛋白酶抑制因子可抑制此酶的活性,避免肺气肿的发生。当蛋白酶增多和(或)抗蛋白酶减少或功能不足引起两者失衡时,可发生肺气肿。

四、病理生理

COPD 的主要病理生理改变是气流受限,肺泡过度充气和通气灌注比例(V/Q)不平衡。

(一)气流受限

支气管炎症导致黏膜水肿增厚,分泌物增多,支气管痉挛,平滑肌肥厚和气管壁的纤维化使支气管狭窄,阻力增加,流速变慢。

肺气肿时由于肺泡壁的弹性蛋白减少,弹性压力降低,呼气时驱动压降低,流速变慢,此外细支气管壁上肺泡弹性蛋白减少,扩张作用减弱,细支气管壁萎陷,气流受限。

(二)肺泡过度通气

由于肺泡弹性压的降低和气道阻力的增加,呼气时间延长,在用力呼气末,肺泡气往往残留较多,使残气容积和功能残气量增加。由于肺容积增加,膈肌低平,在吸气开始时,膈肌的肌纤维缩短,不在原始的位置,因而收缩力减弱,容易发生呼吸肌疲劳。

(三)通气灌注比例不平衡

COPD 患者各个肺区肺泡顺应性和气道阻力常有差异,造成肺泡通气不均,高 V/Q 区有部分气体是无效通气,低 V/Q 区则流经肺泡的血液得不到充分的氧合即进入左心,产生低氧血症。慢性低氧血症会引起肺血管收缩,血管内皮、平滑肌增生和管壁重塑与继发性红细胞增多,产生肺动脉高压和肺心病。

五、护理评估

(一)健康史

(1)了解患者患病的年龄、发生时间、诱因,主要症状的性质、严重程度和持续时间、加剧因素等。

(2)有无接触变应原,是否长期在污染的空气、自动或被动吸烟环境或拥挤的环境中生活、工作。

(3)详细询问吸烟史和过敏史,包括吸烟的种类、年限、每天的数量,或已停止吸烟的时间。

(4)询问患者日常的活动量和活动耐力,有无运动后胸闷、气急。

(5)了解患者有关的检查和治疗经过,是否按医嘱进行治疗,是否掌握有关的治疗方法。

(二)临床表现

1.症状

早期患者,即使肺功能持续下降,可毫无症状,及至中晚期,出现咳嗽、咳痰、气短等症状,痰量因人而异,为白色黏液痰,合并细菌感染后则变为黏液脓性,在长期患病过程中,反复急性发作和缓解是本病的特点,病毒或细菌感染常常是急性发作的重要诱因,常发生于冬季。咯血不常见,但痰中可带少量血丝。晚期患者即使是轻微的活动,都不能耐受。合并肺心病时可出现肺、心功能衰竭及其他脏器的功能损坏表现。

2.体征

早期无明显体征。随着病情发展可见桶状胸,呼吸活动减弱,辅助呼吸肌活动增强;触诊语颤减弱或消失;叩诊呈过清音,心浊音界缩小,肝浊音界下移;听诊呼吸音减弱,呼气延长,心音遥远等。晚期患者因呼吸困难,颈、肩部辅助呼吸肌常参与呼吸运动,可表现为身体前倾。呼吸时常呈缩唇呼吸,可有口唇发绀、右心衰竭体征。

3.分型

COPD可分两型,即慢支型和肺气肿型,慢支型因缺氧发绀较重,常常合并肺心病,水肿明显;肺气肿型因缺氧较轻,发绀不明显,而呼吸困难、气喘较重。大多数患者兼具这两型,但临床上以某型的表现为主。

(三)辅助检查

1.胸部 X 检查与 CT

胸廓前后径增大,肋骨水平,肋间隙增宽,膈肌低平,两肺野透明度增高,肺纹理变细、减少。CT上可见低密度的肺泡腔、肺大疱与肺血管减少。

2.肺功能检查

最常用的指标是第 1 秒用力呼气量(FEV_1)占其预计值的百分比($FEV_1\%$)和 FEV_1 占用力肺活量(FVC)之比。在诊断 COPD 时,必须以已使用支气管舒张药后测定的 FEV,为准,$FEV_1 < 80\%$预计值,和(或)$FEV_1/FVC < 70\%$可认为存在气流受限。

3.动脉血气分析

早期无变化,随病情发展,动脉血氧分压降低,二氧化碳分压增高,并可出现代偿性呼吸性酸中毒,pH 降低。

(四)心理社会评估

COPD 是慢性过程,病情反复发作,对日常生活、工作造成很大的影响,应了解患者的心理状态及应对方式;是否对疾病的发生发展有所认识,对吸烟的危害性和采取有效戒烟措施的态度;评估患者家庭成员对患者病情的了解和关心、支持程度。

六、护理问题

1.气体交换受损

与呼吸道阻塞、呼吸面积减少引起的通气换气功能障碍有关。

2.清理呼吸道无效

与呼吸道炎症、阻塞、痰液过多而黏稠有关。

3.营养失调

与呼吸困难、疲乏等引起患者食欲下降、摄入不足、能量需求增加有关。

4.活动无耐力

与日常活动时供氧不足、疲乏有关。

5.睡眠形态紊乱

与呼吸困难、不能平卧有关。

6.焦虑情绪

与呼吸困难影响生活、工作和害怕窒息有关。

七、计划与实施

（一）目标

（1）患者的呼吸频率、节律和形态正常，呼吸困难得以缓解。

（2）患者能正确进行有效咳嗽、使用胸部叩击等措施，达到有效的咳嗽、咳痰。

（3）患者能认识到增加营养物质摄入的重要性。

（4）患者焦虑减轻，表现为平静、合作。

（5）患者能增加活动量，完成日常生活自理。

（6）患者能得到充足的睡眠。

（二）实施与护理

1.生活护理

（1）急性发作期：有发热、喘息时应卧床休息取舒适坐位或半卧位，衣服要宽松，被褥要松软、暖和，以减轻对呼吸运动的限制。保持室内空气的新鲜与流通，室内禁止吸烟。

（2）饮食护理：对心、肝、肾功能正常的患者，应给以充足的水分和热量。每日饮水量应在1500ml以上。充足的水分有利于维持呼吸道黏膜的湿润，使痰的黏稠度降低，易于咳出。适当增加蛋白质、热量和维生素的摄入。COPD患者在饮食方面需采用低糖类、高蛋白、高纤维食物，同时避免产气食物。少食多餐，每餐不要吃得过饱，少食可以避免腹胀和呼吸短促。

2.心理护理

COPD患者因长期患病，影响工作和日常生活，出现焦虑、抑郁、紧张、恐惧、悲观失望等不良情绪，针对病情及心理特征及时给予精神安慰，心理疏导，做好家人及亲友工作，鼓励他们在任何情况下，都要给予患者精神安慰，调动各种社会关系给予精神及物质关怀，介绍类似疾病治疗成功的病例，强调坚持康复锻炼的重要性，以取得主动配合，树立战胜疾病的信心。

3.治疗配合

（1）病情观察：患者急性发作期常有明显咳嗽、咳痰及痰量增多，合并感染时痰的颜色由白色黏痰变为黄色脓性痰。发绀加重常为原发病加重的表现。重症发绀患者应注意观察神志、呼吸、心率、血压及心肺体征的变化，应用心电监护仪，定时监测心率、心律、血氧饱和度、呼吸频率、节律及血压变化，发现异常及时通知医师处理。

（2）对症护理：主要为咳嗽、咳痰的护理，发作期的患者呼吸道分泌物增多、黏稠，咳痰困难，严重时可因痰堵引起窒息。因此，护士应通过为患者实施胸部物理疗法，帮助患者清除积痰，控制感染、提高治疗效果。

胸部物理疗法包括：深呼吸和有效咳嗽、胸部叩击、体位引流、吸入疗法。

①深呼吸和有效咳嗽：鼓励和指导病患者行有效咳嗽，这是一项重要的护理。通过深呼吸

和有效咳嗽,可及时排出呼吸道内分泌物。指导病患者 2~4h 定时进行数次随意的深呼吸,在吸气末屏气片刻后暴发性咳嗽,促使分泌物从远端气道随气流移向大气道。

②胸部叩击:通过叩击震动背部,间接地使附在肺泡周围及支气管壁的痰液松动脱落。方法为五指并拢,向掌心微弯曲,呈空心掌,腕部放松,迅速而规律地叩击胸部。叩击顺序从肺底到肺尖,从肺外侧到内侧,每一肺叶叩击 1~3min。叩击同时鼓励患者深呼吸和咳嗽,咳痰。叩击时间 15~20min 为宜,每日 2~3 次,餐前进行。叩击时应询问病患者感受,观察面色,呼吸,咳嗽,排痰情况,检查肺部呼吸音及啰音的变化。

③体位引流:按病灶部位,协助患者取适当体位,使病灶部位开口向下,利用重力,及有效咳嗽或胸部叩击将分泌物排出体外。引流多在早餐前 1h、晚餐前及睡前进行,每次 10~15min,引流间期防止头晕或意外危险,观察引流效果,注意神志、呼吸及有无发绀。

④吸入疗法:利用雾化器将祛痰平喘药加入湿化液中,使液体分散成极细的颗粒,吸入呼吸道以增强吸入气体的湿度,达到湿润气道黏膜,稀释气道痰液的作用,常用的祛痰平喘药:沐舒坦,异丙托溴铵。在湿化过程中气道内黏稠的痰液和分泌物可因湿化而膨胀,如不及时吸出,有可能导致或加重气道狭窄甚至气道阻塞。在吸入疗法过程中,应密切观察病情,协助患者翻身、拍背,以促进痰液排出。

(3)氧疗过程中的护理:COPD 急性发作期,大多伴有呼吸衰竭、低氧血症及 CO_2 潴留。Ⅱ型呼吸衰竭患者按需吸氧,根据缺氧程度适当调节氧流量,呼吸衰竭患者给予低流量吸氧,以免抑制呼吸。但应避免长时间高浓度吸氧,以防氧中毒。用氧前应向患者家属做好解释工作,讲明用氧的目的、注意事项、嘱患者不要擅自调节氧流量或停止吸氧,以免加重病情。在吸氧治疗中应监测患者的心率、血压、呼吸频率及血气指标的变化,了解氧疗效果。注意勿使吸氧管打折,鼻腔干燥时可用棉签蘸水湿润鼻黏膜。

(4)呼吸功能锻炼:COPD 患者急性症状控制后应尽早进行呼吸功能锻炼,教会患者及家属呼吸功能锻炼方法,督促实施并提供有关咨询材料。可以选用下述呼吸方法一种或两种交替进行。

①腹式呼吸锻炼:由于气流受限,肺过度充气,膈肌下降,活动减弱,呼吸类型改变,通过呼吸肌锻炼,使浅快呼吸变为深慢有效呼吸,利用腹肌帮助膈肌运动,调整呼吸频率,呼气时间延长,以提高潮气容积,减少无效腔,增加肺泡通气量,改变气体分布,降低呼吸功耗,缓解气促症状。方法:患者取立位,体弱者也可取坐位或仰卧位,上身肌群放松做深呼吸,一手放于腹部一手放于胸前,吸气时尽力挺腹,呼气时腹部内陷,也可用手加压腹部,尽量将气呼出,一般吸气 3~5s,呼气 6~10s。吸气与呼气时间比为 1∶2 或 1∶3。用鼻吸气,用口呼气要求缓呼深吸,不可用力,每分钟呼吸速度保持在 7~8 次,开始每日 2 次,每次 10~15min,熟练后可增加次数和时间,使之成为自然的呼吸习惯。

②缩唇呼吸法:通过缩唇徐徐呼气,可延缓吸气气流压力的下降,提高气道内压,避免胸内压增加对气道的动态压迫,使等压点移向中央气道,防止小气道的过早闭合,使肺内残气更易于排出,有助于下一吸气进入更多新鲜的空气,增强肺泡换气,改善缺氧。方法为:用鼻吸气,缩唇做吹口哨样缓慢呼气,在不感到费力的情况下,自动调节呼吸频率、呼吸深度和缩唇程度,以能使距离口唇 30cm 处与唇等高点水平的蜡烛火焰随气流倾斜又不致熄灭为宜。每天 3 次,

每次 30min。

4.用药护理

按医嘱用抗生素、止咳、祛痰药物,掌握药物的疗效和副作用,不滥用药物。

(1)祛痰止咳药物应用护理。

①祛痰药:通过促进气道黏膜纤毛上皮运动,加速痰液的排出;能增加呼吸道腺体分泌,稀释痰液,使痰液黏稠度降低,以利咳出。

②黏液溶解剂:通过降低痰液黏稠度,使痰液易于排出。

③镇咳药:直接作用于咳嗽中枢。

④其他还有中药化痰制剂。用药观察:观察用药后痰液是否变稀、容易咳出。及时协助患者排痰。注意事项:对呼吸储备功能减弱的老年人或痰量较多者,应以祛痰为主,协助排痰,不应选用强烈镇咳药物,以免抑制呼吸中枢及加重呼吸道阻塞和炎症,导致病情恶化。

(2)解痉平喘药物应用护理:解痉平喘药物可解除支气管痉挛,使通气功能有所改善,也有利于痰液排出。常用有:

①M 胆碱受体阻滞药。

②β_2 肾上腺素能受体激活药。

③茶碱类。用药观察:用药后注意患者咳嗽是否减轻,气喘是否消失。β_3 受体兴奋药常同时有心悸、心率加快、肌肉震颤等副作用,用药一段时间后症状可减轻,如症状明显应酌情减量。茶碱引起的不良反应与其血药浓度水平密切相关,个体差异较大,常有恶心、呕吐、头痛、失眠,严重者心动过速、精神失常、昏迷等,应严格掌握用药浓度及滴速。

5.健康教育

(1)告诉患者及家属应避免烟尘吸入,气候骤变时注意预防感冒,避免受凉以及与上感患者的接触。

(2)加强体育锻炼,要根据每个人的病情、体质及年龄等情况量力而行、循序渐进,天气良好时到户外活动,如散步、慢跑、打太极拳等,以不感到疲劳为宜,增加患者呼吸道对外界的抵抗能力。

(3)教会患者学会自我监测病情变化,尽早治疗呼吸道感染,可在家中配备常用药物及掌握其使用方法。

(4)重视营养的摄入,改善全身营养状况,提高机体抵抗力。

(5)严重低氧血症患者坚持长期家庭氧疗,可明显提高生活质量和劳动能力,延长生命。每天吸氧10～15h,氧流量 1～2L/min,并指导家属及患者氧疗的目的及注意事项。

八、预期结果与评价

(1)患者发绀减轻,呼吸频率、深度和节律趋于正常。

(2)能有效咳痰,痰液易咳出。

(3)能正确应用体位引流、胸部叩击等方法排出痰液。

(4)营养状态改善;能运用有效的方法缓解症状,减轻心理压力。

(5)参与日常活动不感到疲劳,活动耐力提高。

第三节 心 律 失 常

一、概述

心脏的传导系统由产生和传导冲动的特殊分化的传导组织构成。包括窦房结、结间束、房室结、希氏束、左右束支及浦肯野纤维网。

冲动由窦房结产生,沿结间束和心房肌传递,到达房室结及左心房,冲动此时传递速度极慢,当冲动传递到希氏束后传递速度再度加速,左右束支及浦肯野纤维网传递速度极快捷,使整个心室几乎同时被激动,最终冲动到达心外膜,完成一次完整的心动周期。

心脏传导系统也接受迷走神经和交感神经的支配,迷走神经兴奋性增加会使窦房结的自律性和传导性抑制,延长窦房结和周围组织的不应期,减慢房室结的传导,延长了房室结的不应期。交感神经作用与迷走神经相反。

各种原因引起心脏冲动频率、节律、起源部位、冲动传导速度和次序的异常均可引起心脏活动的规律发生紊乱,称为心律失常。

(一)分类

临床上根据心律失常发作时心率的快慢可分为快速性心律失常和缓慢性心律失常。心律失常按其发生原理可分为冲动形成异常和冲动传导异常两大类。

1.冲动形成异常

(1)窦性心律失常:由窦房结发出的冲动频率过快、过慢或有明显不规则形成的心律失常,如窦性心动过速、窦性心动过缓、窦性心律不齐、窦性停搏。

(2)异位心律:起源于窦房结以外(异位)的冲动,则形成期前收缩、阵发性心动过速、扑动、颤动以及逸搏心律等心律失常。

2.冲动传导异常

(1)生理性:干扰及房室分离。

(2)病理性:传导阻滞常见的有窦房传导阻滞、房室传导阻滞、房内传导阻滞、室内传导阻滞(左、右束支及左束支分支传导阻滞)。

(3)房室间传导途径异常:预激综合征。

(二)发病机制

心律失常有多种不同机制,如折返、异常自律性、后除极触发激动等,主要心律失常的电生理机制主要包括冲动形成异常、冲动传导异常以及两者并存。

1.冲动形成异常

(1)正常自律性状态:窦房结、结间束、冠状窦口周围、房室结的远端和希氏束-浦肯野系统的心肌细胞均有自律性。自主神经系统兴奋性改变或心脏传导系统的内在病变,均可导致原有正常自律性的心肌细胞发放不适当的冲动。如窦性心律失常、逸搏心律。

(2)异常自律性状态:正常情况下心房、心室肌细胞是无自律性的快反应细胞,由于病变使膜电位降低－50～－60mV 时,使其出现异常自律性,而原本有自律性的快反应细胞(浦肯野纤维)的自律性也增高,异常自律性从而引起心律失常,如房性或室性快速心律失常。

(3)后除极触发激动:当局部儿茶酚胺浓度增高、低血钾、高血钙、洋地黄中毒及心肌缺血再灌注时,心房、心室与希氏束-浦肯野组织在动作电位后可产生除极活动,被称为后除极。若后除极的振幅增高并抵达阈值,便可引起反复激动,可导致持续性快速性心律失常。

2.冲动传导异常

折返是所有快速性心律失常最常见的发病机制,传导异常是产生折返的基本条件。传导异常包括:①心脏两个或多个部位的传导性与应激性各不相同,相互连接形成一个有效的折返环路;②折返环的两支应激性不同,形成单向传导阻滞;③另一通道传导缓慢,使原先发生阻滞的通道有足够时间恢复兴奋性;④原先阻滞的通道再次激动,从而完成一次折返激动。冲动在环内反复循环,从而产生持续而快速的心律失常。

(三)实验室检查

1.心电图检查

心电图检查是诊断心律失常最重要、最常用的无创性检查技术。需记录 12 导联,并记录显示 P 波清楚导联的心电图长条,以备分析,往往选择Ⅱ或 V_1 导联。

心电图分析主要包括:①心房、心室节律是否规则,频率如何;②P-R 间期是否恒定;③P 波、QRS 波群形态是否正常,P 波与 QRS 波的相互关系等。

2.长时间心电图记录

(1)动态心电图:动态心电图检查是在病人日常工作和活动情况下,连续记录病人 24h 的心电图。其作用是:①了解病人症状发生,如心悸、晕厥等,是否与心律失常有关;②明确心律失常或心肌缺血的发作与活动关系、昼夜分布特征;③帮助评价抗心律失常药物的疗效、起搏器、埋藏式心脏复律除颤器的效果和功能状态。

(2)事件记录器:①事件记录器。应用于间歇、不频繁发作的心律失常病人,通过直接回访、电话、互联网将实时记录的发生心律失常及其发生心律失常前后的心电图传输至医院。②埋植皮下事件记录器。这种事件记录器可埋于病人皮下,记录器可自行启动、监测和记录心律失常,应用于发作不频繁,可能是心律失常所致的原因不明晕厥的病人。

3.运动试验

运动试验用于运动时出现心悸的病人以协助诊断。但运动试验的敏感性不如动态心电图,须注意正常人进行运动试验时亦可出现室性期前收缩。

4.食管心电图

将食管电极导管插入食管并置于心房水平位置,能记录心房电位,并能进行心房快速起搏和程序电刺激。其作用为:①有助于对常见室上性心动过速发生机制的判断,帮助鉴别室上性心动过速;②可以诱发和终止房室结折返性心动过速;③有助于不典型预激综合征的诊断;④评价窦房结功能;⑤评价抗心律失常药物的疗效。

5.临床心电生理检查

(1)心电生理检查的临床作用

①诊断性应用:确立心律失常诊断及类型,了解心律失常起源部位及发生机制。

②治疗性应用:以电刺激终止心动过速发作,评价某些治疗措施(如起搏器、置入式心脏复

律除颤器、导管消融、手术治疗、药物治疗等)能否防止电刺激诱发心动过速;通过电极导管进行消融如射频、冷冻,达到治愈心动过速的目的。

③判断预后:通过电刺激确定病人是否易于诱发室性心动过速,有无发生猝死的危险。

(2)心电生理检查适应证:①窦房结功能测定;②房室与室内传导阻滞;③心动过速;④不明原因晕厥。

二、窦性心律失常

心脏的正常起搏点位于窦房结,其冲动产生的频率是 60~100 次/min,产生的心律称为窦性心律。心电图特征 P 波在 Ⅰ、Ⅱ、aVF 导联直立,aVR 导联倒置,P-R 间期 0.12~0.20s。窦性心律的频率因年龄、性别、体力活动等不同有显著的差异。

(一)窦性心动过速

成人窦性心律 100~150 次/min,偶有高达 200 次/min,称窦性心动过速。窦性心动过速通常逐渐开始与终止。刺激迷走神经可以使其频率减慢,但刺激停止有加速原来的水平。

1.病因

多数属生理现象,健康人常在吸烟、饮茶、咖啡、酒,剧烈运动或情绪激动等情况下发生。在某些病时也可发生,如发热、甲状腺功能亢进、贫血、心肌缺血、心力衰竭、休克等。应用肾上腺素、阿托品等药物亦常引起窦性心动过速。

2.心电图特征

窦性 P 波规律出现,频率>100 次/min,P-P 间期<0.6s。

3.治疗原则

一般不需特殊治疗。祛除诱发因素和针对原发病做相应处理。必要时可应用 β 受体阻滞药如美托洛尔,减慢心率。

(二)窦性心动过缓

成人窦性心律频率<60 次/min,称窦性心动过缓。常同时伴发窦性心律不齐(不同 P-P间期的差异>0.12s)。

1.病因

多见于健康的青年人、运动员、睡眠状态,为迷走神经张力增高所致。亦可见于颅内压增高、器质性心脏病、严重缺氧、甲状腺功能减退、阻塞性黄疸等。服用抗心律失常药物如 β 受体阻滞药、胺碘酮、钙通道阻滞药和洋地黄过量等也可发生。

2.心电图特征

窦性 P 波规律出现,频率<60 次/min,P-P 间期>1s。

3.临床表现

一般无自觉症状,当心率过分缓慢,出现心排血量不足,可出现胸闷、头晕,甚至晕厥等症状。

4.治疗原则

窦性心动过缓一般无症状,也不需治疗;病理性心动过缓应针对病因采取相应治疗措施。

如因心率过慢而出现症状者则可用阿托品、异丙肾上腺素等药物,但不宜长期使用。症状不能缓解者可考虑心脏起搏治疗。

(三)病态窦房结功能综合征

病态窦房结功能综合征,简称病窦综合征,是由于窦房结的病变导致功能减退,出现多种心律失常的表现。病窦综合征常合并心房自律性异常,部分病人可有房室传导功能障碍。

1.病因

某些疾病如甲状腺功能亢进、伤寒、布氏杆菌病、淀粉样变、硬化与退行性变等,在病程中损害了窦房结,导致窦房结起搏和传导功能障碍;窦房结周围神经和心房肌的病变,减少窦房结的血液供应,影响其功能;迷走神经张力增高、某些抗心律失常药物抑制窦房结功能,亦可导致窦房结功能障碍。

2.心电图特征

主要表现为:①非药物引起的持续的窦性心动过缓,心率<50 次/min;②窦性停搏与窦房传导阻滞;③窦房传导阻滞与房室传导阻滞同时并存;④心动过缓与房性快速心律失常交替发作。

其他表现还可为:①心房颤动病人自行心室率减慢,或发作前后有心动过缓和(或)一度房室传导阻滞;②房室交界区性逸搏心律。

3.临床表现

发作性头晕、黑蒙、乏力,严重者可出现晕厥等,与心动过缓有关的心、脑血管供血不足的症状。有心动过速症状者,还可有心悸、心绞痛等症状。

4.治疗原则

对于无心动过缓有关供血不足的症状病人,不必治疗,定期随访,对于有症状的病人,应用起搏器治疗。心动过缓-心动过速综合征病人应用起搏器后,仍有心动过速症状,可应用抗心律失常药物,但避免单独使用抗心律失常药物,以免加重心动过缓症状。

三、期前收缩

根据异位起搏点部位的不同,期前收缩可分为房性、房室交界区性和室性期前收缩。期前收缩起源于一个异位起搏点,称为单源性,起源于多个异位起搏点,称为多源性。

临床上将偶尔出现期前收缩称偶发性期前收缩,但期前收缩每分钟>5 个称频发性期前收缩。如每一个窦性搏动后出现一个期前收缩,称为二联律;每两个窦性搏动后出现一个期前收缩,称为三联律;每一个窦性搏动后出现两个期前收缩,称为成对期前收缩。

(一)病因

各种器质性心脏病如冠心病、心肌炎、心肌病、风湿性心脏病、二尖瓣脱垂等可引起期前收缩。电解质紊乱、应用某些药物亦可引起期前收缩。另外,健康人在过度劳累、情绪激动、大量吸烟饮酒、饮浓茶、进食咖啡因等可引起期前收缩。

(二)心电图特征

1.房性期前收缩

P 波提早出现,其形态与窦性 P 波不同,P-R 间期>0.12s,QRS 波群形态与正常窦性心律的 QRS 波群相同,期前收缩后有不完全代偿间歇(图 2-3-1)。

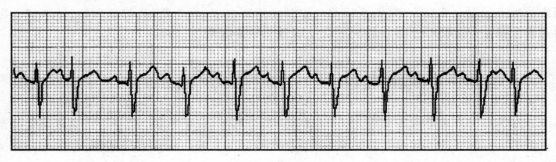

图 2-3-1 房性期前收缩

2.房室交界性期前收缩

提前出现的 QRS 波群,其形态与窦性心律相同;P 波为逆行型(在Ⅱ、Ⅲ、aVF 导联中倒置)出现在 QRS 波群前,P-R 间期<0.12s。或出现在 QRS 波后,R-P 间期<0.20s。也可出现在 QRS 波之中。期前收缩后大多有完全代偿间歇。

3.室性期前收缩

QRS 波群提前出现,形态宽大畸形,QRS 时限>12s,与前一个 P 波无相关;T 波常与 QRS 波群的主波方向相反;期前收缩后有完全代偿间歇(图 2-3-2)。

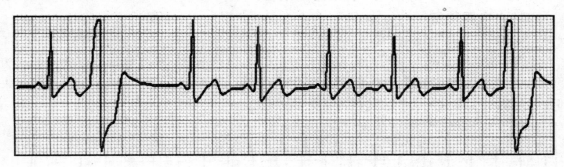

图 2-3-2 室性期前收缩

(三)临床表现

偶发期前收缩大多无症状,可有心悸或感到 1 次心搏加重或有心搏暂停感。频发期前收缩使心排血量降低,引起乏力、头晕、胸闷等。

脉搏检查可有脉搏不齐,有时期前收缩本身的脉搏减弱。听诊呈心律失常,期前收缩的第一心音常增强,第二心音相对减弱甚至消失。

(四)治疗要点

1.病因治疗

积极治疗病因,消除诱因。如改善心肌供血,控制炎症,纠正电解质紊乱,防止情绪紧张和过度疲劳。

2.对症治疗

偶发期前收缩无重要临床意义,不需特殊治疗,亦可用小量镇静药或 β 受体阻滞药;对症状明显、呈联律的期前收缩需应用抗心律失常药物治疗,如频发房性、交界区性期前收缩常选用维拉帕米、β受体阻滞药等;室性期前收缩常选用利多卡因、美西律、胺碘酮等;洋地黄中毒引起的室性期前收缩应立即停用洋地黄,并给予钾盐和苯妥英钠治疗。

四、阵发性心动过速

阵发性心动过速是指阵发性、快速而规则的异位心律,由3个以上包括3个连续发生的期前收缩形成。根据异位起搏点部位的不同,可分为房性、交界区性和室性三种,房性与交界区性心动过速有时难以区别,故统称为室上性心动过速,简称室上速。阵发性室性心动过速简称室速。

(一)病因

1.室上速病因

常见于无器质性心脏病的正常人,也可见于各种心脏病患者,如冠心病、高血压、风心病、甲状腺功能亢进、洋地黄中毒等病人。

2.室速病因

多见于器质性心脏病患者,最常见于冠心病急性心肌梗死,其他如心肌病、心肌炎、风湿性心脏病、电解质紊乱、洋地黄中毒、Q-T延长综合征、药物中毒等。

(二)心电图特征

1.室上速心电图特征

连续3次或以上快而规则的房性或交界区性期前收缩(QRS波群形态正常),频率为150～250次/min,P波为逆行性(Ⅱ、Ⅲ、aVF导联倒置),常埋藏于QRS波群内或位于其终末部分,与QRS波群保持恒定关系,但不易分辨(图2-3-3)。

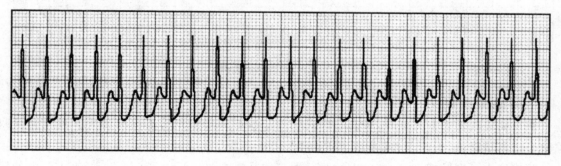

图 2-3-3　室上性心动过速

2.室速心电图特征

连续3次或3次以上室性期前收缩;QRS波形态畸形,时限>0.12s,有继发性ST-T改变,T波常与QRS波群主波方向相反;心室率140～220次/min,心律可以稍不规则;一般情况下P波与QRS波群无关,形成房室分离;常可见到心室夺获或室性融合波,是诊断室速的最重要依据(图2-3-4)。

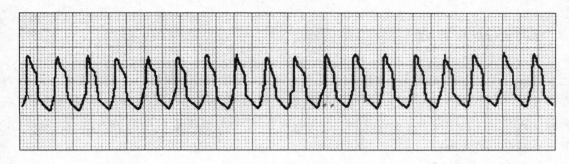

图 2-3-4 室性心动过速

(三)临床表现

1.室上速临床表现特点

心率快而规则,常达 150～250 次/min。突发突止,持续数秒、数小时甚至数日不等。发作时病人可有心悸、胸闷、乏力、头晕、心绞痛,甚至发生心力衰竭、休克。症状轻重取决于发作时的心率及持续时间。

2.室速临床表现特点

发作时临床症状轻重可因发作时心率、持续时间、原有心脏病变而各有不同。非持续性室速(发作持续时间少于 30s,能自行终止)病人,可无症状;持续性室速(发作持续时间长于 30s,不能自行终止)由于快速心率及心房、心室收缩不协调而致心排血量降低,血流动力学明显障碍,心肌缺血,可出现呼吸困难、心绞痛、血压下降、晕厥、少尿、休克甚至猝死。听诊心率增快 140～220 次/min,心律可有轻度失常,第一心音强弱不一。

(四)治疗要点

1.室上速治疗

发作时间短暂,可自行停止者,不需特殊治疗。

持续发作几分钟以上或原有心脏病病人应采取:①刺激迷走神经的方法:刺激咽部引起呕吐反射、Valsalva 动作(深吸气后屏气,再用力做呼气动作)、按压颈动脉窦、将面部浸没于冰水中等。②抗心律失常药物:首选维拉帕米,其他可选用艾司洛尔、普罗帕酮等药物。③对于合并心力衰竭的病人,洋地黄可作首选药物,毛花苷 C 静脉注射。但其他病人洋地黄目前已少用。④应用升压药物:常用间羟胺、去甲肾上腺素等。

对于药物效果不好病人可采用食管心房起搏,效果不佳可采用同步直流电复律术。

对于症状重、频繁发作、用药物效果不好的病人,可应用经导管射频消融术进行治疗。

2.室速治疗

无器质性心脏病病人非持续性室速,又无症状者,无需治疗。

持续性发作时治疗首选利多卡因静脉注射,首次剂量为 50～100mg,必要时 5～10min 后重复。发作控制后应继续用利多卡因静脉滴注维持 24～48h,维持量 1～4mg/min 防止复发。其他药物有普罗帕酮、索他洛尔、普鲁卡因胺、苯妥英钠、胺碘酮、溴苄胺等。

如应用药物无效,或患者已出现低血压、休克、心绞痛、出血性心力衰竭、脑血流灌注不足时,可用同步直流电复律。洋地黄中毒引起的室速,不宜应用电复律。

五、扑动与颤动

当异位搏动的频率超过阵发性心动过速的范围时,形成的心律称为扑动或颤动。可分为心房扑动(简称房扑)、心房颤动(简称房颤)、心室扑动(简称室扑)、心室颤动(简称室颤)。房颤是仅次于期前收缩的常见心律失常,比房扑多见,是心力衰竭最常见的诱因之一。室扑、室颤是极危重的心律失常。

(一)房扑与房颤

心房内产生极快的冲动,心房内心肌纤维极不协调地乱颤,心房丧失有效的收缩,心排血量比窦性心律减少25%以上。

1.病因

房扑、房颤病因基本相同,常发生于器质性心脏病患者,如风湿性心瓣膜病、冠心病、高血压性心脏病、甲状腺功能亢进、心力衰竭、心肌病等。也可发生于健康人情绪激动、手术后、急性酒精中毒、运动后。

2.心电图特征

(1)房扑心电图特点:P波消失,呈规律的锯齿状扑动波(F波),心房率250～350次/min,F波与QRS波群成某种固定的比例,最常见的比例为2∶1房室传导,心室率规则或不规则,取决于房室传导比例,QRS波群形态一般正常,伴有室内差异性传导或原有束支传导阻滞者QRS波群可宽大变形。

(2)房颤心电图特点:为窦性P波消失,代之以大小形态及规律不一的F波,频率350～600次/min,R-R间期完全不规则,心室率极不规则,通常在100～160次/min。QRS波群形态一般正常,伴有室内差异性传导或原有束支传导阻滞者QRS波群可宽大变形。

3.临床表现

房扑与房颤的临床症状取决于心室率的快慢,如心室率不快者可无任何症状。房颤心室率<150次/min,病人可有心悸、气促、心前区不适等症状,心室率极快者>150次/min,可因心排血量降低而发生晕厥、急性肺水肿、心绞痛或休克。持久性房颤,易形成左心房附壁血栓,若脱落可引起动脉栓塞。

房颤心脏听诊第一心音强弱不一致,心律绝对不规则。脉搏表现为快慢不均,强弱不等,发生脉搏短绌现象。

房扑心室率如极快,可诱发心绞痛和心力衰竭。

4.治疗要点

(1)房扑治疗:针对原发病进行治疗。应用同步直流电复律术转复房扑是最有效的方法。普罗帕酮、胺碘酮对转复、预防房扑复发有一定疗效。洋地黄类制剂是控制心室率首选药物,钙通道阻滞药对控制心室率亦有效。部分病人可行导管消融术治疗。

(2)房颤治疗:积极查出房颤的原发病及诱发原因,并给予相应的处理。急性期应首选电复律治疗。心室率不快,发作时间短暂者无需特殊治疗;如心率快,且发作时间长,可用洋地黄减慢心室率,维拉帕米、地尔硫卓等药物终止房颤。对持续性房颤病人,如有恢复正常窦性心律指征时,可用同步直流电复律或药物复律。也可应用经导管射频消融进行治疗。

(二)室扑与室颤

心室内心肌纤维发生快而微弱的,不协调的乱颤,心室完全丧失射血能力,是最严重的心律失常,相当于心室停搏。

1.病因

急性心肌梗死是最常见病因,洋地黄中毒、严重低血钾、心脏手术、电击伤以及胺碘酮、奎尼丁中毒等也可引起。是器质性心脏病和其他疾病危重病人临终前发生的心律失常。

2.临床表现

室颤一旦发生,表现为迅速意识丧失、抽搐、发绀,继而呼吸停止,瞳孔散大甚至死亡。查体心音消失、脉搏触不到,血压测不到。

3.心电图特征

(1)室扑心电图特征:QRS-T 波群消失,带之以相对规律均齐的快速大幅波动,频率为150～300 次/min。

(2)室颤心电图特征:QRS 波群与 T 波消失,呈完全无规则的波浪状曲线,形状、频率、振幅高低各异。

4.治疗原则

室颤可致心搏骤停,一旦发生立即做非同步直流电除颤,同时胸外心脏按压及人工呼吸,保持呼吸道通畅,迅速建立静脉通路,给予复苏和抗心律失常药物等抢救措施。

六、房室传导阻滞

冲动从心房传至心室的过程中发生障碍,冲动传导延迟或不能传导,称为房室传导阻滞,按其阻滞的程度,分为三度:一度房室传导阻滞、二度房室传导阻滞,三度房室传导阻滞。一度、二度又称为不完全性房室传导阻滞,三度则为完全性房室传导阻滞,此时全部冲动均不能被传导。

1.病因

多见于器质性心脏病,如冠心病、心肌炎、心肌病、高血压病、心内膜炎、甲状腺功能低下等。另外,电解质紊乱、药物中毒、心脏手术等也是引发房室传导阻滞的病因。偶见正常人在迷走神经张力增高时可出现不完全性房室传导阻滞。

2.临床表现

一度房室传导阻滞病人除有原发病的症状外,一般无其他症状。

二度房室传导阻滞又分为Ⅰ型和Ⅱ型,Ⅰ型又称文氏现象或莫氏Ⅰ型,二度Ⅰ型病人常有心悸和心搏脱落感,听诊第一心音强度逐渐减弱并有心搏;二度Ⅱ型又称莫氏Ⅱ型,病人心室率较慢时,可有心悸、头晕、气急、乏力等症状,脉律可不规则或慢而规则,但第一心音强度恒定。此型易发展为完全性房室传导阻滞。

三度房室传导阻滞的临床症状轻重取决于心室率的快慢,如病人心率30～50 次/min,则出现心搏缓慢,脉率慢而规则,有心悸、头晕、乏力的感觉,出现晕厥、心绞痛、心力衰竭和脑供血不全等表现。当心率<20 次/min,可引起阿-斯综合征,甚至心搏暂停。

3.心电图特征

一度房室传导阻滞 P-R 间期>0.20s,无 QRS 波群脱落。

二度房室传导阻滞莫氏Ⅰ型(文氏现象)的特征为:P-R 间期逐渐延长,直至 QRS 波群脱落;相邻的R-R 间期逐渐缩短,直至 P 波后 QRS 波群脱落,之后 P-R 间期又恢复以前时限,如此周而复始;包含 QRS 波群脱落的 R-R 间期比 2 倍正常窦性 P-P 间期短;最常见的房室传导比例为 3∶2 或 5∶4。

莫氏Ⅱ型的特征为 P-R 间期固定(正常或延长),有间歇性 P 波与 QRS 波群脱落,常呈 2∶1 或 3∶1 传导;QRS 波群形态多数正常。

三度房室传导阻滞,心房和心室独立活动,P 波与 QRS 波群完全脱离关系;P-P 距离和 R-R 距离各自相等;心室率慢于心房率;QRS 波群形态取决于阻滞部位。

4.治疗原则

一度及二度Ⅰ型房室传导阻滞如心室率不慢且无症状者,一般不需治疗。心室率<40 次/min 或症状明显者,可选用阿托品、异丙肾上腺素,提高心室率。但急性心肌梗死病人应慎用,因可导致严重室性心律失常。二度Ⅱ型和三度房室传导阻滞,心室率缓慢,伴有血流动力学障碍,出现阿-斯综合征时,应立即按心搏骤停处理。对反复发作、曾有阿-斯综合征发作的病人,应及时安装临时或埋藏式心脏起搏器。

七、心律失常病人的护理措施

1.休息与活动

影响心功能的心律失常病人应绝对卧床休息,以减少心肌耗氧量和对交感神经的刺激。协助做好生活护理,保持排便通畅,减少和避免任何不良刺激,以利于身心休息。对于伴有呼吸困难、发绀等症状时,给予氧气吸入。

功能性和轻度器质性心律失常血流动力学改变不大的病人,应注意劳逸结合,避免感染,可维持正常工作和生活,积极参加体育运动,改善自主神经功能。

2.心理护理

给予必要的解释和安慰,加强巡视,给予必要的生活护理,增加病人的安全感。

3.饮食护理

给予低脂、易消化、营养饮食,不宜饱食,少量多餐,避免吸烟、酗酒、刺激性饮料和食物。

4.病情观察

(1)观察生命体征:密切观察脉搏、呼吸、血压、心率、心律,以及神志、面色等变化,同时应注意病人的电解质及酸碱平衡情况变化。

(2)心电监护:严重心律失常病人应实行心电监护,注意有无引起猝死的危险征兆,如心律失常频发性、多源性、成联律、RonT 室性期前收缩、阵发性室上性心动过速、房颤、二度Ⅱ型及三度房室传导阻滞等。如发现上述情况,立即报告医师进行处理,同时做好抢救,如吸氧、开放静脉通道、准备抗心律失常药物、除颤器、临时起搏器等。

5.用药护理

（1）正确、准确使用抗心律失常药物：口服药应按时按量服用，静脉注射及静脉滴注药物速度要严格按医嘱执行，用药过程及用药后要注意观察病人心律、心率、血压、脉搏、呼吸和意识，必要时行心电监测，判断疗效和有无不良反应。

（2）观察药物不良反应：利多卡因对心力衰竭、肝肾功能不全、酸中毒、老年病人，药物半衰期明显延长，应用时须注意减量。另外静脉注射利多卡因不可过快、过量，以免导致中枢神经系统毒性反应，如嗜睡、感觉异常、眩晕、视物不清，甚至谵妄、昏迷等。还可以引起心血管系统不良反应，如传导阻滞、低血压、抽搐，甚至呼吸抑制和心脏停搏。

奎尼丁药物有较强的心脏毒性作用，使用前测血压、心率，用药期间应观察血压、心电图，如有明显血压下降、心率减慢或不规则，心电图示 Q-T 间期延长时，须暂停给药，并给予处理。

胺碘酮的最严重的心外毒性为肺纤维化，应严密观察病人的呼吸状态，及早发现肺损伤的情况。

6.健康教育

（1）向病人及家属讲明心律失常的病因、诱因和防治知识。

（2）注意休息，劳逸结合，防止增加心脏负担。无器质性心脏病的病人应积极参加体育运动，改善自主神经功能；器质性心脏病患者可根据心功能适当活动和休息。

（3）积极治疗原发病，避免诱因如发热、寒冷、睡眠不足等。

（4）按医嘱服用抗心律失常药物，不可自行增减和撤换药物，注意药物不良反应，如有不良反应及时就医。

（5）饮食应选择低脂、易消化、富营养，少量多餐。应避免吸烟、酗酒、饱食、刺激性饮食、含咖啡因饮料以免引起心律失常。

（6）教会病人及家属测量脉搏和心律的方法，每天至少 1 次，每次至少 1min。对于反复发生严重心律失常的病人家属，要教会其心肺复苏术以备急救。

（7）对于有晕厥史的病人要避免从事驾驶、高空作业等危险工作，当出现头晕、黑蒙时，立即平卧，以免晕厥发作时摔倒。

（8）定期门诊复诊，复查心电图。

第四节　冠状动脉粥样硬化性心脏病

冠状动脉粥样硬化性心脏病是冠状动脉粥样硬化后造成管腔狭窄、阻塞和（或）冠状动脉功能性痉挛，导致心肌缺血、缺氧引起的心脏病，简称冠心病，又称缺血性心脏病，是动脉硬化引起器官病变的最常见类型，也是严重危害人们健康的常见病。本病发病多在 40 岁以后，早期男性发病率多于女性。

根据本病的病理解剖和病理生理变化的不同和临床表现特点，1979 年世界卫生组织将冠状动脉粥样硬化性心脏病分为：隐匿型冠心病、心绞痛型冠心病、心肌梗死型冠心病、缺血性心肌病及猝死型冠心病五种临床类型。

近年来临床专家将冠状动脉粥样硬化性心脏病分为急性冠状动脉综合征和慢性缺血综合征两大类。急性冠状动脉综合征类型中包括不稳定型心绞痛、非 ST 段抬高性心肌梗死、ST 抬高性心肌梗死、猝死型冠心病。慢性缺血综合征类型中包括稳定型心绞痛、冠状动脉正常的心绞痛（X 综合征）、无症状性心肌缺血、缺血性心肌病。

一、心绞痛

心绞痛临床分型分为稳定型心绞痛和不稳定型心绞痛。稳定型心绞痛是指在冠状动脉粥样硬化的基础上，由于心肌负荷增加，发生冠状动脉供血不足，导致心肌急剧暂时的缺血、缺氧所引起的临床综合征。

（一）病因与发病机制

当冠状动脉的供血与心肌需血量之间发生矛盾时，冠状动脉血流量不能满足心肌细胞代谢需要，造成心肌暂时的出现缺血、缺氧，心肌在缺血、缺氧情况下产生的代谢产物，刺激心脏内的传入神经末梢，经 1～5 胸交感神经节和相应的脊髓段，传入大脑，再与自主神经进入水平相同脊髓段的脊神经所分布的区域，即胸骨后、胸骨下段、上腹部、左肩、左臂前内侧与小指，产生疼痛感觉。由于心绞痛不是躯体神经传入，因此不能准确定位，常不是锐痛。

正常心肌耗氧的多少主要取决心肌张力、心肌收缩强度、心率，因此常用"心率×收缩压"，作为评估心肌耗氧的指标。心肌能量的产生需要心肌细胞将血液中大量的氧摄入，因此，当氧供需增加的时候，就难从血液中摄入更多的氧，只能增加冠状动脉的血流量提供。在正常情况下，冠状动脉血流量是随机体生理需要而变化，在剧烈体力活动、缺氧等情况时，冠状动脉就要扩张，使血流量增加，满足机体需要。

当冠状动脉粥样硬化所致的冠脉管腔狭窄和（或）部分分支闭塞时，冠状动脉扩张能力减弱，血流量减少，对心肌供血处于相对固定状态，一般休息状态可以无症状。当心脏负荷突然增加时，如劳累、情绪激动等，使心肌张力增加、心肌收缩力增加、心率增快，都可以引起心肌耗氧量增加，冠状动脉不能相应扩张以满足心肌需血量，引起心绞痛发作。另外如主动脉瓣膜病变、严重贫血、肥厚型心肌病等，由于血液携带氧的能力降低或是肥厚的心肌使心肌耗氧增加，或是心排血量过低/舒张压过低，均可造成心肌氧的供需失衡，心肌缺血、缺氧，引发心绞痛。各种原因引起冠状动脉痉挛，不能满足心肌需血量，亦可引发心绞痛。

稳定型心绞痛常发生于劳累、激动的当时，典型心绞痛在相似的情况下可重复出现，但是同样的诱因情况，可以只是在早晨而不在下午出现心绞痛，提示与早晨交感神经兴奋性增高等昼夜节律变化有关。当发作的规律有变化或诱因强度降低仍诱发心绞痛发作，常提示病人发生不稳定型心绞痛。

（二）临床表现

1.症状

阵发性胸痛或心前区不适是典型心绞痛的特点。

（1）疼痛部位：胸骨体中上段、胸骨后可波及心前区，甚至整个前胸，边界表达不清。可放射至左肩、左臂内侧，甚至可达左手环指和小指，也可向上放射可至颈、咽部和下颊部，也可放射至上腹部甚至下腹部。

（2）疼痛性质：常为压迫感、发闷、紧缩感也可为烧灼感，偶可伴有濒死、恐惧感。病人可因疼痛而被迫停止原来的活动，直至症状缓解。

（3）持续时间：1～5min，一般不超过15min。

（4）缓解方式：休息或含服硝酸甘油后几分钟内缓解。

（5）发作频率：发作频率不固定，可数天或数周发作1次，也可1d内多次发作。

（6）诱发因素：有体力劳动、情绪激动、饱餐、寒冷、吸烟、休克等情况。

2.体征

发作时可有心率增快，暂时血压升高。有时出现第四或第三心音奔马律。也可有心尖部暂时性收缩期杂音，出现交替脉。

（三）实验室检查

1.心电图检查

心电图检查是发现心肌缺血，诊断心绞痛最常用的检查方法。

（1）静息心电图检查：缓解期可无任何表现。心绞痛发作期特征性的心电图可见ST段压低≥0.1mV，T波低平或倒置，ST段改变比T波改变更具有特异性。少部分病人发作时有低平、倒置的T波变为直立，也可以诊断心肌缺血。T波改变对于心肌缺血诊断的特异性不如ST段改变，但发作时的心电图与发作前的心电图进行比较有明显差别，而且发作之后心电图有所恢复，有时具有诊断意义。

部分病人发作时可出现各种心律失常，最常见的是左束支传导阻滞和左前分支传导阻滞。

（2）心电图负荷试验：心电图负荷试验是最常用的运动负荷试验。心绞痛病人在运动中出现典型心绞痛，心电图有ST段水平型或下斜型压低≥0.1mV，持续2min即为运动负荷试验阳性。

2.超声心动图

缓解期可无异常表现，心绞痛发作时可发现节段性室壁运动异常，可有一过性心室收缩、舒张功能障碍的表现。

超声心动图负荷试验是诊断冠心病的方法之一，敏感性和特异性高于心电图负荷试验，可以识别心肌缺血的范围和程度。

3.放射性核素检查

^{201}TI（铊）静息和负荷心肌灌注显像，在静息状态可以见到心肌梗死后瘢痕部位的铊灌注缺损的显像。负荷心肌灌注显像是在运动诱发心肌缺血时，显示出冠状动脉供血不足而导致的灌注缺损。

4.冠状动脉造影

冠状动脉造影目前是诊断冠心病的金标准。可发现冠状动脉系统病变的范围和程度，当管腔直径缩小75%以上时，将严重影响心肌供血。

（四）治疗原则

心绞痛治疗的主要目的，一预防心肌梗死及猝死，改善预后；二是减轻症状，提高生活质量。

1.心绞痛发作期治疗

（1）休息：发作时立刻休息，一般在停止活动后 3～5min 症状即可消失。

（2）应用硝酸酯类药物：硝酸酯类药物是最有效、作用最快终止心绞痛发作的药物，如舌下含化硝酸甘油 0.3～0.6mg，1～2min 开始起效，作用持续 30min 左右，或舌下含化硝酸异山梨醇酯 5～10mg，2～5min 起效，作用持续 2～3h。

2.缓解期治疗

（1）去除诱因：尽量避免已确知的诱发因素，保持体力活动，调整活动量，避免过度劳累；保持平和心态，避免心情紧张、情绪激动；调整饮食结构，严禁烟酒，避免饱餐。

控制血压，将血压控制在 130/80mmHg 以下；改善生活方式，控制体重；积极治疗糖尿病，控制糖化血红蛋白≤7%。

（2）应用硝酸酯制剂：硝酸酯制剂可以扩张容量血管，减少静脉回流，同时对动脉也有轻度扩张，降低心脏后负荷，进而降低心肌耗氧量。硝酸酯制剂可以扩张冠状动脉，增加心肌供血，改善需血氧与供血氧的矛盾，缓解心绞痛症状。

①硝酸甘油：舌下含服，起效快，常用于缓解心绞痛发作。

②硝酸甘油气雾剂：也常可用于缓解心绞痛发作，作用方式如同舌下含片。

③2% 硝酸甘油贴剂：适用于预防心绞痛发作，贴在胸前或上臂，缓慢吸收。

④二硝酸异山梨醇酯：二硝酸异山梨醇酯口服，每次 5～20mg，3/d，服用后 30min 起效，作用维持 3～5h。舌下含服 2～5min 起效，每次可用 5～10mg，维持时间为 2～3h。

硝酸酯制剂不良反应有头晕、头部跳痛感、面红、心悸等，静脉给药还可有血压下降。硝酸酯制剂持续应用可以产生耐药性。

（3）应用 β 受体阻滞药：β 受体阻滞药是冠心病二级预防的首选药，应终身服用。如普萘洛尔、阿替洛尔、美托洛尔等。使用剂量应个体化，在治疗过程中以清醒时静息心率不低于 50/min 为宜。从小剂量开始，逐渐增加剂量，以达到缓解症状，改善预后目的。如果必须停药应逐渐减量，避免突然停药引起症状反跳，甚至诱发急性心肌梗死。对于心动过缓、房室传导阻滞病人不宜使用。慢性阻塞性肺疾病、支气管哮喘、心力衰竭、外周血管病患者均应慎用。

（4）应用钙离子拮抗药：钙离子拮抗药抑制心肌收缩，扩张周围血管，降低动脉压，降低心脏后负荷，减少心肌耗氧量。还可以扩张冠状动脉，缓解冠状动脉痉挛，改善心内膜下心肌的供血。临床常用制剂有硝苯地平、地尔硫卓等。

常见不良反应有胫前水肿、面色潮红、头痛、便秘、嗜睡、心动过缓、房室传导阻滞等。

（5）应用抑制血小板聚集的药物：冠状动脉内血栓形成是急性冠心病事件发生的主要特点，抑制血小板功能对于预防事件、降低心血管死亡具有重要意义。临床常用肠溶阿司匹林 75～150mg/d，主要不良反应是胃肠道症状，严重程度与药物剂量有关，引发消化道出血的年发生率为 1‰～2‰。如有消化道症状及不能耐受、过敏、出血等情况，可应用氯吡格雷和质子泵抑制药如奥美拉唑，替代阿司匹林。

（五）护理措施

1.一般护理

发作时应立即休息，同时舌下含服硝酸甘油。缓解期可适当活动，避免剧烈运动，保持情绪稳定。秋、冬季外出应注意保暖。对吸烟病人应鼓励戒烟,以免加重心肌缺氧。

2.病情观察

了解病人发生心绞痛的诱因,发作时疼痛的部位、性质、持续时间、缓解方式、伴随症状等。发作时应尽可能描记心电图,以明确心肌供血情况。如症状变化应警惕急性心肌梗死的发生。

3.用药护理

应用硝酸甘油时,嘱咐病人舌下含服,或嚼碎后含服,应在舌下保留一些唾液,以利于药物迅速溶解而吸收。含药后应平卧,以防低血压的发生。服用硝酸酯类药物后常有头胀、面红、头晕、心悸等血管扩张的表现,一般持续用药数天后可自行好转。对于心绞痛发作频繁或含服硝酸甘油效果不好的病人,可静脉滴注硝酸甘油,但注意滴速,需监测血压、心率变化,以免造成血压降低。青光眼、低血压者禁忌。

4.饮食护理

给予低热量、低脂肪、低胆固醇、少糖、少盐、适量蛋白质、丰富的维生素饮食,宜少食多餐,不饮浓茶、咖啡,避免辛辣刺激性食物。

5.健康教育

(1)饮食指导:告诉病人宜摄入低热量、低动物脂肪、低胆固醇、少糖、少盐、适量蛋白质食物,饮食中应有适量的纤维素和丰富的维生素,宜少食多餐,不宜过饱,不饮浓茶,咖啡,避免辛辣刺激性食物。肥胖者控制体重。

(2)预防疼痛:寒冷可使冠状动脉收缩,加重心肌缺血,故冬季外出应注意保暖。告诉病人洗澡不要在饱餐或饥饿时进行,洗澡水温不要过冷或过热,时间不宜过长,不要锁门,以防意外。有吸烟习惯的病人应戒烟,因为吸烟产生的一氧化碳影响氧合,加重心肌缺氧,引发心绞痛。

(3)活动与休息:合理安排活动和休息缓解期可适当活动,但应避免剧烈运动(如快速登楼、追赶汽车),保持情绪稳定,避免过劳。

(4)定期复查:定期检查心电图、血脂、血糖情况,积极治疗高血压、控制血糖和血脂。如出现不适疼痛加重,用药效果不好,应到医院就诊。

(5)按医嘱服药:平时要随身携带保健药盒(内有保存在深色瓶中的硝酸甘油等药物)以备急用,并注意定期更换。学会自我监测药物的不良反应,自测脉率、血压,密切观察心率血压变化,如发现心动过缓应到医院调整药物。

二、急性心肌梗死

急性心肌梗死是在冠状动脉硬化的基础上,冠状动脉血供应急剧减少或中断,使相应的心肌发生严重持久的缺血导致心肌坏死。临床表现为持久的胸前区疼痛、发热、血白细胞计数增多、血清心肌坏死标记物增多和心电图进行变化,还可发生心律失常、休克或心力衰竭三大并发症,亦属于急性冠状动脉综合征的严重类型。

(一)病因与发病机制

基本病因是冠状动脉粥样硬化,造成一支或多支血管狭窄,在侧支循环未建立时,使心肌供血不足。也有极少数病人由于冠状动脉栓塞、炎症、畸形、痉挛和冠状动脉口阻塞为基本病因。

在冠状动脉严重狭窄的基础上,一旦心肌需血量猛增或冠状动脉血供锐减,使心肌缺血达20～30min或以上,即可发生急性心肌梗死。

研究证明,多数心肌梗死是由于粥样斑块破溃、出血、管腔内血栓形成,使管腔闭塞。还有部分病人是由于冠状动脉粥样斑块内或其下出血或血管持续痉挛,也可使冠状动脉完全闭塞。

促使粥样斑块破裂、出血、血栓形成的诱因有:①机体交感神经活动增高,应激反应性增强,心肌收缩力加强、心率加快、血压增高;②饱餐,特别在食用大量脂肪后,使血脂升高,血黏稠度增高;③剧烈活动、情绪过分紧张或过分激动、用力排便或血压突然升高,均可使左心室负荷加重;④脱水、出血、手术、休克或严重心律失常,可使心排血量减少,冠状动脉灌注减少。

急性心肌梗死发生并发症,均可使冠状动脉灌注量进一步降低,心肌坏死范围扩大。

(二)临床表现

1.先兆表现

50%以上的病人发病数日或数周前有胸闷、心悸、乏力、恶心、大汗、烦躁、血压波动、心律失常、心绞痛等前驱症状。以新发生的心绞痛,或原有心绞痛发作频繁且程度加重、持续时间长、服用硝酸甘油效果不好为常见。

2.主要症状

(1)疼痛:为最早、最突出的症状,其性质和部位与心绞痛相似,但程度更剧烈,伴有烦躁、大汗、濒死感。一般无明显的诱因,疼痛可持续数小时或数天,经休息和含服硝酸甘油无效。少数病人症状不典型,疼痛可位于上腹部或颈背部,甚至无疼痛表现。

(2)全身症状:一般在发生疼痛24～48h或以后,出现发热、心动过速。一般发热体温在38℃左右,多在1周内恢复正常。可有胃肠道症状如恶心、呕吐、上腹胀痛,重者可有呃逆。

(3)心律失常:有75%～95%的病人发生心律失常,多发生于病后1～2d,前24h内发生率最高,以室性心律失常最多见,如频发室性期前收缩,成对出现或呈短阵室性心动过速,常是出现室颤先兆。室颤是急性心肌梗死早期病人死亡的主要原因。

(4)心源性休克:疼痛时常见血压下降,如疼痛缓解时,收缩压<80mmHg(10.7kPa),同时伴有烦躁不安、面色苍白或发绀、皮肤湿冷、脉搏细速、尿量减少、反应迟钝,则为休克表现,约20%的病人常于心肌梗死后数小时至1周内发生。

(5)心力衰竭:约50%的病人在起病最初几天,疼痛或休克好转后,出现呼吸困难、咳嗽、发绀、烦躁等左侧心力衰竭的表现,重者可发生急性肺水肿,随后可出现颈静脉怒张、肝大、水肿等右侧心力衰竭的表现。右心室心肌梗死病人可发病开始即可出现右侧心力衰竭表现,同时伴有血压下降。

3.体征

多数病人心率增快,但也有少数病人心率变慢,心尖部第一心音减低,出现第三、四心音奔马律。有10%～20%的病人在发病的2～3d,由于反应性纤维性心包炎,可出现心包摩擦音。可有各种心律失常。

除极早期血压可增高外,随之几乎所有病人血压下降,发病前高血压病人血压可降至正常,而且多数病人不再恢复起病前血压水平。

可有与心律失常、休克、心力衰竭相关体征。

4.其他并发症

乳头肌功能不全或断裂、心室壁瘤、栓塞、心脏破裂、心肌梗死后综合征等。

(三)辅助检查

1.心电图改变

(1)特征性改变:①面向坏死区的导联,出现宽而深的异常 Q 波;②在面向坏死区周围损伤区的导联,出现 ST 段抬高呈弓背向上;③在面向损伤区周围心肌缺氧区的导联,出现 T 波倒置;④在背向心肌梗死的导联则出现 R 波增高、ST 段压低、T 波直立并增高。

(2)动态性改变:起病数小时后 ST 段弓背向上抬高,与直立的 T 波连接成单向曲线;2d 内出现病理性 Q 波,R 波减低;数日后 ST 段恢复至基线水平,T 波低平、倒置或双向;数周后 T 波可倒置,病理性 Q 波永久遗留。

2.实验室检查

(1)肌红蛋白:肌红蛋白敏感性高但特异性不高,起病后 2h 内升高,12h 内达到高峰,24～48h 恢复正常。

(2)肌钙蛋白:肌钙蛋白 I 或肌钙蛋白 T 起病后 3～4h 升高。肌钙蛋白 I 11～24h 达到高峰,7～10d 恢复正常。肌钙蛋白 T 24～48h 达到高峰,10～14d 恢复正常。

这些心肌结构蛋白含量增加是诊断心肌梗死的敏感指标。

(3)血清心肌酶:出现肌酸激酶同工酶 CK-MB、磷酸肌酸激酶、门冬氨酸氨基转移酶、乳酸脱氢酶升高,其中磷酸肌酸激酶是出现最早、恢复最早的酶,肌酸激酶同工酶 CK-MB 诊断敏感性和特异性均极高,起病 4h 内增高,16～24h 达到高峰,3～4d 恢复正常。增高程度与梗死的范围呈正相关,其高峰出现时间是否提前有助于判断溶栓治疗是否成功。

(4)血细胞:发病 24～48h 后白细胞升高(10～20)$\times 10^9$/L,中性粒细胞增多,嗜酸性粒细胞减少;红细胞沉降率增快;C 反应蛋白增高。

(四)治疗原则

急性心肌梗死治疗原则是尽快恢复心肌血流灌注,挽救心肌,缩小心肌缺血范围,防止梗死面积扩大,保护和维持心功能,及时处理各种并发症。

1.一般治疗

(1)休息:急性期卧床休息 12h,若无并发症,24h 内应鼓励病人床上活动肢体,第 3 天可床边活动,第 4 天起逐步增加活动量,1 周内可达到每日 3 次步行 100～150m。

(2)监护:急性期进行心电图、血压、呼吸监护,密切观察生命体征变化和心功能变化。

(3)吸氧:急性期持续吸氧 4～6L/min,如发生急性肺水肿,按其处理原则处理。

(4)抗凝治疗:无禁忌证病人嚼服肠溶阿司匹林 150～300mg,连服 3d,以后改为 75～150mg/d,长期服用。

2.解除疼痛

哌替啶 50～100mg 肌内注射或吗啡 5～10mg 皮下注射,必要时 1～2h 可重复使用 1 次,以后每 4～6 小时重复使用,用药期间要注意防止呼吸抑制。疼痛轻的病人可应用可待因或罂粟碱 30~60mg 肌内注射或口服。也可用硝酸甘油静脉滴注,但需注意心率、血压变化,防止心率增快、血压下降。

3.心肌再灌注

心肌再灌注是一种积极治疗措施,应在发病 12h 内,最好在 3~6h 进行,使冠状动脉再通,心肌再灌注,使濒临坏死的心肌得以存活,坏死范围缩小,减轻梗死后心肌重塑,改善预后。

(1)经皮冠状动脉介入治疗(PCI):实施 PCI 首先要有具备实施介入治疗条件,并建立急性心肌梗死急救的绿色通道,病人到院明确诊断之后,即要对病人给予常规治疗,又要做好术前准备的同时将病人送入心导管室。

①直接 PCI 适应证:ST 段抬高和新出现左束支传导阻滞;ST 段抬高性心肌梗死并发休克;非 ST 段抬高性心肌梗死,但梗死的动脉严重狭窄;有溶栓禁忌证,又适宜再灌注治疗的病人。

注意事项:发病 12h 以上病人不宜实施 PCI;对非梗死相关的动脉不宜实施 PCI;心源性休克需先行主动脉球囊反搏术,待血压稳定后方可实施 PCI。

②补救 PCI:对于溶栓治疗后仍有胸痛,抬高的 ST 段降低不明显,应实施补救 PCI。

③溶栓治疗再通后 PCI:溶栓治疗再通后,在 7~10d 行冠状动脉造影,对残留的狭窄血管并适宜的行 PCI,可进行 PCI。

(2)溶栓疗法:对于由于各种原因没有进行介入治疗的病人,在无禁忌证情况下,可尽早行溶栓治疗。

①适应证:溶栓疗法适应证有:2 个以上(包括两个)导联 ST 段抬高或急性心肌梗死伴左束支传导阻滞,发病<12h,年龄<75 岁。ST 段抬高明显心肌梗死病人,>75 岁;ST 段抬高性心肌梗死发病已达 12~24h,但仍有胸痛、广泛 ST 段抬高者。

②禁忌证:溶栓疗法禁忌证有:既往病史中有出血性脑卒中。近 1 年内有过缺血性脑卒中、脑血管病。颅内肿瘤。近 1 个月有过内脏出血或已知出血倾向。正在使用抗凝药。近 1 个月有创伤史、>10min 的心肺复苏;近 3 周来有外科手术史;近 2 周内有在不能压迫部位的大血管穿刺术。未控制高血压>180/110mmHg。未排除主动脉夹层。

③常用溶栓药物。尿激酶(UK)在 30min 内静脉滴注 150 万~200 万 U;链激酶(SK)、重组链激酶(rSK)在 1h 内静脉滴注 150 万 U。应用链激酶须注意有无过敏反应,如寒战、发热等。重组组织型纤溶酶原激活药(rt-PA)在 90min 内静脉给药 100mg,先静脉注射 15mg,继而在 30min 内静脉滴注 50mg,随后 60min 内静脉滴注 35mg。另外,在用 rt-PA 前后均需静脉滴注肝素,应用 rt-PA 前需用肝素 5000U,用rt-PA 后需每小时静脉滴注肝素 700~1000U,持续使用 2d。之后 3~5d,每 12 小时皮下注射肝素 7500U 或使用低分子肝素。

血栓溶解指标:①抬高的 ST 段 2h 内回落 50%。②2h 内胸痛消失;③2h 内出现再灌注性心律失常;④血清 CK-MB 酶峰值提前出现。

4.心律失常处理

室性心律失常常可引起猝死,应立即处理,首选给予利多卡因静脉注射,反复出现可使用胺碘酮治疗,发生室颤时立即实施电复律;对房室传导阻滞,可用阿托品、异丙肾上腺素等药物,严重者需安装人工心脏起搏器。

5.控制休克

补充血容量,应用升压药物及血管扩张药,纠正酸碱平衡紊乱。如处理无效时,应选用在主动脉内球囊反搏术的支持下,积极行经皮冠状动脉成形术或支架置入术。

6.治疗心力衰竭

主要是治疗急性左侧心力衰竭。急性心肌梗死24h内禁止使用洋地黄制剂。

7.二级预防

预防动脉粥样硬化、冠心病的措施属于一级预防,对于已经患有冠心病、心肌梗死病人预防再次梗死,防止发生心血管事件的措施属于二级预防。

二级预防措施有:①应用阿司匹林或氯吡格雷等药物,抗血小板集聚。应用硝酸酯类药物,抗心绞痛治疗;②预防心律失常,减轻心脏负荷。控制血压在140/90mmHg以下,合并糖尿病或慢性肾功能不全应控制在130/80mmHg以下;③戒烟、控制血脂;④控制饮食,治疗糖尿病,糖化血红蛋白应低于7%,体重指数应控制在标准体重之内;⑤对病人及家属要普及冠心病相关知识教育,鼓励病人有计划、适当地运动。

(五)护理措施

1.身心休息

急性期绝对卧床,减少心肌耗氧,避免诱因。保持安静,减少探视避免不良刺激,保证睡眠。陪伴和安慰病人,操作熟练,有条不紊,理解并鼓励病人表达恐惧。

2.改善活动耐力

改善活动耐力,帮助病人制订逐渐活动计划。对于有固定时间和情境出现疼痛的病人,可预防性给药。若病人在活动后出现呼吸加快或困难、脉搏过快或停止后3min未恢复,血压异常、胸痛、眩晕应停止活动,并以此作为限制最大活动量的指标。

3.病情观察

监护5～7d,监测心电图、心率、心律、血压、血流动力学,有并发症应延长监护时间。如心率、心律和血压变化,出现心律失常,特别是室性心律失常和严重的房室传导阻滞、休克的发生,及时报告医师处理。观察尿量、意识改变,以帮助判断休克的情况。

4.吸氧

前3d给予高流量吸氧4～6L/min,而后可间断吸氧。如发生急性肺水肿,按其处理原则护理。

5.镇痛护理

遵医嘱给予哌替啶、吗啡、杜冷丁等镇痛药物,对于烦躁不安的病人可给予地西泮肌内注射。观察疼痛性质及其伴随症状的变化,注意有无呼吸抑制、心率加快等不良反应。

6.防止便秘护理

向病人强调预防便秘的重要性,食用富含纤维食物。注意饮水,1500ml/d。遵医嘱长期服用缓泻药,保证排便通畅。必要时应用润肠药、低压灌肠等。

7.饮食护理

给予低热量、低脂、低胆固醇和高维生素饮食,少量多餐,避免刺激性食品。

8.溶栓治疗护理

溶栓前要建立并保持静脉通道畅通。仔细询问病史,除外溶栓禁忌证;溶栓前需检查血常规、凝血时间、血型,配血备用。

溶栓治疗中观察病人有无寒战、皮疹、发热等过敏反应。应用抗凝药物如阿司匹林、肝素,使用过程中应严密观察有无出血倾向。应用溶栓治疗时应严密监测出凝血时间和纤溶酶原,防止出血,注意观察有无牙龈、皮肤、穿刺点出血,观察尿、粪便的颜色。出现大出血时需立即停止溶栓,输鱼精蛋白、输血。

溶栓治疗后应定时记录心电图、检查心肌酶谱,观察胸痛有无缓解。

9.经皮冠状动脉介入治疗后护理

防止出血与血栓形成,停用肝素4h后,复查全血凝固时间,凝血时间在正常范围之内,拔除动脉鞘管,压迫止血,加压包扎,病人继续卧床24h,术肢制动。同时,严密观察生命体征,有无胸痛。观察足背动脉搏动情况,鞘管留置部位有无出血、血肿。

10.预防并发症

(1)预防心律失常及护理:急性期要持续心电监护,发现频发室性期前收缩,成对的、多源性的、呈 RonT 现象的室性期前收缩或发现房室传导阻滞时,应及时通知医师处理,遵医嘱应用利多卡因等抗心律失常药物,同时要警惕发生室颤、猝死。

电解质紊乱、酸碱失衡也是引起心律失常的重要因素,要监测电解质和酸碱平衡状态,准备好急救药物和急救设备如除颤器、起搏器等。

(2)预防休克及护理:遵医嘱给予扩容、纠酸、血管活性药物,避免脑缺血、保护肾功能,让患者平卧位或头低足高位。

(3)预防心力衰竭及护理:在起病最初几天甚至在心肌梗死演变期内,急性心肌梗死的病人可以发生心力衰竭,多表现左侧心力衰竭。因此要严密观察病人有无咳嗽、咳痰、呼吸困难、尿少等症状,观察肺部有无湿性啰音。避免情绪烦躁、饱餐、用力排便等加重心脏负荷的因素。如发生心力衰竭,即按心力衰竭护理进行护理。

11.健康教育

(1)养成良好生活习惯:调整生活方式,缓解压力,克服不良情绪,避免饱餐、寒冷刺激。洗澡时应注意:不在饱餐和饥饿时洗,水温和体温相当,时间不要过长,卫生间不上锁,必要时有人陪同。

(2)积极治疗危险因素:积极治疗高血压、高血脂、糖尿病、控制体重于正常范围,戒除烟酒。自觉落实二级预防措施。

(3)按时服药:了解所服药物作用、不良反应,随身带药物和保健卡。按时服药、定期复查,终身随诊。

(4)合理饮食:食用低热量、低脂、低胆固醇,总热量不宜过高的饮食,以维持正常体重为度。清淡饮食,少量多餐。避免大量刺激性食品。多食含纤维素和果胶的食物。

第五节 消化性溃疡

消化性溃疡（PU）系指胃、十二指肠黏膜被胃消化液消化而形成的慢性溃疡，以胃及十二指肠球部最为多见，故又分别称为胃溃疡（GU）和十二指肠溃疡（DU）。临床上 DU 较 GU 多见，二者约为 3：1；DU 好发于青壮年，GU 较 DU 约晚发 10 年。本病男性较女性常见，好发于秋冬和冬春之交的寒冷季节。

一、病因

病因尚未完全阐明，一般认为消化性溃疡的形成是由胃和十二指肠黏膜的保护作用与损害黏膜的因素失去平衡所致。在生理情况下，胃黏膜经常接触有强侵蚀力的胃酸以及能水解蛋白质的胃蛋白酶，抵御经常摄入的各种有害物质侵袭，其主要在于胃、十二指肠黏膜有完善的防御和修复机制。目前发现，幽门螺杆菌和非甾体抗炎药是损伤胃、十二指肠黏膜屏障，导致消化性溃疡发生的最常见病因。

1.幽门螺杆菌感染

Hp 感染是消化性溃疡的主要病因。①消化性溃疡中 Hp 的感染率最高，如能排除检测前病人服用过抗生素、铋剂或非甾体抗炎药等因素，DU 病人的 Hp 感染率为 90%～100%，GU 为 80%～90%。②临床上根除 Hp 可促进溃疡愈合和显著降低溃疡病的复发率是最有力的证据。③Hp 感染改变了黏膜侵袭因素与防御因素之间的平衡.Hp 凭借其毒力因子的作用，诱发局部炎症和免疫反应，损害局部黏膜的防御、修复机制；另一方面，Hp 感染可增加促胃液素和胃酸的分泌，增强了侵袭因素。这两方面共同作用造成了胃、十二指肠黏膜损害和溃疡的形成。

2.非甾体抗炎药（NSAID）

长期服用非甾体抗炎药可诱发消化性溃疡，妨碍溃疡愈合，增加溃疡复发率以及出血、穿孔等并发症的发生率。其主要通过抑制前列腺素的合成，削弱前列腺素对胃及十二指肠的保护作用而发生消化性溃疡。

3.胃酸和胃蛋白酶

消化性溃疡的形成最终是由胃酸-胃蛋白酶的消化作用所致。胃蛋白酶的生物活性取决于胃液的 PH。胃蛋白酶能降解蛋白质分子，对黏膜有侵袭作用。在无酸的情况下罕有溃疡的发生。抑制胃酸分泌的药物能促进溃疡愈合，因此胃酸的存在是溃疡发生的决定因素。

4.其他应激和心理因素

如长期处于紧张的工作环境中、情绪剧烈波动、遗传、吸烟等因素可诱发溃疡发生。

二、临床表现

临床表现不一,部分病人可无症状,部分病人以出血、穿孔为首发症状。典型的消化性溃疡具有慢性、周期性和节律性上腹部疼痛。

1.上腹部疼痛

这是突出的症状,多为隐痛、胀痛或烧灼痛。Du 和 Gu 的疼痛特点比较见表 2-5-1。

(1)节律性:疼痛具有节律性,胃溃疡多发生在进食后,即进食—疼痛—缓解;十二指肠溃疡多发生在空腹和夜间,即疼痛—进食—缓解。

(2)周期性发作,多发生于秋冬或冬春之交,发作期和缓解期相互交替。

(3)部分病人可伴有嗳气、反酸、流涎、恶心、呕吐等消化不良的表现,疼痛的节律性消失提示可能发生并发症。

表 2-5-1　胃溃疡和十二指肠溃疡疼痛的特点比较

	胃溃疡	十二指肠溃疡
疼痛时间	进食后 1/2 小时至 1 小时,至下次进餐前缓解	进食后 2～3 小时,至下次进餐后缓解,常有午夜时疼痛
疼痛部位	剑突下正中或偏左	上腹正中或偏右
疼痛性质	隐痛、胀痛、灼痛	饥饿感、胃内烧灼感、灼痛
节律性	进食—疼痛—缓解	疼痛—进食—缓解

2.其他症状

可伴反酸、嗳气、恶心、呕吐等胃肠道症状及失眠、多汗、脉缓等自主神经功能失调的表现。GU 病人若长期畏食可致营养不良、消瘦及贫血,DU 病人则因频繁进食致使体重增加。

3.常见并发症

(1)出血:是溃疡病人最常见的并发症,占本病病人的 10%～15%,易为药物诱发,而且溃疡病与药物相关引起的出血可以作为首发症状,主要表现为呕血或黑便。

(2)穿孔:见于 2%～10% 的病人。当溃疡深达浆膜层可发生穿孔,以急性穿孔最为严重。此时,胃或十二指肠内容物可流入腹腔,引起急性弥漫性腹膜炎,表现为突发上腹剧痛、大汗淋漓、烦躁不安,服用制酸剂不能缓解。

(3)幽门梗阻:十二指肠溃疡和幽门管溃疡者多见。幽门梗阻临床表现为持续性上腹痛,频繁呕吐,呕吐物为大量的呈酸酵味的宿食,呕吐后腹部症状减轻。严重大量呕吐者还可导致脱水、电解质紊乱、营养不良。

(4)癌变:多发生在不到 5% 的胃溃疡病人,十二指肠溃疡者尚无发生癌变的报道。临床上对年龄在 45 岁以上的溃疡病病人,若疼痛节律性改变或消失、进行性消瘦、大便潜血试验持续阳性者,应考虑有癌变的可能。

三、实验室和其他检查

1.纤维胃镜检查

对消化性溃疡有确诊价值。可直接观察溃疡部位、病变大小、性质,并可取活体组织做病理检查。

2.X线胃肠钡餐检查

这是最常用于诊断消化性溃疡的辅助检查方法,直接征象可见龛影。对大多数病人具有确诊价值。

3.粪便隐血试验

大便隐血试验阳性提示溃疡有活动性;持续阳性,提示有癌变可能。

4.幽门螺杆菌检查

^{13}C 和^{14}C 尿素呼气试验是非侵入性检测 Hp 感染的方法,其敏感性和特异性高,可作为根除治疗后复查的首选。

四、诊断要点

根据慢性病程、周期性发作的节律性上腹疼痛,进食或抗酸药可缓解上腹痛,并结合胃镜检查,可以确诊。X线钡餐检查后可发现龛影。

五、治疗要点

治疗的目的在于消除病因,控制症状,促进溃疡愈合,预防复发和避免并发症。

1.根除 Hp 的治疗

根除 Hp 的三联治疗方案。

2.抑制胃酸分泌药物

目前临床上常用的抑制胃酸分泌的药物有组胺 H_2 受体拮抗剂(H_2RA)和 PPI。H_2RA 主要通过竞争性结合 H_2 受体,使壁细胞分泌胃酸减少,可抑制基础和刺激的胃酸分泌;以前一作用为佳,后一作用不如 PPI。常用药物有西咪替丁、雷尼替丁、法莫替丁等。PPI 作用于壁细胞 H^+-K^+-ATP 酶,使其不可逆地失去活性,导致壁细胞内的 H^+ 不能转移至胃腔中而抑制胃酸分泌,常用的药物有奥美拉唑、兰索拉唑、潘托拉唑、拉贝拉唑等。

3.保护胃黏膜药物

主要有 3 种,即硫糖铝、枸橼酸铋钾和前列腺素类保护药物米索前列醇。硫糖铝和枸橼酸铋钾能黏附覆盖在溃疡面上形成保护膜,还可促进前列腺素 E 合成和刺激表皮生长因子分泌,使上皮重建和增加黏液/碳酸氢盐分泌。

4.手术治疗

少数有并发症的需要手术治疗,如大量出血内科治疗无效者;急性穿孔、瘢痕性幽门梗阻、胃溃疡癌变以及内科治疗无效的顽固性溃疡患者,亦需手术治疗。

六、常用护理诊断/问题

1.疼痛

与胃肠黏膜炎症、溃疡及其并发症,或手术创伤有关。

2.营养失调,低于机体需要量

与溃疡疼痛导致摄食量减少、消化吸收障碍有关。

3.潜在并发症

上消化道出血、幽门梗阻、急性穿孔。

七、护理措施

1.休息

溃疡病急性发作合并出血、疼痛剧烈者应卧床休息。避免过度劳累和精神紧张,戒烟限酒。

2.饮食

选择营养丰富、易消化、低脂、适量蛋白质和面食为主及刺激性小的食物,定时定量进餐,使胃酸分泌有规律,少量多餐(4～5次/日),减少胃酸的分泌;细嚼慢咽,减少机械性刺激,增加唾液分泌,可稀释、中和胃酸。蛋白质类食物具有中和胃酸的作用,可适量摄取脱脂牛奶,宜安排在两餐之间饮用。少量出血或大出血停止后24小时,可进少量温凉流质饮食。

3.用药护理

(1)抑制胃酸分泌药物

①H_2受体拮抗剂(H_2RA):H_2受体拮抗剂能阻止组胺与H_2受体结合,使壁细胞胃酸分泌减少,促进溃疡的愈合。常用的药物有西咪替丁、雷尼替丁、法莫替丁等。服药时间宜在餐中、餐后或夜间睡前。如需同时服用抗酸药,两药应间隔1小时以上。药物可通过肾脏、母乳排泄。注意肾功能,哺乳期间禁用。西咪替丁对雄激素具有亲和力,使男性乳房发育、阳痿及性功能紊乱。长期服用有乏力、腹泻、粒细胞减少、皮疹等不良反应。静脉给药应注意控制速度,速度过快可引起低血压和心律失常。

②质子泵阻滞剂(PPI):奥美拉唑(洛赛克)可引起头晕,应嘱病人在服药期间避免开车和从事需要注意力高度集中的工作。

(2)保护胃黏膜药:主要有3种,即硫糖铝、枸橼酸铋钾和前列素类药物如米索前列醇。硫糖铝:宜在进餐前1小时服药,主要不良反应为便秘。枸橼酸铋钾:为避免铋在体内积蓄,不宜长期服用。米索前列醇:主要不良反应为腹泻,可引起子宫收缩,孕妇忌用。

(3)抗生素:对有幽门螺杆菌感染的病人可应用克拉霉素、阿莫西林、甲硝唑等抗生素。

目前,临床上常用三联疗法治疗幽门螺杆菌感染,即3种抗生素中选用两种、PPI或胶体铋剂中选择一种。

(4)碱性抗酸药:氢氧化铝凝胶应在餐后1小时和睡前服用,片剂应嚼服,乳剂服时应摇匀。副作用:阻碍磷的吸收,引起磷缺乏症,重者可引起骨质疏松;长期服用可引起便秘、代谢性碱中毒与钠潴留。为防止便秘,可与氢氧化镁交替服用。注意事项如下:不宜与酸性饮料和食物同服;避免与奶制品同服,因两者相互作用可形成结合物;在密闭凉处保存,但不得冷冻。

4.并发症护理

(1)出血:发现病人上消化道大量出血时,应立即通知医生,积极配合抢救;当出血不止时应考虑手术治疗,做好术前准备。

(2)幽门梗阻:观察病人呕吐量、性质、气味,准确记录出入液量,并注意监测电解质、酸碱变化。持续胃肠减压以排空胃内潴留物,使胃恢复张力及正常大小。每晚用温盐水洗胃,解除痉挛,消除胃壁水肿及炎症。改善营养,纠正低蛋白血症,静脉补液,每日 2000～3000ml,加强支持疗法,保证机体能量供给。对瘢痕性幽门梗阻的病人,应立即采取手术治疗。

八、健康指导

1.生活指导

生活有规律,避免精神过度紧张,保持良好的心态,长时间脑力劳动后要适当活动。

2.用药指导

嘱病人慎用或勿用致溃疡的药物,如阿司匹林、咖啡因、糖皮质激素、利血平等,按医嘱正确服药,学会观察药效和不良反应,不擅自停药和减量,防止溃疡复发。

3.疾病知识指导

向病人及家属讲解引起溃疡病的主要病因以及加重和诱发溃疡病的有关因素,嘱病人定期复查,并指导病人了解消化性溃疡及其并发症的相关知识和识别方法,嘱其若上腹疼痛节律发生改变并加剧,或者出现呕血、黑便时,应立即就医。

第六节　胃　癌

胃癌系源于上皮的恶性肿瘤,即胃腺癌。它是我国最常见的恶性肿瘤之一,居消化道肿瘤死亡原因的首位。胃癌是全球性疾病,在不同人种中,不同地区间和同一地区不同时期发病率都有较大差异。男性居多,男女之比约为 2:1。发病以中老年居多,55～70 岁为高发年龄段。

一、病因与发病机制

胃癌的确切病因尚未阐明,但已认识到多种因素影响了胃黏膜上皮细胞的增殖与凋亡之间的动态平衡,即癌基因被激活,抑癌基因被抑制。

1.环境和饮食因素

某些环境因素,如火山岩地带、高泥炭土壤、水土含硝酸盐过多、微量元素比例失调或化学污染可直接或间接经饮食途径参与胃癌的发生。流行病学研究提示,多吃新鲜水果和蔬菜、乳品、蛋白质,可降低胃癌的发生。经常食用霉变食品、咸菜、腌制烟熏食品,以及过多摄入食盐,可增加发生胃癌的危险性。

2.幽门螺杆菌感染

胃癌可能是 Hp 长期感染与其他因素共同作用的结果,Hp 导致的慢性炎症有可能成为一种内源性致突变原;Hp 的某些代谢产物可能促进上皮细胞变异;Hp 还原亚硝酸盐,而 N-亚硝基化合物是公认的致癌物。

3.遗传因素

胃癌有明显的家族聚集倾向,家族发病率高于人群 2～3 倍。浸润型胃癌有更高的家族发病倾向,这提示致癌物质对有遗传易感者更易致癌。

4.癌前状态

分为癌前疾病和癌前病变,前者是指与胃癌相关的胃良性疾病,如慢性萎缩性胃炎、胃息肉、胃溃疡、残胃炎等有发生胃癌的危险性;后者是指较易转变为癌组织的病理学变化,如肠型化生、异型增生。

二、临床表现

根据胃癌的进程可分为早期胃癌和进展期胃癌。早期胃癌是指病灶局限且深度不超过黏膜下层的胃癌而不论有无局部淋巴结转移。进展期胃癌深度超过黏膜下层,已侵入肌层者称中期,侵及浆膜或浆膜外者称晚期胃癌。

1.早期胃癌

早期胃癌多无症状,或者仅有一些非特异性消化道症状,无明显体征。因此,仅凭临床表现,诊断早期胃癌十分困难。

2.进展期胃癌

随着病情的进展可出现由于胃癌引起的症状和体征。

(1)上腹痛:最早出现。腹痛可急可缓,开始仅为上腹饱胀不适,餐后更甚,继之有隐痛不适,偶呈节律性溃疡样疼痛,但这种疼痛不能被进食或服用制酸剂缓解。在上腹部可扪及肿块,有压痛,肿块多位于上腹偏右相当于胃窦处。

(2)食欲减退:此症状多伴随上腹痛症状发生,常很明显,表现为纳差、厌食、体重进行性减轻。胃壁受累时,患者常有早饱感及软弱无力。

(3)其他:贲门癌累及食管下段时可出现吞咽困难,溃疡型胃癌出血时可引起呕血或黑便,胃窦癌可引起幽门梗阻。胃癌转移至肝脏可引起肝区疼痛、黄疸和腹水;转移至肺及胸膜可发生咳嗽、胸痛、呼吸困难等或出现胸腔积液;肿瘤透入胰腺时可出现背部放射性疼痛。某些胃癌患者可以出现副癌综合征,包括反复发作的表浅性血栓静脉炎(trousseau 征)及黑棘皮症,皮肤褶皱处有过度色素沉着,尤其是双腋下;皮肌炎、膜性肾病、累及感觉和运动通路的神经肌肉病变等。胃癌的转移有 4 条途径,通常以淋巴转移和直接蔓延为主,在晚期也可经血行转移。此外,癌细胞可以直接种植于腹腔内。淋巴结转移是胃癌扩散的重要途径,而且发生较早,胃的淋巴系统与左锁骨上淋巴结相连接,转移到该处时特称 Virchow 淋巴结。

3.并发症

胃癌可出现大出血、贲门或幽门梗阻以及胃穿孔等主要并发症。

三、辅助检查

1.内镜检查

内镜检查结合黏膜活检,是目前最可靠的诊断手段。对早期胃癌,内镜检查更是最佳的诊断方法。

2.X 线钡餐检查

特别是气,钡双重对比造影技术对胃癌的诊断仍然有较大的价值。

3.血常规检查

缺铁性贫血较常见,系长期失血所致。

4.粪便隐血试验

常呈持续阳性,有辅助诊断意义。

5.肿瘤血清学检查

如血清癌胚抗原(CEA)可能出现异常,对诊断胃癌的意义不大,也不作为常规检查。但这些指标对于监测胃癌术后情况有一定价值。

四、诊断要点

胃癌的诊断主要依据内镜检查加活检以及 X 线钡餐。早期诊断是根治胃癌的前提。对下列情况应及早和定期内镜检查:①40 岁以上,特别是男性,近期出现消化不良、呕血或黑便者;②慢性萎缩性胃炎伴胃酸缺乏,有肠化或不典型增生者;③良性溃疡但胃酸缺乏者;④胃溃疡经正规治疗 2 个月无效,X 线钡餐提示溃疡增大者;⑤X 线发现大于 2cm 的胃息肉者,应进一步做内镜检查;⑥胃切除术后 10 年以上者。

五、治疗要点

1.手术治疗

外科手术切除加区域淋巴结清扫是目前治疗胃癌的唯一有可能根治的手段。手术效果取决于胃癌的分期、浸润的深度和扩散范围。早期胃癌首选手术,对那些无法通过手术治愈的患者,部分切除仍然是缓解症状最有效的手段。

2.内镜下治疗

早期胃癌可在内镜下行电凝切除或剥离切除术(EMR 或 EPMR)。如癌变累及到根部或表浅型癌肿侵袭到黏膜下层,需追加手术治疗。

3.化学治疗

化学治疗是胃癌综合性治疗的重要组成部分,主要作为手术的辅助治疗及晚期、复发患者的姑息治疗。化疗药物有氟尿嘧啶及氟尿嘧啶衍生物、丝裂霉素 C、阿霉素、顺铂、阿糖胞苷、依托泊苷、卡培他滨、奥沙利铂、伊立替康等。目前多采用联合化疗,联合化疗方案种类繁多,一般以氟尿嘧啶和丝裂霉素 C 为基本药,可以采取口服或静脉途径给药。

4.疼痛治疗

疼痛治疗的目的是不仅缓解疼痛,还要预防疼痛的发生(即持续地控制疼痛)。治疗疼痛有药物治疗和非药物治疗两大类。

5.其他治疗方法

体外实验提示,生长抑素类似物及 COX-2 抑制剂能抑制胃癌生长,但对人类治疗尚需进一步临床研究。支持、免疫治疗能够增强患者体质,提高免疫力。

六、护理要点

1.一般护理

早期胃癌经过治疗后可从事轻体力工作,但应避免劳累。中、晚期患者则多卧床静养,避免体力消耗。保持环境安静、舒适,减少不良刺激。长期卧床的患者,应鼓励其进行深呼吸和有效咳嗽,定时更换体位,以防止肺炎及肺不张。鼓励患者多进食,给予适合患者口味的高热量、高蛋白易消化饮食,可少量多餐。对有吞咽困难者及不能进食的中晚期患者,遵医嘱给予胃肠外营养,以维持机体营养平衡。

2.病情观察

胃癌疼痛时,应密切观察疼痛的部位、性质、程度,有无伴随恶心、呕吐、消化道出血,有无进行性加重的吞咽困难及幽门梗阻等表现。如有突发腹部剧痛及腹膜刺激征,应怀疑急性穿孔,须及时通知医生并协助做好相关检查或术前准备。

3.用药护理

近年来,新一代的化疗药物被用于胃癌患者,提高了胃癌的治疗水平。这些化疗药物除了具有细胞毒性药物的一般副作用(静脉炎、胃肠反应、骨髓抑制、脱发等)外,也具有各自特殊的毒性反应,护士应做好相应的护理,使药物的毒性副作用降至最低。

(1)神经毒性:奥沙利铂骨髓抑制轻微,不产生心脏毒性,没有肾损害及听力损害,但周围神经损害是奥沙利铂最常见的副作用。神经毒性以急性、短暂的症状较为常见,并可能出现可逆的累积性的感觉神经异常,主要表现为四肢麻木、刺痛感,有时可以出现口腔周围、上消化道及上呼吸道的痉挛及感觉障碍。冷刺激可激发或加重急性感觉障碍及感觉异常。护理:

①奥沙利铂必须用 5% 葡萄糖注射液溶解、稀释,禁用生理盐水、碱性制剂等一起使用,也不能用含铝的静脉注射器具,以免产生难溶物质及铂被铝氧化置换而增加其毒性。

②化疗前必须向患者详细告知奥沙利铂的神经毒性,以利于患者观察发现,及时告知医务人员。

③从用药之日起至用药周期结束,每天评估患者口周、肢端感觉及其他外周神经反应的程度及持续时间,做好记录,并及时反馈给医生。

④指导患者化疗期间不能接触冷刺激,应使用温水洗脸、漱口及避免进食冷饮等,天气寒冷时在注射肢体远端置热水袋,热水袋温度低于 50℃,并加棉被,穿贴身松软保暖衣服,戴手套等。

⑤遵医嘱配合应用神经营养剂,如 Vit B$_1$、Vit B$_6$ 或复合维生素 B 等。

⑥滴注奥沙利铂出现外渗禁止冷敷,以免诱发或加重毒副反应,可选用 5％ GS 20ml＋地塞米松5mg＋2％普鲁卡因 2ml 局部封闭,疗效较好。

(2)腹泻:胃癌患者接受 FOFIRI(伊立替康联合氟尿嘧啶)、XELIRI(伊立替康联合卡培他滨)方案治疗容易出现腹泻。腹泻分为急性腹泻和迟发性腹泻,多在化疗第一周期出现。护理:

①注药前嘱患者禁食 2h,遵医嘱给予预防性药物,如阿托品等。

②一旦出现稀便即遵医嘱给予苯丁哌胺(易蒙停)抗腹泻治疗。

③指导患者进食少渣、无刺激性饮食,鼓励多饮水,每日 3000ml 以上。

(3)口腔黏膜炎:胃癌患者使用氟尿嘧啶时口腔黏膜损害发生率较高,护理如下:

①指导患者进食高蛋白、高热量、细软、温度适宜,不含辛辣刺激性的食物,戒烟酒。

②餐前、餐后及睡前及时漱口,清除食物残渣,宜用软毛牙刷及无刺激性牙膏刷牙,禁用牙签剔牙。

③出现口腔黏膜炎时及时用生理盐水 250ml＋庆大霉素 8 万 U 与碳酸氢钠交替漱口;疼痛者可用庆大霉素与 VitB$_{12}$＋0.5％普鲁卡因交替漱口;在溃疡面上涂以 0.5％金霉素甘油或锡类散等促进溃疡愈合。

(4)手足综合征:手足综合征(HFS)也叫肢端红斑,目前已被证明是卡培他滨的剂量限制性毒性所致,有较高的发病率。按照美国国立癌症研究所(NCI)的分级标准分为 3 度,Ⅰ度:轻微的皮肤改变或皮炎(如红斑、脱屑)或感觉异常(如麻木感、针刺感、烧灼感),但不影响日常活动;Ⅱ度:皮肤改变伴疼痛,轻度影响日常活动,皮肤表面完整;Ⅲ度:溃疡性皮炎或皮肤改变伴剧烈疼痛,严重影响日常生活,明显组织破坏(如脱屑、水疱、出血、水肿)。护理:

①做好关于化疗药物的健康宣教,促使患者自觉监测 HFS 症状和体征,减少 HFS 发生率和程度。

②告知患者用药期间避免日光照射,洗浴时水温不可过高。穿宽松的衣服和舒适、透气的鞋袜,以避免对皮肤产生不必要的压迫;坐或躺在松软的表面上且尽可能抬高腿部促进血液回流,减轻水肿。

③遵医嘱进行预防性治疗,口服大剂量 VitB$_6$ 预防治疗能减少 HFS 的发生。对于出现 HFS 的患者,给予大剂量 VitB$_6$ 治疗的同时保持患者皮肤湿润,可控制患者局部症状的加重。

4.对症护理

(1)吞咽困难:贲门癌患者出现吞咽困难时应评估患者进食梗阻的程度,是否仅在进食干燥食物时有哽噎感,还是逐步加重,甚至发展到进半流食、饮水都有困难。指导患者饮食以温热食物为宜,避免进食冷食及辛辣刺激性食物,以免引起食道痉挛,发生恶心呕吐,疼痛等。当患者出现哽噎感时,不要强行吞咽,否则会刺激局部癌组织出血、扩散、转移和疼痛。在哽噎严重时应进流食或半流食,对于完全不能进食的贲门癌患者,应采取静脉输注高营养物质以维持机体代谢需要。

(2)幽门梗阻:禁食,进行胃肠减压,遵医嘱静脉补充液体和营养物质。

5.心理护理

护士应及时了解患者及家属的心理状态,并给予心理上的安慰和支持。适时提供疾病治疗及检查的信息,及时解答患者及家属所提出的疑问。帮助患者面对现实,调整情绪,以积极的态度应对疾病。对采取了保护性隐瞒病情措施的患者,应与医生沟通,统一内容回答病人的疑问。对晚期患者要充满爱心,给予人文关怀,使患者能较安详、无憾有尊严地离开人世。

6.健康教育

(1)宣传与胃癌发生的相关因素,指导群众注意饮食卫生,避免或减少摄入可能的致癌物质,如熏烤、腌制和霉变食物。提倡多食富含维生素 C 的新鲜蔬菜、瓜果。

(2)防治与胃癌有关的疾病,如慢性萎缩性胃炎、胃息肉、胃溃疡等,定期随访并做内镜检查,以便及时发现癌变。

(3)重视可疑征象,对下列情况应深入检查并定期复查:原因不明的上腹部不适、隐痛、食欲不振及进行性消瘦,特别是中年以上者;原因不明的呕血、黑便或大便潜血阳性者;原有长期胃病史,近期症状加重者;中年既往无胃病史,短期出现胃部症状者;多年前因胃良性疾病做胃大部切除手术,近年又出现消化道症状者。

第七节　原发性肝癌

原发性肝癌为原发于肝脏的恶性上皮细胞肿瘤,主要包括肝细胞癌(HCC)、肝内胆管癌以及肝细胞和肝内胆管混合癌,在我国 90% 以上为 HCC,其他两型各占不到 5%。原发性肝癌是死亡率很高的常见癌症,可发生于任何年龄段,以 40~49 岁为最多见,男性多于女性,男女之比为 2:1~5:1。

一、病因与发病机制

1.病因

HCC 是原发性肝癌的主要组成部分,其病因尚未完全清晰,可能与多种因素的综合作用有关。

(1)病毒性肝炎:原发性肝癌患者中约有 1/3 有慢性肝炎史,主要为乙型和丙型肝炎。乙型肝炎病毒(HBV)和丙型肝炎病毒(HCV)是造成肝硬化和 HCC 的最重要的病因。在我国以 HBV 感染为主,西方则以 HCV 感染为主。HCV 与 HBV 合并感染者,肝癌相对危险性呈叠加作用。HBV 感染与肝内胆管癌关系不大。

(2)黄曲霉毒素:世界卫生组织国际癌症研究所(ISRC)认为黄曲霉毒素 B1(AFB1)是人类致癌剂。AFB1 主要存在于霉变的玉米或花生,其摄入量与肝癌死亡率成正比。

(3)饮水污染:我国肝癌高发的农村地区与饮水污染有密切关系。污染严重的塘水或宅沟水中含水藻毒素,如微囊藻毒素,是一种强的促癌因素;AFB1 与微囊藻毒素联合作用为肝癌的重要病因之一。但饮水污染可能还包括诸多其他致癌、促发物质。

（4）烟酒：吸烟、饮酒与 HBsAg 阴性肝癌有关，且有协同作用。

（5）其他因素：肝癌的发生还与遗传、口服避孕药、有机氯类农药、亚硝胺类、糖尿病及华支睾吸虫感染等有关。

2.发病机制

肝癌的发病机制尚不明确。正常肝细胞在各种致癌因素的长期作用下，加上遗传易感性，可导致肝细胞遗传特异性的改变，这种改变的积累导致癌前病变，并发展为早期癌，进一步发展为侵袭性癌。

二、病理

1.分型

原发性肝癌按大体形态分为块状型（包括单块状、融合块状、多块状）、结节型（包括单结节、融合结节、多结节）、弥漫型和小癌型。根据癌肿生长方式可分为：膨胀型、浸润型、混合型、弥漫型、特殊型。

2.转移

包括血行转移、淋巴转移、种植转移三种，其中以血型转移多见，如侵犯肝内门静脉导致肝内播散，肝内血行转移发生最早、也最常见；侵犯肝静脉可播散至肺及全身，其次为骨、肾上腺、主动脉旁淋巴结等。淋巴转移最早见于肝门淋巴结。肝癌结节破裂可出现腹膜种植。

三、临床表现

1.症状

原发性肝癌患者起病较隐匿，早期多无任何临床症状和体征，通常 5cm 以下的小肝癌无症状，为亚临床肝癌，一般通过体检发现。一旦出现症状而就诊者病程多已进入中晚期，患者主要表现有：

（1）肝区疼痛：多呈持续性胀痛或钝痛。当肝表面的癌节结破裂时，可突然出现剧痛和急腹症的表现，如出血量大，还会引起晕厥或休克。

（2）全身症状：进行性消瘦，乏力，营养不良等，重者出现恶病质。发热，一般为低热，偶达39℃以上，呈持续性或午后低热或弛张型高热。

（3）胃肠道症状：可有食欲减退、恶心、呕吐及腹泻等。

（4）转移灶症状：胸腔转移时可出现咳嗽、咯血、气短，颅内转移可有头痛、呕吐和神经定位体征等。

2.体征

（1）肝肿大：呈进行性发展，质地坚硬，表面可扪及大小不等的结节或巨块，常有压痛。

（2）黄疸：为晚期表现，多因肿瘤压迫肝胆管、肝功能损害或胆管癌栓引起。

（3）肝硬化征象：脾肿大、腹水、静脉侧支循环建立、肝掌、蜘蛛痣等。

3.并发症

(1)肝性脑病:为肝癌终末期的严重并发症,占死亡原因的 34.9%,消化道出血、大量利尿或高蛋白饮食等是常见的诱因。

(2)消化道出血:占死亡原因的 15.1%,合并肝硬化或门静脉、肝静脉癌栓者,可因门静脉高压而引起食管、胃底静脉曲张破裂,发生呕血和/(或)黑便。晚期还可因胃肠道黏膜糜烂、凝血功能障碍而导致广泛出血。

(3)肝癌结节破裂出血:发生率 9%～14%。肝癌组织坏死、液化可致自发破裂或因外力而破裂。若局限于肝包膜下,可有急骤疼痛;若破入腹腔可引起急性腹痛及腹膜刺激征。严重者可致出血性休克或死亡。

(4)继发感染:因癌肿长期消耗、机体抵抗力下降,尤其是放射治疗、化学治疗导致白细胞减少,患者易并发肺炎、肠道感染、自发性腹膜炎、真菌感染等。

四、辅助检查

1.肿瘤标志物的检测

肿瘤标志物是癌细胞产生释放的某种物质,常以抗原、酶、激素、代谢产物的形式存在于肿瘤细胞内或患者体液中,根据其生化或免疫特性可以识别或诊断肿瘤。

(1)甲胎蛋白(AFP):是肝癌特异性最强的标志物,通常正常值 $20\mu g/L$,我国肝癌患者 60%～70%高于正常值。AFP 仅次于病理学诊断,是早期诊断的重要方法之一,也是反映病情变化和治疗效果的敏感指标,并有助于检出临床期复发与转移。

(2)异常凝血酶原(APT):肝癌的另一个特征性标志物,以≥$250\mu g/L$ 为诊断标准。采用改良酶免疫法测定,肝癌患者检测阳性率达 81%,<2cm 肝癌患者阳性率为 62%。

(3)γ-谷氨酰转肽酶同工酶Ⅱ(γGT-Ⅱ):在原发性和转移性肝癌的阳性率可提高到 90%,特异性达 97%,在小肝癌中阳性率为 79%。

(4)血清岩藻糖苷酶(AFU):诊断原发性肝癌阳性率为 70%～80%,但肝硬化、慢性肝炎的假阳性较高。

2.其他实验室检查

(1)肝功能:包括胆红素、白/球蛋白、丙氨酸氨基转移酶(ALT);γ-谷氨酰转肽酶同工酶(γGT)、凝血酶原时间等。

(2)病毒标志物与免疫学检查。

3.超声显像

超声显像是肝癌最常用的非侵入性影像学检查方法,可明确肝癌的位置、数目、卫星结节、肝内血管癌栓、与肝内血管关系以及肝硬化情况,并可用于引导穿刺活检或瘤内无水乙醇注射。彩色多普勒超声和超声造影有助于了解血供情况。

4.CT

CT 是目前常规性检查手段,有助于提供较全面的信息,如肿瘤大小、部位、数目、瘤内出血与坏死。

5.MRI

包括：①平扫：SET_1、T_2和质子加权图等常规序列。②增强扫描：常规增强扫描为SET_1加权图＋Gd-DTPA增强；动态增强扫描为梯度回波快速序列扫描＋Gd-DTPA增强。后者效果更好。

6.其他

如超声显像引导下的肝穿活检可获得病理诊断。

五、诊断要点

肝癌的早期诊断主要依赖于 AFP 和超声显像的检查，特别是对肝癌高危人群的定期筛查。临床诊断应根据临床症状、体征，包括肝癌的临床表现与肝外转移灶并排除转移性肝癌；结合 AFP、APT 等肿瘤标志物的检测结果及影像学资料等进行诊断，病理活检结果有助于明确诊断。

六、治疗要点

早期肝癌应尽量采取手术切除，对不能切除的大肝癌，应采用多模式的综合治疗。

1.手术治疗

原发性肝癌目前最好的根治方法是手术治疗，诊断明确者应争取尽早手术。手术指征：①诊断明确或高度怀疑肝癌，而无远处转移者。②肝功能代偿，无肝炎明显活动征象，无明显黄疸和腹水者。③肝癌结节破裂而肿瘤有可能切除者。④无严重心、肺、肾和血液系统疾病，非年老体弱患者。若剖腹探查肿瘤已不适宜于切除，术中选择肝动脉插管进行局部化学药物灌注或肝血管阻断术，也可以将二者结合，治疗效果优于全身治疗。有条件可以进行肝移植。

2.局部治疗

（1）经导管动脉内化疗栓塞（TACE）：是通过碘化油栓塞供应肿瘤的动脉，并作化疗的局部灌注，适用于肝功能尚可而非晚期、不能切除的肝癌，尤其是多结节者。可明显提高患者的3年生存率。TACE 存在的问题主要是残癌，且 TACE 可促进残癌与血管内皮增殖，激活HBV 病毒复制，合并常规化疗还可能损肝。

（2）经皮瘤内无水乙醇注射（PEI）：是通过无水乙醇使肿瘤凝固性坏死的治疗方法，适用于不能切除的较小肝癌。

（3）频射（RF）：为经超声导引的一种局部热疗，适用于不能切除的较小肝癌。

（4）放射疗法：近年来放疗由于精确定位，尤其是三维适形放疗，可达到更集中对肿瘤的杀伤，对肝癌的治疗已由姑息走向治愈。但放疗同样存在诱导血管内皮生长因子（VEGF）、增强残癌侵袭性的问题。

不同局部治疗方法合并应用的效果优于单一应用，如 RF＋PEI，TACE＋放疗等。

3.全身化疗

常用的全身化疗剂为 5-氟尿嘧啶（5-FU）及其衍生物（氟苷、喃氟啶、氟铁龙、希罗达）、顺铂(DDP)、丝裂霉素、阿霉素类等药物。适用于有远处转移的肝癌且患者一般情况好、使部分不能切除肝癌转变为可切除肝癌。一般采用这些药物组成联合化疗方案。

4.生物及免疫治疗

生物分子靶向治疗是针对表皮生长因子受体(EGFR)等靶点,对不能切除肝癌的治疗方式,如针对血管内皮生长因子受体以及 Raf 激酶的多靶点药物索拉菲尼。免疫治疗一般在肝癌切除术后应用,可降低术后的复发率,一般多与其他有效的抗肿瘤方法合用,如用干扰素、肿瘤坏死因子(TNF)、白细胞介素 2(IL-2)进行治疗。

5.中医治疗

配合手术、化疗和放疗使用,以改善症状,调动机体免疫功能,减少不良反应,从而提高疗效。

6.并发症的治疗

并发症的治疗如上消化道出血、肝性脑病、感染等,参阅有关章节。

七、护理要点

1.病情观察

(1)注意观察疼痛发作的时间,疼痛的部位、性质、程度,疼痛伴随的症状,如有无恶心、呕吐等,若患者突发剧烈腹痛,应考虑癌结节破裂出血,应立即报告医生进行紧急处理。

(2)观察患者的意识状态、体温、脉搏、呼吸、血压,询问有无发热,咽痛、咳嗽、腹泻、排尿异常等不适。

(3)观察患者有无呕血、黑便和出血倾向,若患者出现呕血、黑便,则按肝硬化出血和消化性溃疡出血处理和护理。

2.一般护理

(1)患者注意休息,适当活动,避免疲劳,做好防寒保暖,以免复感外邪。保持环境安静、整洁,化疗患者病室每日定时紫外线消毒。

(2)做好患者皮肤、口腔护理,注意会阴部及肛门部的清洁,减少感染机会;出现呼吸道、肠道、泌尿道等部位感染时应遵医嘱及时用药控制;各项医疗护理操作严格按无菌原则进行操作,防止交叉感染。

3.饮食护理

保证足够营养物质摄入,增强机体抵抗力,禁食霉变食物,戒烟戒酒,减少对肝脏的损害。有恶心、呕吐时,服用止吐剂后少量进食,少量多餐,尽量增加摄入量。如有肝性脑病倾向,应减少蛋白质摄入。进食少者遵医嘱静脉补充营养物质。

4.对症护理

(1)疼痛:①对急性疼痛的患者,迅速找出疼痛原因,若为癌结节破裂出血,应在通知医生的同时立即建立静脉通路,遵医嘱予以补液、输血、止痛、止血等治疗;做好患者的情绪安抚护理,减轻其紧张恐惧。②对慢性疼痛的患者根据医嘱采取镇痛措施。

(2)腹水。

（3）TACE护理：①术前护理：给患者解释有关治疗的必要性、方法、步骤及效果，减轻患者对治疗的疑虑，配合手术治疗；做好各项术前常规检查和碘过敏试验、普鲁卡因试验；术前6h禁食禁水，术前30min遵医嘱应用镇静剂。②术中护理：准备好各种抢救用品和药物，稳定患者情绪。注射造影剂时，密切观察患者有无心慌、胸闷、恶心、皮疹等过敏症状，监测血压的变化；有恶心、呕吐患者，应头偏向一侧，口边垫污物盘，指导患者做深呼吸，并遵医嘱应用止吐药物。③术后护理：由于肝动脉供血量突然减少，患者可产生栓塞后综合征，出现发热、腹痛、恶心、呕吐、肝功能异常、血清白蛋白降低等改变。应做好相应护理：a.穿刺部位压迫止血15min再加压包扎，沙袋压迫6h，保持穿刺侧肢体伸直24h，并观察穿刺部位有无血肿及渗血；b.密切观察患者病情变化，注意局部有无出血，观察体温变化，高热患者应及时采取降温措施，避免机体消耗量增加；c.术后禁食2～3天后予以流质饮食，注意少量多餐，以减少恶心、呕吐，同时避免因食物的消化吸收过程消耗门静脉含氧量；d.鼓励患者深呼吸，指导有效排痰，预防肺部感染，必要时吸氧，以提高血氧分压，利于肝细胞的代谢；e.栓塞术1周后，因肝缺血，影响肝糖原储存和蛋白质的合成，应根据医嘱静脉输入白蛋白，适量补充葡萄糖溶液。

5.用药护理

遵医嘱应用抗肿瘤的化学药物，注意观察药物的疗效、副作用等，如胃肠道反应、骨髓抑制等；鼓励患者保持积极的态度，配合并坚持完成化疗。对有恶心呕吐的患者遵医嘱应用甲氧氯普胺等止吐药。

6.心理护理

（1）关心、体贴患者，多与患者交谈，了解其心理动态和生活需求，尽可能提供帮助；并提供合适的环境，便于患者说出内心感受，耐心倾听并表示理解和同情。

（2）尊重患者，适当给予患者自主权，对所进行的检查、治疗和护理说明目的、要求和可能出现的副作用，并取得患者配合；鼓励患者，让患者参与治疗和护理，发挥其主观能动性和增强与疾病做斗争的信心。

（3）对情绪低落、消极的患者，应避免各种医源性不良刺激；鼓励家庭成员多陪伴患者，减轻患者的恐惧感并稳定患者的情绪。对已了解自己病情且较乐观的患者，应教给有关的治疗知识，使患者处于最佳的心理状态，增强机体的免疫力。

7.健康教育

（1）积极宣传和普及肝癌的预防知识，定期对肝癌高发区人群进行普查，以预防肝癌发生和早期诊治肝癌。如注意饮食和饮水卫生，做好粮食保管，防霉去毒，保护水源，防止污染。应用乙型和丙型病毒性肝炎疫苗，预防病毒性肝炎和肝硬化。

（2）向患者和家属介绍肝癌的有关知识和并发症的识别，以便随时发现病情变化，及时就诊。定期复查，动态观察病情变化。

（3）建立积极的生活方式，有条件者多参加社会性抗癌组织活动，增强精神支持力量，以提高机体抗肿瘤功能。

（4）坚持有规律的生活，避免劳累，以减少肝糖原的分解，保护残存的肝细胞功能，并减少乳酸和血氨的产生。按医嘱服药，忌服对肝脏有损害的药物。

第三章　外科疾病护理

第一节　开放性颅脑损伤

一、概述

开放性颅脑损伤是指颅骨和硬脑膜破损,脑组织直接或间接地与外界相通。多因锐器、钝器打击和坠伤与跌伤所造成。开放性颅脑损伤按受伤原因可分为如下几种。

1.钝器伤

致伤物为棍棒、砖、锤、斧背等。该类损伤所造成的头皮挫裂伤创缘不整,颅骨呈粉碎性骨折伴凹陷,硬脑膜常被骨折片刺破,脑组织挫裂伤面积较大,可伴有颅内血肿及一定程度的脑对冲伤,常有异物、毛发、泥沙等污染创面,感染发生率高。

2.锐器伤

致伤物有刀、斧、匕首等。该类损伤所致的头皮损伤创缘整齐,颅骨呈槽形裂开或陷入,硬脑膜及脑组织也有裂伤及出血,对冲性脑损伤少见。通常锐器伤污染较轻,颅内异物亦少见,感染发生率较低。

3.坠伤、跌伤

由于快速运动的头颅撞击在有棱角或突起的固定物上所致。常引起头皮裂伤,伴局限性或广泛性颅骨骨折及脑挫裂伤,对冲性脑损伤较多见,颅内出血及感染的机会也较多。

二、临床表现

1.头部伤口

观察伤口大小、形状、有无活动性出血、有无异物及碎骨片、脑组织或脑脊液流出。

2.意识障碍

广泛性脑损伤,脑干或下丘脑损伤,合并颅内血肿或脑水肿引起颅内高压者,可出现不同程度的意识障碍。

3.局灶性症状

依脑损伤部位不同,可出现偏瘫,失语、癫痫、同向偏盲、感觉障碍等。

4.颅内高压症状

出现头痛、呕吐、进行性意识障碍,甚至发生脑疝。

5.全身症状

早期可出现休克及生命体征改变。此外,开放性颅脑损伤可有低热,而伤口或颅内感染可引起高热、脑膜刺激征阳性。

6.脑损害症状

开放性颅脑损伤患者常有不同程度的意识障碍。脑重要功能区损害时可出现局灶症状;脑干或下丘脑等重要结构受损时临床表现危重,预后不良。开放性颅脑损伤癫痫发生率较闭合性脑损伤高。

7.辅助检查

(1)X线平片:了解颅骨骨折范围、凹陷深度、颅内异物、骨碎片分布以及气颅等情况。

(2)CT检查:明确脑损伤的部位和范围,了解有无继发颅内血肿,并能对异物或骨片的位置、分布做出精确的定位。对后期的脑积水、脑脓肿、脑穿通畸形及癫痫病灶均有重要诊断价值。

(3)其他检查:如腰椎穿刺,目的在于了解颅内有无感染;脑血管造影,目的在于了解有无外伤性动脉瘤及动静脉瘘的形成。

三、治疗原则

1.及时清创处理,预防感染

应尽早清除挫碎组织、异物、血肿,修复硬脑膜及头皮创口,变有污染的开放性伤道为清洁的闭合性伤道,为脑损伤的修复创造有利条件。

2.清创手术

尽可能在伤后 6～8h 行清创。目前应用抗生素的条件下,早期清创缝合时间最晚可延长至48h。清创完毕后应缝好硬脑膜与头皮。伤道与脑室相通时,应清除脑室内积血,留置脑室引流管。如果脑组织膨胀,术后颅内压仍高,可以不缝硬脑膜,并视情况做外减压(颞肌下减压或去骨瓣减压术)。

3.特殊伤的处理

钢钎、钉、锥等刺入颅内形成较窄的伤道,不要贸然将其拔除,以免引起颅内大出血或附加损伤引起不良后果。了解伤道以及致伤物大小、形状、方向、深度、是否带有钩刺,以及伤及的范围。根据检查所获取的资料,分析可能出现的情况,研究取出致伤物方法,做好充分准备后再行手术。

四、护理评估

了解与现患疾病相关的外伤史、受伤时间、致伤物及出血情况;观察意识、瞳孔、生命体征、肢体障碍、语言等神经系统功能,是否有休克表现;观察伤口的形状、深浅、出血量、是否与颅腔相通。

五、护理要点及措施

1.术前护理

(1)观察创面情况,记录出血量对创面和伤口的异物不可贸然取出,以防造成出血和脑损伤。患者有脑膨出时,可用敷料绕其周围,上面用无菌油纱覆盖,或用无菌碗罩于膨出的脑组织,再加包扎,保护脑组织,以免污染和损伤。

(2)饮食视病情而定,神志清醒的患者,应鼓励其食用高蛋白、高热量、多维生素等易消化食物,以满足机体的生理需要,增强抗病能力,促进创伤的修复。病情严重需手术治疗的患者应禁食水。

(3)开放性颅脑损伤要及时注射破伤风抗毒素,为预防二重感染,周围环境要保持清洁,适当限制探视,室内定期空气消毒。

(4)严密观察患者的意识、瞳孔生命体征及神经功能损害程度,特别在伤后 24～48h,每小时观察测量 1 次并记录。对出现休克、颅内血肿、脑疝等前期症状,应立即通知医师,并协助抢救。

(5)合并颅底骨折和颌面创伤时,要及时清除口腔和呼吸道分泌物及血凝块,以防引起窒息和吸入性肺炎。患者伤后昏迷、呼吸不畅,分泌物较多致呼吸困难者,需及时吸痰或及早行气管切开,以保持呼吸道通畅。

(6)做好术前准备工作。

2.术后护理

(1)按神经外科术后护理常规及全身麻醉术后护理。

(2)意识、瞳孔、生命体征的观察。患者术毕 15～30min 应测量血压、脉搏、呼吸各 1 次,同时注意观察意识、瞳孔及肢体活动的变化。

(3)保持呼吸道通畅。在麻醉清醒前患者易发生舌后坠、喉痉挛、呼吸道分泌物多,咳嗽、吞咽反射减弱等,因此术后要保持呼吸道通畅,及时清除呼吸道分泌物,注意有无呼吸困难、烦躁不安等呼吸道梗阻症状。

(4)伤口的观察。严密观察伤口渗血、渗液情况,并严密观察伤口周围组织有无肿胀、“波动”感。保持切口敷料的清洁、干燥;注意体温变化,若体温持续升高,应及时做腰穿及脑脊液常规、生化、细菌培养等;同时术前术后严格遵医嘱使用抗生素。

(5)保持头部引流管的固定可靠,防止脱落及扭曲,发现引流管不畅及时报告医师,引流袋每日更换 1 次,认真观察并记录引流液的色及量,若引流量及色异常及时报告医师。

（6）对躁动患者仔细分析引起躁动的原因，特别要考虑颅内再出血、脑水肿等颅内因素，应及时通知医生，复查 CT 确诊，对躁动患者加强护理，防止坠床，但不宜加强约束，否则患者会因反抗外力消耗能量而衰竭。

（7）并发症护理

①防治应激性溃疡引起的上消化道出血。要密切观察患者的生命体征，鼻饲患者要及时抽吸胃液，动态观察有无应激性溃疡的发生。如有上消化道出血，要通知医生，遵医嘱给予 H 受体拮抗药，暂禁食，给予持续胃肠减压、冰盐水洗胃或胃内注入去甲肾上腺素 2mg 加生理盐水 50ml，避免生、冷、硬食物。

②预防肺部感染。定时给患者翻身、叩背、吸痰。

③防治肾衰竭及尿路感染。严格记录液体出入量，观察尿液色、量、比重，防止血容量不足导致急性肾衰竭。留置导尿管患者每日膀胱冲洗，3d 更换 1 次性尿袋，防止尿路感染。

④防止压疮的发生。每 2 小时翻身 1 次，在搬动患者时注意身体各部分的位置，避免拉、扯、拽患者。

⑤预防下肢深静脉血栓的形成。每天有计划地为患者做被动肢体活动和肢体按摩。给患者静脉输液时尽量选择上肢静脉。

⑥术后肢体偏瘫或活动障碍者，要保持肢体处于功能位，急性期过后要尽早给患者进行瘫痪肢体的功能训练，促进肢体的功能恢复，防止足下垂，肢体僵硬及失用性萎缩。

3.心理护理

开放性颅脑损伤的患者，由于躯体上突然遭到极大的创伤，不少患者可留有某些神经或精神障碍方面后遗症，如失语、肢体瘫痪、智能降低，或表现头晕、记忆力减退、心悸等功能性表现。为促进患者的康复，要关心患者的痛苦，耐心解释伤情。家庭、社会各方面人员都要注意避免夸大伤情，以防造成患者恐慌心理。及时掌握患者的心理活动，有效地给患者心理上的支持，并向其介绍疾病的治疗效果和治疗方法，使患者能够正确地接受现实，与医护人员合作，树立战胜疾病的信心。嘱家属全力配合，共同协助患者康复。

六、健康教育

（1）颅脑损伤者，易出现焦虑不安，对生活失去乐趣的病态心理。针对患者的心理特点，针对性地进行疏导、启发、解释和鼓励。帮他们排除病态心理、稳定情绪、提高信心，主动配合康复治疗。并鼓励他们主动参与社交活动和建立良好的人际关系。

（2）帮助肢体瘫痪患者拟定功能锻炼计划，嘱患者及家属定期回院复查，评估康复效果。

（3）应告知家属营养支持的重要性，指导摄入高热量、高蛋白、高维生素等富有营养的食物，预防感冒，保持个人卫生。

（4）癫痫患者应告知不宜单独外出、登高、游泳、驾驶车辆，严格按时服药。

（5）颅骨缺损患者注意保护骨窗，外出戴防护帽，术后 6 个月可行颅骨修补术。

（6）告知患者及家属出院后 3～6 个月进行复查，有任何不适症状及时就诊。

第二节　高血压脑出血

一、概述

脑出血性疾病是指引起脑实质内或脑室内自发性出血的疾病，通常又称脑出血或出血性脑卒中。高血压脑出血的发病原因是脑内小动脉在长期高血压刺激下，发生慢性病变的基础上出现破裂所致。这些小动脉一般是颅内大动脉直接发出的直径 $100\sim200\mu m$ 的穿通血管，包括豆纹动脉、丘脑穿通动脉及基底动脉的脑干穿通支等。微小动脉的慢性病变包括脑内小动脉硬化、脑血管透明脂肪样变性及粟粒状微动脉瘤形成等。此外，脑出血可能和脑梗死合并发作，二者可能互为因果。高血压可以引起脑血管痉挛、脑动脉栓塞导致脑梗死，而脑梗死后可继发梗死灶内的脑血管发生管壁坏死发生脑出血。

二、临床表现

1.一般临床特点

突然发作剧烈头痛、呕吐、意识障碍和精神功能缺失。少部分以癫痫发作或大小便失禁为首发症状。常有对侧偏瘫和偏身感觉障碍，优势半球出血者可有失语。如病程进展快，发生脑疝，会出现肌张力增高，病理征阳性等相应表现。眼底可能有视网膜出血或视盘水肿，瞳孔可不等大，双侧瞳孔缩小或散大。呼吸深大，节律不规则，脉搏徐缓有力，血压升高，体温升高。部分患者可发生急性消化道出血，呕吐咖啡色胃内容物。

2.按不同的出血部位，脑出血还可能有不同的临床特点

(1)基底节出血：脑出血最常见的部位。除头痛呕吐、意识障碍等一般症状外，因为内囊受压或被破坏而表现出"三偏"征象，即对侧偏瘫、偏身感觉障碍和同向偏盲。此外，还可能有双眼向病灶侧凝视。

(2)丘脑出血：当血肿较小且局限在丘脑本身时，可出现嗜睡及表情淡漠，对侧偏身感觉障碍；如累及脑干背侧可出现双眼向上凝视、瞳孔大小不等；下丘脑出血会出现高热、昏迷、脉搏加快、血压升高及内环境紊乱等反应。

(3)脑干出血：脑桥是脑干出血的常见部位。表现为起病急骤，突发剧烈头痛呕吐，可立即出现意识障碍，甚至迅速陷于深昏迷；针尖样瞳孔常是脑桥出血的特征性改变，尚有四肢瘫、面瘫及双侧锥体束征阳性；脑桥出血还常有中枢性高热和呼吸节律紊乱，预后较差。

(4)小脑出血：表现为突发剧烈呕吐、枕部头痛、眩晕及因共济失调而摔倒。查体可能有颈项强直、眼球震颤及构音不清。如出血量较大时可致颅内压迅速升高，甚至发生急性枕骨大孔疝，出现生命体征紊乱，严重者可迅速死亡。

(5)脑叶出血：头痛呕吐、颈项强直。额叶出血，可出现高级活动障碍、精神异常、抽搐发

作、对侧偏瘫，优势半球出血有失语；颞叶出血，可出现部分性偏盲、癫痫发作，以及感觉性失语；顶叶出血，出现偏身感觉障碍、失语、失用；枕叶出血，出现对侧视野同向偏盲。

（6）脑室出血：临床表现为脑膜刺激症状和脑积液循环阻塞引发的颅内高压症状，以及出血部位脑组织损伤或受压引起的神经功能障碍。

3.辅助检查

（1）实验室检查：血、尿、脑脊液成分异常。血白细胞计数增高、尿蛋白质增高、血尿素氮增高及电解质紊乱。脑脊液常为血性。

（2）影像学检查：脑CT是快速诊断脑出血最有效的检查手段，除了可以显示血肿本身的大小、形态、出血部位和范围，还可以了解周围脑组织受压的情况、脑水肿的严重程度，以及是否合并脑积水等。

三、治疗原则

对于脑出血患者，视出血程度和患者的全身情况，可分别采取内科治疗和外科手术治疗。

1.内科治疗

主要以控制血压、降颅压、止血及对症处理为主。

2.外科治疗

确定手术应对患者的全身情况、年龄、意识状态、血肿量、出血部位，以及是否合并脑积水等进行综合评估后决定。手术指征明确应尽早手术。

四、护理评估

了解与现患疾病相关的病史和药物使用史，如高血压病史、脑血管病史等；了解患者是否以急性意识丧失、失语、肢体瘫痪为首发症状；了解发病时间及患者的意识、瞳孔、生命体征、神经系统功能。

五、护理要点及措施

1.术前护理

（1）按神经外科疾病术前护理常规。

（2）严密观察患者的意识、瞳孔生命体征及神经功能损害程度，遵医嘱给予脱水药、降压药，限制探视人员，保持病房安静及患者的情绪稳定。

（3）有癫痫病史者按癫痫护理常规，同时床旁备好地西泮等急救药品，并做好安全防护措施，以防止自伤、坠床等意外的发生。

（4）肢体偏瘫的患者应尽量避免患侧卧位，患肢摆放功能位，颅内压增高患者呕吐时给予侧卧位或平卧位头偏向一侧，以免引起误吸或窒息。

（5）做好术前准备，如剃头，配血，采血进行血型，凝血检查，准备好吸痰，气管插管，气管切开及各种抢救药,以备急用,严格控制血压,防止再出血。

2.术后护理

(1)按神经外科术后护理常规及全身麻醉术后护理常规。

(2)严密观察患者意识、瞳孔,生命体征变化及肢体活动情况。

(3)保持呼吸道通畅。及时清除呼吸道分泌物并保持通畅,注意有无呼吸困难、烦躁不安等呼吸道梗阻症状,气管切开或气管插管患者应定时雾化吸入、吸痰,防止管道阻塞及意外脱管。

(4)维持颅内压相对稳定。患者绝对卧床休息,单纯的颅内血肿(血肿腔)引流时,术后患者采取头低脚高位;血肿破入脑室,要将床头抬高 15°～30°,有利于静脉回流,减轻脑水肿。严格遵医嘱使用降压药及脱水药,使血压平稳下降,同时要限制液体的摄入量,避免引起颅内压增高。

(5)防止颅内感染及穿刺点的感染。术后观察切口的渗血、渗液情况,保持切口敷料的清洁、干燥;注意体温变化,若体温持续升高,应及时做腰穿及脑脊液常规、生化、细菌培养等;严格无菌操作。

3.心理护理

评估患者的心理状态,了解有无不良情绪,对于失语、肢体偏瘫等功能障碍的患者,应加强沟通、安慰患者、指导功能锻炼,使其保持情绪稳定,增强战胜疾病的信心。

六、健康教育

(1)向患者家属宣教一些本病的常识,使其了解治疗的过程,从而取得家属配合,教会患者及家属识别早期出血征象及应急措施。

(2)教会患者及家属血压自我监测方法,减少再出血诱发因素,保持情绪稳定、避免过于激动导致血压增高诱发脑出血。

(3)告知家属要合理饮食,少食胆固醇高的食物,多吃蔬菜、水果及富含粗纤维易消化的食物,保持良好的心态,合理安排生活,戒烟戒酒。

(4)在医师指导下服用抗高血压药物,不可随便改药或换药。

(5)出院后定期门诊随访,监测血压、血脂等,适当体育活动,如散步、太极拳等。

第三节　甲状腺肿瘤

一、病因与发病机制

甲状腺肿瘤分良性和恶性两类。良性肿瘤最常见的是甲状腺腺瘤,病理形态学表现上分为滤泡状和乳头状囊性腺瘤两种,腺瘤周围有完整的包膜,多见于 40 岁以下的妇女。恶性肿瘤最常见的是甲状腺癌,约占全身恶性肿瘤1%,按病理类型可分为以下几种。

1.乳头状腺癌

约占成年人甲状腺癌的60%和儿童甲状腺癌的全部,多见于年轻人,常为女性,恶性程度低,生长较缓慢,较早便出现颈部淋巴结转移,但预后较好。

2.滤泡状腺癌

多见于中年人,中度恶性,发展较迅速,主要经血液循环转移至肺、肝和骨及中枢神经系统,预后不如乳头状癌。

3.未分化癌

多见于老年人,高度恶性,发展迅速,早期即可发生颈部淋巴结转移,并经血液转移至肺、骨等处。

4.髓样癌

较少见,恶性程度中等,可兼有颈淋巴结侵犯和血行转移,预后不如乳头状腺癌,但较未分化癌好。

在儿童时期出现的甲状腺结节50%为恶性,发生于男性,特别是年轻男性的单个结节,应警惕恶性的可能。判断甲状腺肿瘤是良性还是恶性,关系到治疗方案及手术方式的选择。

二、临床表现

1.甲状腺腺瘤

大部分患者无任何不适症状,无意中或体检时发现颈部肿块。多为单发,呈圆形或椭圆形局限在一侧腺体内,位置常靠近甲状腺峡部,质地较软但较周围甲状腺组织硬,表面光滑,边界清楚,无压痛,能随吞咽上下移动。若乳头状囊性腺瘤因囊壁血管破裂而发生囊内出血,此时肿瘤体积可在短期内迅速增大,局部出现胀痛。

2.甲状腺癌

发病初期多无明显症状,在甲状腺组织内出现单个、固定、质硬而凹凸不平的肿块。肿块逐渐增大,吞咽时肿块上下移动速减低。晚期常压迫喉返神经、气管、食管,出现声嘶、呼吸,困难或吞咽困难。如压迫颈交感神节,可产生Horner综合征,颈丛浅支受侵时可有耳、枕、肩等处疼痛。局部转移常在颈部出现硬而固定的淋巴结,远处转移多见于扁骨(颅骨、胸骨、盆骨等)和肺。

有些人的甲状腺肿块并不明显,而以颈、肺、骨骼的转移癌为突出症状。髓样癌由于肿瘤本身可产生激素样活性物质如5-羟色胺和降钙素,患者可出现腹泻、心悸、颜面潮红和血钙降低等症状。还可伴有其他内分泌腺体的增生。

3.辅助检查

(1)颈部B超:用来测定甲状腺肿物的大小及其与周围组织的关系。

(2)放射性核素扫描:多为"冷或凉"结节。

(3)CT/MRI检查:能更清楚地定位病变范围及淋巴结转移灶。

(4)穿刺细胞学检查:用以明确甲状腺肿块的性质。

三、治疗原则

甲状腺多发结节一般多属良性病变,但多发结节可有继发功能亢进或癌变,故仍以手术治疗为妥。甲状腺单发结节,尤硬而有弹性者,B超为囊性的,可用甲状腺素治疗,如肿块消失不须行手术。对发展快,质地硬的实质性肿块,特别伴有颈部淋巴结肿大的,或在小儿,青少年及男性患者的单发结节,恶性可能性极大须即时手术治疗。

四、护理评估

评估患者性别、年龄、甲状腺肿物增长速度。评估患者有无压迫症状:呼吸困难、吞咽困难、声音嘶哑、面部淤血、青紫、水肿,浅表静脉怒张等。

五、护理要点及措施

1.术前护理要点

(1)按普通外科疾病术前一般护理常规。

(2)全面评估患者身体情况:包括健康史及其相关因素、身体状况、生命体征,以及神志、精神状态、行动能力等。

(3)皮肤的准备:男性患者刮胡子,女性患者发髻低需要理发。

(4)胃肠道的准备:术前1d晚22:00禁食水。

(5)体位训练:术前指导患者进行头颈过伸位的训练。

(6)心理护理:通过交流和沟通,了解患者及其家属情绪和心理变化,采取诱导方法逐渐使其接受并正视现实;医护人员应热情、耐心、服务周到,对患者给予同情、理解、关心、帮助,告诉患者不良的心理状态会降低机体的抵抗力,不利于疾病的康复。解除患者的紧张情绪,更好地配合治疗和护理。

(7)术前常规在床旁准备气管切开包和抢救药品。

2.术后护理要点

(1)按普通外科术后一般护理常规。

(2)观察生命体征变化:术后密切观察患者血压、脉搏、氧饱和度等变化,注意观察患者的主诉,及时发现可能发生的内出血。

(3)体位:患者术后清醒返回病房后,给予去枕平卧位,头偏向一侧;麻醉完全清醒后若病情允许,可取半卧位,减轻术后颈部切口张力,以利呼吸和引流。为防止术后伤口出血,避免剧烈咳嗽。术后6h内持续低流量吸氧。

(4)甲状腺引流管的护理:术后患者留置甲状腺切口引流管,活动、翻身时要避免引流管打折、受压、扭曲、脱出等。保持引流通畅,定时挤压引流管,避免因引流不畅而造成皮下血肿,甲状腺切口引流管引流的血性液应每日更换引流袋以防感染。

(5)引流液的观察：术后引流液的观察是重点，每日记录和观察引流液的颜色、性质和量，如在短时间内引流出大量血性液体，应警惕发生继发性大出血的可能，同时密切观察血压和脉搏的变化，发现异常及时报告医师给予处理。

(6)手术伤口护理：密切观察伤口有无渗血，一旦发现，应观察出血量、速度、血压、脉搏，如有呼吸困难等征象，应及时报告医师进行处理。除药物止血外，必要时准备手术止血。

(7)并发症的观察和护理

①出血：多发生在术后48h内。表现：颈部迅速肿大、呼吸困难、烦躁不安、窒息。伤口渗血或出血的护理如下。

a.预防术后出血：适当加压包扎伤口敷料。予半坐卧位，减轻术后颈部切口张力。避免大声说话、剧烈咳嗽，以免伤口裂开出血。术后6h内进食温凉流质、半流质饮食，避免进过热饮食，减少伤口部位充血。

b.观察伤口：观察伤口渗血情况及颈后有无渗血；患者呼吸情况，有无呼吸困难；观察患者颈部情况，有无颈部肿大。如发生出血应立即剪开缝线，消除积血，必要时送手术室止血。

c.观察伤口引流液颜色、性质、量，并准确记录。如有异常及时通知医师。

②呼吸困难和窒息：表现为颈部压迫感、紧缩感或梗阻感，还可表现为进行性呼吸困难、呼吸费力、烦躁、发绀及气管内痰鸣音。护理如下。

a.观察病情：术后24～48h，严密观察病情变化，每2h测量血压、脉搏、呼吸1次，观察伤口敷料及引流管引流液的情况，尤应注意颈部敷料有无渗血。

b.预防术后出血：适当加压包扎伤口敷料。予半坐卧位，减轻术后颈部切口张力。避免大声说话、剧烈咳嗽，以免伤口裂开出血。术后6h内进食温凉流质、半流质饮食，避免进过热饮食，减少伤口部位充血。

c.保持呼吸道通畅：术前指导患者有效咳嗽排痰的方法，术后督促、强化并示范，即先深吸一口气，然后用手按压伤口处，快速用力将痰咳出，但避免剧烈咳嗽，以免伤口裂开。痰液黏稠不易排出时，给予雾化吸入，每天2～3次，并协助患者翻身拍背，促进痰液排出。

d.及时处理：发现患者有颈部紧缩感和压迫感、呼吸费力、烦躁不安、心动加速、发绀时，应立即检查伤口。如果是出血引起，立即就地松开敷料，剪开缝线，敞开切口，迅速除去血肿；如血肿清除后患者呼吸仍无改善，则应立即施行气管切开，并予吸氧；待患者情况好转后，再送手术室进一步检查止血和其他处理。

e.手术后如近期出现呼吸困难，宜先试行插管，插管失败后再做气管切开。

③喉返神经损伤：可分暂时性(2/3以上的患者是暂时性损伤)和持久性损伤两种。一侧喉返神经损伤，多引起声音嘶哑，可由健侧声带代偿性地向患侧过度内收而恢复发音；两侧喉返神经损伤可导致两侧声带麻痹，引起失声、呼吸困难，甚至窒息，多需立即做气管切开。评估患者有无声音嘶哑、失声；如果症状出现，注意给予安慰和解释，减轻其恐惧和焦虑，使其积极配合治疗。同时应用促进神经功能恢复的药物，结合理疗、针灸，促进声带功能的恢复(暂时性损伤可在术后几周内恢复功能)。注意声带的休息，避免不必要的谈话。在后期要多与患者交流，并要求患者尽量用简短的语言回答或点头，亦可使用写字板，鼓励患者自己说出来，提高其自信心，促进声带功能的恢复。

④喉上神经损伤:喉上神经外支损伤可引起环甲肌瘫痪,使声带松弛,患者发音产生变化,常感到发音弱、音调低、无力、缺乏共振,最大音量降低。喉上神经内支损伤,可使咽喉黏膜的感觉丧失,易引起误咽,尤其是喝水时呛咳。要指导患者进食,或进半固体饮食,一般理疗后可恢复。

⑤手足抽搐:手术时甲状旁腺被误切、挫伤或其血液供应受累,都可引起甲状旁腺功能低下。随着血钙浓度下降,神经肌肉的应激性显著提高,引起手足抽搐。症状多在术后 1~2d 出现。多数患者症状轻且短暂,仅有面部、唇或手足部的针刺、麻木或强直感;经 2~3 周后,未受损伤的甲状旁腺增生、代偿,症状消失。严重者可出现面肌和手足有疼痛感觉的持续性痉挛,每天发作多次,每次持续 10~20min 或更长,甚至可发生喉和膈肌痉挛,引起窒息死亡。预防的关键在于切除甲状腺时,注意保留位于腺体背面的甲状旁腺。饮食适当限制肉类、乳品和蛋类等食品,因其含磷较高,影响钙的吸收。指导患者口服葡萄糖酸钙或乳酸钙 2~4g,每日 3 次,症状较重或长期不能恢复者,可加服维生素 D_3,以促进钙在肠道内的吸收。最有效的治疗是口服双氢速甾醇油剂,有提高血钙含量的特殊作用。抽搐发作时,遵医嘱立即静脉注射 10%葡萄糖酸钙或氯化钙 10~20ml。

六、健康教育

(1)甲状腺全部切除的患者需终身服用甲状腺素制剂以满足机体对甲状腺素的需要。常用甲状腺制剂有甲状腺素片、左甲状腺素钠片等。要使患者了解不正确的用药可导致严重心血管并发症。嘱患者:①每天按时服药;②出现心慌、多汗、急躁或畏寒、乏力、精神委靡不振、嗜睡、食欲缺乏等甲状腺激素过多或过少表现时应及时报告医师或护士,以便调整剂量;③不随意自行停药或变更剂量;④随年龄变化药物剂量有可能需要变更,故最好至少每年到医院复查 1 次。

(2)告诉患者有些甲状腺癌恶性程度不大,例如发病占甲状腺癌 60%左右的乳头状腺癌,手术治疗预后良好。滤泡状腺癌占 20%,预后也不错。局限于甲状腺的癌症手术切除通常可以治愈。在积极治疗的同时,良好的心理、躯体和社会适应状态是战胜癌症的主要力量。

第四节　乳　腺　癌

乳腺癌是女性最常见的恶性肿瘤之一,其发病率逐年上升。在我国许多大城市,乳腺癌的发病率已上升为女性恶性肿瘤的第一位或第二位,死亡率占第四位或第五位,成为妇女健康的最大威胁。其中以更年期和绝经后的妇女尤为多见,男性少见。乳腺癌与其他恶性肿瘤相比具有生长缓慢,生长曲线尾端较长的两大生物学特点。乳腺癌可直接浸润向外累及皮肤,向内侵犯胸肌,胸壁组织。转移途径多经淋巴到腋下,胸骨旁,锁骨上、下淋巴结,各期乳腺癌均可发生血行转移,转移常见部位是肺、骨、肝。

七、病因与发病机制

乳腺癌的病因目前尚不清楚,乳腺癌多发生于 40～60 岁,绝经期前后的妇女,有报道指出,雌激素与乳腺癌的发生密切相关,雌酮 E_1 和雌二醇与乳腺癌的发生直接相关。乳腺癌发生的易感因素如下。

(1)乳腺癌家族史:乳腺疾病具有较明显的家族遗传性,母系近亲如母亲、外祖母及姐妹中有乳腺癌患者,母女关系高 10 倍,姐妹高 2～3 倍。

(2)内分泌因素:雌激素水平较高者。月经初潮早于 12 岁。绝经期迟于 50 岁,40 岁以上未孕或初次足月产迟于 35 岁。

(3)部分乳房良性疾病。

(4)高脂饮食。

(5)环境因素和生活方式。

八、临床表现

1.乳房肿块

是乳腺癌最常见的首发症状,占 80% 以上,乳房外上象限是乳腺癌的好发部位,占 36%,其次为内上、内下及外下象限。直径小于 1cm 的小乳腺癌,质地较硬或韧,边界清楚,活动度良好,很少与皮肤粘连,不易被发现和重视。肿块进一步增大时,表面不光滑,质硬,与周围组织粘连,活动度差,增长速度较快,晚期可破溃。

2.乳房外形改变

随着癌肿瘤体积增大,肿瘤侵及周围组织可引起乳房外形改变。表现为两侧乳房外形不对称,病灶局部凸起,患侧乳头抬高或凹陷,皮肤出现橘皮样改变。乳房皮肤发生凹陷称为"酒窝征"。晚期肿块固定,外突明显,出现多发结节围绕原发灶,肿瘤破溃呈菜花状,分泌物恶臭。特殊类型的炎性乳腺癌,表现为乳房明显增大,伴随急性炎症改变,晚期出现乳房内肿块,预后较差。乳头派杰氏病又称乳头湿疹性癌,在乳头和乳晕区呈现湿疹样变化。病变继续发展,可扪及肿块,其预后较好。

3.乳头溢液

其液体以血性分泌物多见。此外出现乳头回缩,乳头瘙痒,脱屑,糜烂,溃疡,结痂等症状。

4.心理状态

患者无意中发现乳房内肿块来就诊,一旦怀疑乳腺癌常表现为焦虑,惶恐。

5.辅助检查

(1)乳腺钼靶 X 线摄影:钼靶 X 线摄影显示乳房软组织结构,乳腺癌呈现密度增高阴影,边缘呈针状、蟹状改变,局部皮肤增厚。硒静电 X 线摄影也称干板摄影,方法简便,经济,显像效果好可用于乳腺癌的普查。

(2)超声扫描:高频超声显示癌肿边缘不光滑,凹凸不平,无明显包膜,其组织或皮肤呈蟹足样浸润,内部多呈低回声区改变,腋下可探及肿大淋巴结。

(3)MRI扫描:有助于确定肿瘤的大小。

(4)细胞学穿刺检查:一般采用6～8号细针头,穿入肿块后抽吸出细胞涂片观察,该方法阳性率高,诊断迅速。但对于肿瘤较小、位置较深的患者容易漏诊。

(5)活体组织切取检查:是确定乳腺良性和恶性肿瘤的最佳方法。常对于位置深并且患者乳房肥大时或局限性腺体增厚时采取此种检查。操作多在手术室进行,同时做好进行根治的准备。先在局部麻醉下将肿瘤及部分周围乳腺组织完整切除送冷冻切片检查,根据结果决定手术方式。

九、治疗原则

1.新辅助化疗

随着医学的发展乳腺癌的治疗越来越规范,对于大于2cm的乳腺癌选择新辅助化疗,既可以观察药效,同时又对保乳起到关键的作用。

2.手术治疗

乳腺癌一经确诊,如经2～4个疗程的化疗肿块无明显减小和肿块无变化均须马上行手术治疗。手术方式一般为改良根治术。

3.放疗

对保乳及淋巴结有转移的患者必须进行放疗。

4.内分泌治疗

对于乳腺癌免疫组化显示ER(＋)或PR(＋)的患者须服用5年的他莫昔芬片以减少复发。

5.靶向治疗

对于免疫组化HER-2(＋＋)的患者做基因扩增检测,有基因扩增者使用注射用曲妥珠单抗,对预防复发或缓解病情发展有一定作用。

十、护理评估

了解患者家族中有无乳腺癌发病者,是否有乳腺良性疾病。了解患者月经初潮或绝经期的具体年龄、妊娠数和生育子女数,生育第一胎年龄等。发现乳腺肿块是由患者自我检查发现还是偶然发现。评估肿块的大小、位置、肿块有无触痛、活动度情况,有无腋窝淋巴结肿大等。评估重要脏器功能状况,有无转移灶的表现及恶病质。

十一、护理要点及措施

1.术前护理要点

(1)全面评估患者身体情况:包括健康史及其相关因素、身体状况、生命体征,以及神志、精神状态、行动能力等。

（2）讲解术前准备相关知识：在进行术前教育过程中，医护人员应根据患者理解和接受程度恰当介绍麻醉及手术过程，术前术后应遵循的注意事项，如疼痛的控制及术后胸部和患肢手臂感觉的改变等知识。通过以上这些干预方式，将患者的注意力集中到治疗与护理活动中来，有助于其消除疑虑和恐惧，积极配合医护人员工作。

（3）做好心理护理：通过交流和沟通，了解患者及其家属情绪和心理变化，采取诱导方法逐渐使其接受并正视现实。医护人员应热情、耐心、服务周到，对患者给予同情、理解、关心、帮助，告诉患者不良的心理状态会降低机体的抵抗力，不利于疾病的康复。解除患者的紧张情绪，更好地配合治疗和护理。

（4）皮肤准备：对切除范围大、考虑植皮的患者，需要做好供皮区的皮肤准备。

（5）饮食：鼓励患者进食高蛋白、高能量、富含维生素的食物，为术后创面早日愈合创造条件。

2.术后护理要点

（1）按普通外科术后一般护理常规

（2）密切观察生命体征变化：包括体温、血压、脉搏、呼吸，观察并记录生命体征每4h一次。

（3）腋下负压引流管的护理：乳房切除后，皮瓣下常规放置负压引流管，以及时引流皮瓣下的渗液和积血，使皮瓣紧贴创面，避免坏死、感染，促进愈合。护理措施包括：①保持引流管通畅，勿使受压、扭曲、打折或脱出；每小时逆向挤压引流管，保持有效的负压。②观察引流液的颜色及引流量，发现问题及时处理。引流液量每天少于20ml，创面与皮肤紧贴即可考虑拔除引流管，引流管拔除时间一般为术后5～7d。③若发现局部积液、皮瓣不能紧贴胸壁且有波动感时，应及时报告医师，可在严格消毒后抽取积液并局部加压包扎。

（4）观察皮瓣颜色及创面愈合：手术部位用弹力绷带加压包扎，使皮瓣紧贴创面，松紧度适宜，以维持正常血供为宜。观察上肢远端血液循环，若患侧皮肤呈青紫色伴皮肤温度降低、脉搏不能扪及，提示腋部血管受压，应及时调整绷带的松紧度；若绷带松脱，应及时加压包扎。

（5）改善呼吸困难：胸部加压包扎使患者因胸部压迫而感到呼吸不畅。麻醉苏醒生命体征平稳后可改半卧位，嘱患者使用腹式呼吸和缩唇呼吸，以减轻胸部压力改善呼吸状况，必要时可给予持续低流量吸氧。

（6）患侧上肢的护理：患侧腋窝淋巴结切除后上肢淋巴液回流不畅、加压包扎、头静脉包扎、腋静脉栓塞、局部积液或感染等因素均可导致患侧上肢肿胀。预防措施包括：①术后禁忌经患侧上肢测血压、抽血、注射、输液等；②指导患者自我保护患侧上肢，平卧时用两垫枕抬高患侧上肢，下床活动时用吊带托扶，需他人扶持时只能扶健侧，以防腋窝皮瓣滑动而影响愈合；③按摩患侧上肢或进行握拳、屈、伸肘运动，以促进淋巴回流，如发生轻度或中度淋巴水肿，应抬高手臂休息，沿淋巴走向自下而上轻推以帮助淋巴回流，如发生重度淋巴水肿时，带弹力袖套（日带夜脱）、物理治疗；如手臂变红或异常硬，或水肿严重时应考虑有感染发生，及时通知医师处理；④指导患者上肢功能锻炼，减少或避免术后残疾。术后第1天即可下地活动，进行伸指、握拳、屈腕和屈肘等锻炼手、腕部及肘关节的功能；术后3～5d，可进行肩部抬高运动，如手指爬墙运动、自行梳理头发等。但要注意逐渐递增幅度，量力而行。功能锻炼不能超前或滞后,防止过早活动影响伤口愈合,滞后锻炼影响肩关节功能的恢复。

(7)体位和饮食:患者术后全身麻醉清醒后取半卧位,有利于呼吸和引流。全身麻醉清醒后可正常进食。

十二、健康教育

(1)指导患者继续进行患侧上肢功能锻炼,如上肢旋转运动,扩胸运动等。避免负重,术后3个月内避免做劳累的活动,避免提、推、拉过重的物品,避免从事重体力劳动或较剧烈的体育活动。患者衣着不可过紧,以免影响血液循环。

(2)指导患者定期复查,坚持服药。治疗完成后2~3年每3个月复查1次,以后半年1次,5年后可酌情每年复查1次如需服用他莫昔芬片(阿替洛尔),要遵医嘱持续服用3~5年,并告知患者他莫昔芬可抑制肿瘤细胞生长,不可擅自停药。观察药物治疗的不良反应,若患者出现食欲缺乏、外阴瘙痒、不规则子宫出血等严重不良反应,要及时就诊。

(3)遵医嘱按时做放、化疗。放疗期间需要保持照射野皮肤的清洁、干燥,防止溃烂和感染,如发现放射性皮炎及时就诊。化疗期间需要定期复查血常规、肝功能,一旦出现骨髓抑制,需暂停放化疗。

(4)指导改善自我形象:①鼓励患者佩戴义乳,佩戴义乳可减少因不相称姿势而导致的颈痛及肩臂疼痛,有助于纠正斜肩、保持平衡、预防颈椎倾斜、恢复良好体态,同时具有保护胸部的作用,并能增强自信心;②选择义乳以及如何佩戴须请专业人员指导,不宜过大或太重,一般在康复一年后佩戴;③对乳腺癌根治术者,术后3个月可行乳房再造术。但有肿瘤转移或乳腺炎者,严禁假体置入;④术后五年应避免妊娠,不要服用避孕药。

(5)定期行乳腺自我检查,包括健侧和患侧(方法同乳房纤维腺瘤自查方法)每年X摄片检查1次,以便早期发现复发征象。乳腺癌患者的姐妹和女儿属发生乳腺癌的高危人群,应加强自查,定期体检。

(6)加强营养,坚持运动,保持乐观情绪

应进低脂、高蛋白、富含维生素的均衡饮食,保持理想体重。选择一项适合自己并能终生坚持的有氧运动。研究表明均衡饮食、有氧运动及乐观情绪可增强人体免疫系统、有效减轻精神压力、改善睡眠、缓解由癌症及治疗引起的疲劳症状,增强人体的抗病能力。

第五节　胃　癌

一、概述

胃癌是人类最常见的恶性肿瘤之一,好发于胃窦部,其次是胃体小弯和贲门,发病年龄以40~60岁为多见。

二、病因与发病机制

胃癌是慢性疾病，发病过程较长且复杂。目前没有任何一种单一因素被证明是人类胃癌的直接因素。因此，胃癌发病与多种因素有关。

1.亚硝基化合物

亚硝基化合物是一大类化学致癌物，天然存在的亚硝基化合物是极微量的，自然界存在大量的亚硝基化合物的前体物如硝酸盐、食物中的二级、三级胺，这类前体物可在胃内合成亚硝基化合物。当胃黏膜病变发生如胃腺体萎缩，壁细胞减少，胃液 pH 升高时，胃内细菌繁殖，胃内微小环境发生改变，胃内细菌可加速硝酸盐还原为亚硝酸盐，并催化亚硝化反应，生成较多的亚硝基化合物。

2.多环芳烃化合物

致癌物可在污染食品或在加工过程中形成。如冰岛为胃癌高发国，居民多以渔业为生，有食用熏鱼、熏羊肉的习惯。分析熏鱼和熏羊肉的样品，发现这些食品有较严重的包括3,4-苯并芘在内的多环芳烃化合物的污染。

3.饮食因素

已有比较充分的证据说明胃癌与高盐饮食及盐渍食品摄入量多有关。1985 年以来，在中国，日本，意大利，法国，英国和美国进行的 12 项研究中对 2876 例患者和 8516 例对照调查，结果均显示高盐、盐渍食品为胃癌的危险因素，相对危险度为 1.4～6.2。

4.幽门螺杆菌

幽门螺杆菌为带有鞭毛的革兰阴性细菌，在胃黏膜生长、代谢中可产生尿素使局部环境酸性降低。在正常胃黏膜中很少能分离到幽门螺杆菌，而随胃黏膜病变加重，幽门螺杆菌感染率增高。一旦测定胃癌患者患病以前的血清，发现其幽门螺杆菌抗体阳性率明显高于对照组，为胃癌的危险因素。但是，目前认为幽门螺杆菌并非胃癌直接致癌物，而是通过对胃黏膜的损伤，促使病变发展的条件因素，使胃癌危险性增高。

5.遗传

胃癌在少数家族中显示有聚集性。在胃癌患者中调查，一级亲属患胃癌比例显著高于二级、三级亲属，相对危险度为 2.0～4.0。血型与胃癌存在一定关系。A 型血人的胃癌危险度高出其他血型的 20%～30%。

6.其他因素

在全世界数项病例对照，前瞻性研究中，大多数结果显示吸烟为胃癌的危险因素，并有随吸烟量增加而升高的趋势。还有某些职业暴露如煤矿、石棉、橡胶行业工人中胃癌相对高发。

三、临床表现

1.胃部症状

胃癌的早期常无特异的症状，甚至毫无症状。随着肿瘤的发展，影响胃的功能时，才发现较明显的症状,但此种症状也并非胃癌特有,常与胃炎,溃疡病等胃慢性疾患相似。有时甚至出现明显恶性梗阻,腹部扪及肿块或出现淋巴结转移性时才被诊断。

(1)腹痛:是胃癌常见的症状,也是最无特异而易被忽视的症状。初起时仅感上腹部不适,如出现疼痛持续加重且向腰背放射,则常是胰腺受侵犯的晚期症状,肿瘤一旦穿孔,则可出现剧烈腹痛的胃穿孔症状。

(2)食欲减退,消瘦,乏力:这是另一组常见而又非特异的胃癌症状。

(3)恶心,呕吐:早期仅有食后饱胀及轻度恶心感,此症状常见因肿瘤引起梗阻或胃功能紊乱所致。

(4)出血或黑便:此症状也可早期出现,早期胃癌有此症状者为20%。凡无胃病史的老年患者一旦出现黑便时必须警惕有胃癌的可能。

(5)其他症状:患者有时可出现腹泻,便秘及下腹不适,也可有发热的症状。

2.胃癌的体征

一般胃癌尤其是早期胃癌无明显的体征,上腹部深压痛,有时伴有轻度肌抵抗感,常是唯一值得注意的体征。上腹部肿块,直肠前触及肿物,脐部肿块,锁骨上淋巴结肿大等,均是胃癌晚期或已出现转移的体征。

3.辅助检查

(1)纤维胃镜检查:诊断早期胃癌的有效方法,与细胞学检查、病理检查联合应用,可大大提高阳性率。

(2)X线钡剂检查:该项检查无痛苦易为患者接受。X线钡剂双重对比造影检查不仅对胃癌能作出定性诊断(是否为胃癌),还能做定量诊断(胃癌病灶的大小,柔软程度及黏膜皱襞改变),是胃癌早期诊断的主要手段之一,其确诊率达86.2%。

(3)超声诊断

①腹部 B 超:对胃外肿块可在其表面见到增厚的胃壁,对黏膜下肿块则在其表面见到1~3 层胃壁结构,可鉴别胃平滑肌或肉瘤;将胃壁分为五层,可判断胃癌对胃壁浸润的深度和广度;可判断胃癌的胃外侵犯及肝,淋巴结的转移情况。

②超声胃镜检查:在观察内镜原有图像的同时,又能观察到胃黏膜以下各层次和胃周围邻近脏器的超声图像。同时也能在超声引导下通过胃镜直视下进行深层组织和胃外脏器穿刺,达到组织细胞学的诊断,明确胃周围肿大淋巴结有无转移的目的。有助于胃癌的术前临床分期(TNM),超声胃镜对胃癌 T 分期的准确率为80%~90%,N 分期为 70%~75%,超声胃镜与分子,免疫组化,胃癌组织血管计数等技术相结合,对胃癌的分期诊断及恶性度可进行综合判断。

③CT 检查:可以了解腔外侵及的范围与邻近脏器的关系,还可显示胃周淋巴结的大小来判断是否已有淋巴结转移,可作为临床治疗的参考。

四、治疗原则

1.外科治疗

外科手术是治疗胃癌的主要手段,也是目前治愈胃癌的唯一方法。

2.胃癌外科手术辅助治疗

①术后辅助化疗；②术后免疫治疗；③术后放疗、化疗；④术前化疗；⑤腹腔内化疗；⑥辅助性化疗。

3.胃癌的化学药物治疗

化疗是整个胃癌治疗的重要组成部分，尤其胃癌的手术治疗效果并不令人满意，相当一部分患者不能手术或术后复发须借助于化疗，新的辅助化疗方案也均出自胃癌化疗的治疗经验。

五、护 理

1.评估

健康史及相关因素：包括家族中有无胃部系列癌发病者，初步判断胃癌的发生时间，有无对生活质量的影响，发病特点。

（1）一般情况：患者的年龄、性别、职业、婚姻状况、营养状况、粪便的颜色等，尤其注意与现患疾病相关的病史和药物应用的情况及过敏史、手术史、家族史和女性患者生育史等。

（2）相关因素：家族中有无胃系列癌的发病者，男性患者是否吸烟，女性患者是否有饮咖啡的习惯。

2.护理要点及护理措施

（1）术前护理措施

①按普通外科疾病术前护理常规。

②全面评估患者的一般情况，包括体温、脉搏、呼吸、血压、神志、行动能力、健康史、精神状态及身心状况等。

③心理护理：对患者给予同情、理解、关心、帮助，告诉患者不良的心理状态会降低机体的抵抗力，不利于疾病的康复。告知疾病的有关知识，解除患者的紧张情绪，更好地配合治疗和护理。

④饮食护理：给予高蛋白、高热量、富含维生素、易消化、无刺激的饮食，少食多餐。

⑤应用抗酸、解痉、减少胃酸分泌的药物。

⑥合并幽门梗阻者禁食，输血输液，营养支持，纠正低氯、低钾性碱中毒，术前3d用生理盐水洗胃。

⑦做好术前护理：备皮，给患者口服泻药及肠道消炎药。

⑧做好术前指导：嘱患者保持情绪稳定，避免过度紧张焦虑，备皮后洗头、洗澡、更衣，准备好术后需要的各种物品如一次性尿垫、痰杯等，术前晚22：00以后禁食水，术晨取下义齿，贵重物品交由家属保管等。

⑨术前留置胃管。

（2）术后护理措施

①按普通外科术后一般护理常规及全麻手术后护理常规护理。

②病情观察：术后定时监测患者的血压、脉搏、呼吸、神志、肤色、尿量、切口渗液情况。

③禁食、胃肠减压：保持胃管引流通畅，每日用生理盐水冲洗胃管以防血痂堵塞胃管；观察

引流液的性质及量,术后 24h 内可由胃管引流出少量血液或咖啡样液体 100～300ml。若有较多鲜血,应警惕吻合口出血,要及时与医师联系并处理;妥善固定胃管,胃管是术中放置在吻合口附近,一旦脱出,难以重新放置到合适位置,告诉患者留置胃管的重要性,不能自行拔出,若胃管脱出,要在医师的指导下重新放置,动作要轻柔,以防造成吻合口出血。

④饮食指导:胃大部或全胃切除后患者的治疗既要补充营养,又要结合患者自身对饮食的耐受情况,区别对待,切不可强求一律。一般在胃手术后 24～48h 禁食,第 3～4d 肠道恢复功能,肛门开始排气后先进少量多餐的清流饮食,然后改为全量流食、胃切一号,而后逐步由无渣、少渣半流过渡到普食。一般坚持半年以上的半流才能逐渐恢复到正常饮食。

⑤预防术后并发症的护理

a.术后胃出血:术后 6h 内应每 15～30min 测生命体征 1 次,待病情平稳后可改为 4～6h 测 1 次。如患者出现烦躁不安、脸色苍白、大汗淋漓、生命体征不稳、胃管内引流出鲜红色的胃液,甚至呕血或黑便持续不止,须警惕胃内大出血,应立即报告医师,做好紧急处理的准备。

b.术后梗阻:如出现上腹发作性剧烈疼痛,上腹饱胀,频繁呕吐等症状则提示有梗阻发生,应立即给予禁食,持续胃肠减压、输液治疗。如不能自行缓解则应行再次手术。

c.胃潴留:注意观察术后 3～4d 肠蠕动的恢复情况,拔除胃管后患者是否出现上腹不适、饱胀、呕吐胆汁和食物、有无排气。处理方法为症状出现后禁食、持续胃肠减压、输液。用温热盐水每天多次洗胃,亦可用新斯的明 0.5～1mg,每天 1～2 次皮下或肌内注射。

d.倾倒综合征:向患者和家属详细讲解引起倾倒综合征的机制,告诉其临床表现。指导患者术后早期应少量多餐。避免进食甜的、过热流食,进食后平卧 30min,多数患者在半年到 1 年内逐渐自愈。

六、健康教育

(1)保持心情舒畅,注意劳逸结合,胃癌的患者病情得到缓解或相对平稳后,生活要有规律,建立和调节好自己的生物钟,要做到采用适当放松技巧,缓解生活及工作的压力,从而控制病情的发展和促进健康。

(2)与患者一起制订饮食计划,胃癌术后一年胃容量受限,应注意少量多餐,避免辛辣刺激食物的摄入。以高蛋白、高热量、高维生素、低脂肪饮食为主,禁止吸烟和饮酒。由于胃肠道消化吸收功能减弱,应注意定期补充铁剂、钙剂、叶酸、维生素 D 制剂和维生素 B_{12} 等营养素。

(3)定期门诊复查,术后一年内,每三个月或半年复查 1 次,如正常可改为 1 年检查 1 次。

(4)向患者讲解有关化疗的知识及必要性,告诉患者胃癌联合化疗的基本方案,说明化疗的不良反应有恶心、呕吐、白细胞下降、脱发等,以及处理这些不良反应的对策,使患者有心理准备。腹腔化疗时嘱患者改变体位,使药物在腹腔内均匀分布,增加药液与腹膜的接触面。指导患者做好口腔护理,预防口腔炎等并发症的发生。

(5)做到早发现、早诊断、早治疗是提高胃癌治愈率的关键。应通过健康教育提高大众的自我保健意识。对下列情况应深入检查并定期复查。

①原因不明的上腹不适、隐痛、食欲缺乏及消瘦,特别是中年以上者。

②原因不明的呕血、便血、或粪便隐血阳性者。

③原有长期胃病史，近期出现胃部症状。

④中年既往无胃病史，短期出现胃部症状。

⑤已确诊为胃溃疡、胃息肉或萎缩性胃炎者。

⑥多年前因胃良性疾病做胃大部切除手术，近年又出现消化道症状。

第六节 急性弥漫性腹膜炎

一、概述

腹膜炎是腹腔脏腹膜和壁腹膜的炎症，可由细菌感染、化学性或物理性损伤等引起，按累及的范围，可分为弥漫性和局限性两类，急性化脓性腹膜炎累及整个腹腔称为急性弥漫性腹膜炎。其中以急性弥漫性腹膜炎的危险性最大，需要立即治疗腹膜炎症及原发病灶。

二、病因与发病机制

1.继发性腹膜炎

继发性化脓性腹膜炎是最常见的腹膜炎。腹腔内脏器官穿孔，损伤引起的腹壁或内脏破裂出血，是急性继发性化脓性腹膜炎最常见的原因。其中最常见的是急性阑尾炎坏疽穿孔，其次是胃十二指肠溃疡急性穿孔，胃肠内容物流入腹腔首先引起化学性刺激，产生化学性腹膜炎，继发感染后成为化脓性腹膜炎，然后是腹内脏器炎症扩散，如急性胰腺炎、女性生殖器官化脓性感染等。引起腹膜炎的细菌主要是胃肠道内的常驻菌群，其中以大肠埃希菌最为多见；其次为克雷白杆菌、链球菌、变形杆菌等。一般都是混合性感染，故毒性剧烈。

2.原发性腹膜炎

原发性腹膜炎又称自发性腹膜炎，腹腔内无原发性病灶。致病菌多为溶血性链球菌、肺炎双球菌或大肠埃希菌。细菌经血行、泌尿道、女性生殖道等途径播散至腹膜腔，引起腹膜炎。多见于儿童，患者常伴有肝硬化并发腹水、肾病、猩红热等营养不良或机体抵抗力降低。

3.病理生理

腹膜受细菌或胃肠道内容物的刺激，立即发生充血、水肿等反应，并失去原有的光泽；继之产生大量浆液性渗出液以稀释毒素；渗出液中的大量吞噬细胞、中性粒细胞，加之坏死组织、细菌与凝固的纤维蛋白，使渗出液变浑浊成为脓液。继发性腹膜炎的脓液多呈黄绿色、稠厚、有粪臭味。

腹膜炎的转归除与患者全身和腹膜局部的防御能力有关外，亦取决于污染细菌的性质、数量和时间。其转归可有：①趋于恶化，腹膜严重充血水肿，引起脱水和电解质紊乱、血浆蛋白降低、贫血；腹内脏器浸泡在大量的脓液中，肠管麻痹，形成麻痹性肠梗阻，肠腔内大量积液，使血容量明显减少,细菌入血、毒素吸收,易致感染性休克;肠管扩张,使膈肌上移而影响心肺功能,加重休克,甚至导致死亡。②病变轻者,炎症局限形成局限性腹膜炎或脓肿。③腹膜炎治愈后,腹腔内多有不同程度的粘连,部分肠管的粘连、成角可造成粘连性肠梗阻。

三、临床表现

1.症状与体征

(1)症状:腹膜炎症状依病因而有不同。由空腔脏器破裂、穿孔引起者,发病较突然;因阑尾炎等引起者多先有原发病症状,以后才逐渐出现腹膜炎表现。

①腹痛:是最主要的临床表现,全腹痛,以原发部位病灶最为明显。

②腹胀:导致肠麻痹,肠腔内积血,积液之后,以全腹胀为主。

③胃肠道反应:最初系腹膜受刺激引起的反射性恶心、呕吐。并发麻痹性肠梗阻时可发生持续性呕吐。

④感染中毒症状:患者多有高热、脉快、气促、大汗、甚或出现感染性休克,常伴水、电解质及酸碱平衡紊乱的表现。

(2)体征:患者多呈急性病容,常取仰卧位,双下肢屈曲,不喜动。腹部拒按,体征随腹膜炎的轻重,早晚和原发病因而有所变化。

①望诊:腹胀明显,腹式呼吸运动减弱或消失。

②触诊:腹部压痛、反跳痛、腹肌紧张是腹膜炎的标志性体征,称为腹膜刺激征。以原发病灶处最明显。胃肠、胆囊穿孔时可呈"板状腹"。

③叩诊:因胃肠胀气而呈鼓音;肠胃穿孔时肠内气体移至膈下,可使肝浊音界缩小或消失;腹腔内积液较多时移动性浊音呈阳性。

④听诊:肠鸣音减弱或消失,系肠麻痹所致。

2.辅助检查

血常规检查白细胞计数及中性粒细胞比值升高。血生化检查有水、电解质及酸碱平衡紊乱的表现。腹部 X 线检查可见大小肠普遍胀气或多个液气平面的肠麻痹征象。

四、治疗原则

急性腹膜炎的治疗分为手术和非手术,非手术主要适用于:原发性腹膜炎;急性腹膜炎原因不明,病情不重,全身情况较好;炎症已有局限化趋势,症状有所好转。手术治疗主要适用于:腹腔内病变严重;腹膜炎重和腹膜炎原因不明,无局限趋势;患者一般情况差,腹腔积液多,肠麻痹或中毒症状明显,甚至出现休克者,经短期(一般不超过 8~12h)非手术治疗症状及体征不缓解反而加重者。其治疗原则是:处理原发灶,消除引起腹膜炎的病因,清理或引流腹腔,促使腹腔脓性渗出液尽早局限、吸收。

五、护理

1.评估

评估患者既往有无胃、十二指肠溃疡病、阑尾炎、腹部外伤或腹部手术史;评估有无嗜烟、酗酒等不良生活习惯以及发病前有无饱食、剧烈活动等诱因;评估有无肝炎等传染病接触史。对小孩要特别注意有无肾病、猩红热等抵抗力降低及营养不良的情况。了解病史对腹膜炎的诊断、病情判断等有重要意义。

2.护理要点及措施

(1)一般护理

①病情观察:注意观察生命体征的变化,监测血压、脉搏、尿量、中心静脉压、血清电解质以及血气分析等指标,及时调整输液的种类和速度。观察患者有无脱水、休克的临床表现。

②禁食、胃肠减压:抽吸出胃肠道内容物和气体,减轻腹胀,改善胃、肠壁的血液循环,促进胃肠功能恢复。

③体位:无休克的患者宜取半卧位,因其能减轻腹痛,有利于炎性渗出物向盆腔局限,减轻中毒症状。同时促使膈肌下降,减轻腹胀对呼吸和循环的影响。

④定时询问腹痛和检查腹部体征,以判断病情的发展变化。对诊断不明仍需观察或治疗方案未确定的患者,禁用吗啡、哌替啶等强力镇痛药。当病情突然加重时应报告医师,在病情观察期间出现患者出现腹痛加重、持续高热等手术指征时,应立即与医师联系,要考虑手术处理。

⑤纠正水、电解质紊乱:监视患者有无脱水、电解质和酸碱平衡紊乱及休克的表现;大量消化液的丢失易造成体液失衡和酸碱平衡紊乱,应根据患者丢失的液体量和生理需要量补充液体,准确记录出入量和维持出入量平衡。

(2)术后护理

①体位:麻醉清醒后取半卧位,不仅有利于渗液的积聚、充分引流和局限炎症,而且有利于减少腹腔内脏对横膈的压迫和改善通气。鼓励患者经常活动双腿,对防止下肢深静脉血栓和压疮形成具有有益作用。

②继续禁食,胃肠减压:待肠功能逐渐恢复、肛门排气后方可拔除减压管,并开始进食水。禁食期间做好口腔护理,每日2次。

③监测病情:观察患者血压,脉搏,呼吸,体温的变化。加强巡视患者,倾听主诉,注意腹部体征的变化。

④营养支持:维持水电解质酸碱平衡,给予肠内、外营养支持,提高防御能力,使用抗生素控制感染。

⑤做好伤口的护理:预防伤口污染和感染,对于腹胀明显的患者可加用腹带,以使患者舒适和防止伤口裂开,发现伤口异常及时报告医师,遵医嘱应用抗生素,控制感染。

⑥做好切口和引流管的护理:观察切口敷料是否干燥,有渗血、渗液时及时更换。向患者及家属解释引流管的目的,随时观察记录引流液的性质和量,经常挤引流管以防血块或脓痂堵

塞,保持腹腔引流通畅,预防腹腔内残余感染。

⑦并发症的观察及护理:观察有无腹腔残余脓肿,如患者体温持续不退或下降后又有升高,白细胞计数升高全身有中毒症状,以及腹部局部体征的变化,大便次数增多等提示有残余脓肿,应及时报告医师处理。肠梗阻,肠梗阻是由于腹膜炎渗出液中未被吸收的纤维蛋白使肠襻相互黏着、扭曲成角而形成完全性肠梗阻。多系统器官功能衰竭(MSOF),在严重腹腔感染的病例,MSOF的发病率很高。

六、健康教育

(1)提供疾病护理、治疗知识,向患者说明非手术期间禁食、胃肠减压、半卧位的重要性,教会患者注意腹部症状和体征的变化。

(2)饮食指导,讲解术后恢复饮食的知识,鼓励其循序渐进、少量多餐,进食富含蛋白质、能量和维生素的食物,促进手术创伤的修复和切口愈合。

(3)康复指导,讲解术后早期活动的重要性,鼓励患者卧床期间进行床上活动,体力恢复后尽早下床走动,促进肠功能恢复,防止术后肠粘连。

(4)根据急性腹膜炎发生的不同原因,做好相应的健康指导。如有腹痛、腹胀、恶心、呕吐等不适时,应及时来院复诊,避免剧烈运动,注意休息,有规律地饮食。术后定期门诊随访。

第七节　门静脉高压症

一、概述

门静脉高压症发生在门静脉血流受阻,血流淤滞时,门静脉压力增高后,继而引起脾大、脾功能亢进、食管、胃底黏膜下静脉曲张、破裂出血、腹水等一系列症状。

二、病因与发病机制

门静脉正常压力为 $1.27\sim2.36$ kPa($13\sim24$ cmH$_2$O),平均值为 1.76 kPa(18 cmH$_2$O),比肝静脉压高$0.49\sim0.88$ kPa($5\sim9$ cmH$_2$O)。门静脉高压症时,压力大都增至 $2.9\sim4.9$ kPa($30\sim50$ cmH$_2$O)。肝静脉压力梯度(HVPG)不超过 12 mmHg 时,食管胃底曲张静脉很少破裂出血。

门静脉系与腔静脉之间存在有四个交通支:胃底、食管下段交通支;直肠下端、肛管交通支;前腹壁交通支;腹膜后交通支。在这四个交通支中,最主要的是胃底-食管下段交通支。这些交通支在正常情况下都很细小,血流量很少。

1.病因

根据门静脉血流受阻因素所在的部位,门静脉高压症可分为肝内、外两大类:

(1)肝外型门静脉高压症

①肝前型门静脉高压症:指发生于门静脉主干及其主要属支的血栓形成或其他原因所致的血流受阻。感染、创伤可引起门静脉主干内血栓形成。在小儿多见于门静脉主干的先天性畸形。此外上腹部肿瘤对门静脉或脾静脉的浸润、压迫也可引起门静脉高压症。

②肝后型门静脉高压症:发生于主要肝静脉流出道的阻塞,包括肝静脉、下腔静脉甚至右心阻塞,其中肝静脉阻塞综合征(Budd-Chiari综合征)是一种独特的类型。

(2)肝内门静脉高压症:占所有门静脉高压症的80%～90%。根据肝内门静脉血流受阻的部位可分为窦前型和窦后型。

①窦前型门静脉高压症:在我国以血吸虫病导致的肝硬化为代表。阻塞发生在门静脉肝内小支。血吸虫病肝硬化在南方地区较常见。

②窦后型门静脉高压症

a.主要是肝炎后肝硬化和酒精性肝硬化:是门静脉高压症的最常见因素。在我国常为肝炎后肝硬化所引起;慢性酒精中毒所致的门脉性肝硬化在西方国家常见,在我国则较少。

b.某些非肝硬化性肝病也能引起门静脉高压症:如儿童先天性肝纤维化,各种肝病如脂肪肝、急慢性肝炎、急性重型肝炎及重症肝炎等,均可以引起肝细胞坏死、肿胀、脂肪变性等并压迫肝窦、致门静脉压力增高。

2.病理

肝炎后肝硬化引起的门静脉高压症,有两方面原因。

(1)肝小叶内发生纤维组织增生和肝细胞再生,继而积压肝小叶内的肝窦,使其变窄或闭塞。这种肝窦和窦后阻塞使门静脉的血流受阻,门静脉压力增高。

(2)位于肝小叶间汇管区的肝动脉小分支和门静脉小分支之间有许多动静脉交通支,平时不开放,而在肝窦受压和阻塞时大量开放,以至压力高达8～10倍的动脉血直接反注入门静脉小分支,使门静脉压力更趋增加。

血吸虫病性肝硬化导致门静脉高压症是由于血吸虫卵直接沉积在汇管区门静脉小分支内,使其管腔变窄,周围发生肉芽肿性反应,致血流受阻,门静脉压力随之增加。

门静脉高压症形成之后,可发生以下病理变化:①脾大、脾功能亢进。②静脉交通支扩张。③腹水。

三、临床表现

1.门静脉高压症的特征表现

(1)食管胃底静脉曲张静脉破裂出血:食管胃底曲张静脉破裂出血是门静脉高压症患者常见的危及生命的临床表现,常见诱因为:①酸性胃液反流入食管,腐蚀食管黏膜形成溃疡;②进食质地较硬的食物,划破食管曲张静脉;③在剧烈咳嗽、呕吐、打喷嚏或用力排便时,由于腹腔内压力骤然升高,致使门静脉压力突然大幅度上升而致曲张静脉破裂;④进食刺激性较强的食物或饮料使食管黏膜充血而易于破裂。出血部位多在食管下 1/3 段和胃底。由于肝功能损害使凝血酶原合成发生障碍和脾功能亢进,使血小板减少,一旦发生出血,难以自止。50%患者在第一次大出血时可直接因失血引起严重休克或因肝组织严重缺氧引起肝衰竭死亡。在第一次出血后一两年内,又有相当一部分患者再次出血。

(2)脾大及脾功能亢进:左肋缘下可触及;程度不一,大者可达脐下。巨型脾大在血吸虫病性肝硬化患者尤为多见。早期,重大的脾质软、活动;晚期,由于脾内纤维组织增生粘连而活动度减少,脾较硬。脾大均伴程度不同的脾功能亢进,表现为血白细胞计数降至 3×10^9/L 以下,血小板计数减少至$(70\sim80)\times10^9$/L 以下,逐渐出现贫血。

(3)腹水:1/3 患者有腹水。腹水是肝功能损害的表现。大出血后常引起或加剧腹水的形成。有些"顽固性腹水"甚难消退。腹水患者常伴腹胀、气急、食欲减退。

2.门静脉高压症的一般表现

(1)食欲减退、恶心、呕吐:门静脉高压症患者由于门静脉压力增高使消化道处于充血状态,又由于营养不良使胃肠道的消化、吸收及蠕动发生障碍。患者常出现食欲减退、恶心、呕吐。

(2)体重减轻:由于营养物质摄入不足;肝硬化使胃肠道消化和吸收功能紊乱,机体对营养物质的代谢发生障碍,患者往往出现消瘦现象。

(3)虚弱无力:患者常有疲倦、虚弱无力的症状,其程度与门静脉高压症的严重程度相一致,原因可能是因为营养不良,水、电解质和酸碱紊乱,以及胆盐蓄积抑制胆碱酯酶活性,影响神经-肌肉的生理功能等。

(4)腹胀、腹痛:由于肠内胀气、腹水和(或)肝脾大,常使患者感到腹胀;由于肝周围炎、脾大及脾周围炎、肝细胞进行性坏死、门静脉血栓形成等,50%~60%的患者可有腹痛。

此外,患者还可有腹泻、便秘、反流性食管炎或黏膜及皮下出血等。

3.体征

患者多显示营养不良,部分出现黄疸、贫血或面色灰暗,颈胸部皮肤有蜘蛛痣,重者腹部膨隆,并见腹壁静脉怒张,有肝掌,男性有乳腺增生。触诊脾大,下肢因低蛋白血症有指压性水肿。腹部叩诊可有移动性浊音。

4.辅助检查

(1)血象:脾功能亢进时,血细胞计数减少,以白细胞计数降至 3×10^9/L 以下和血小板计数减少至$(70\sim80)\times10^9$/L 以下最为明显。出血、营养不良、溶血或骨髓抑制都可以引起贫血。

(2)肝功能检查:常反映在血浆白蛋白降低而球蛋白增高,白、球蛋白比例倒置。由于许多凝血因子在肝合成,加上慢性肝病患者有原发性纤维蛋白溶解,所以凝血酶原时间可以延长。还应做乙型肝炎病原免疫学和甲胎蛋白检查。

(3)腹部超声检查:可以显示腹水、肝密度及质地异常、门静脉扩张;多普勒超声可以显示血管开放情况,测定血流量,但对于肠系膜上静脉和脾静脉的诊断精确性稍差。门静脉高压症时门静脉内径≥1.3cm。

(4)食管吞钡 X 线和内镜检查:在食管为钡剂充盈时,曲张的静脉使食管的轮廓呈虫蚀状改变;排空时,曲张的静脉表现为蚯蚓或串珠状龛影,在内镜检查时更为明显。

(5)腹腔动脉造影(静脉相)或直接肝静脉造影:可以使门静脉系统和肝静脉显影,确定静脉受阻部位及侧支回流情况,还可为手术方式提供参考资料。

四、治疗原则

外科治疗门静脉高压症主要是预防和控制食管胃底曲张静脉破裂出血。

(1)食管胃底曲张静脉破裂出血为了提高治疗效果,应根据患者的具体情况,采用药物、内镜注射硬化剂、介入放射学和外科手术的综合性治疗措施。其中手术治疗应强调有效性、合理性和安全性,并应正确掌握手术适应证和手术时机。

(2)急诊手术治疗的适应证:①患者以往有大出血的病史,或本次出血来势凶猛,出血量大,或经短期积极止血治疗,仍有反复出血者,应考虑急诊手术止血。②经过严格的内科治疗48h内仍不能控制出血,或短暂止血又复发出血,应积极行急诊手术止血。手术不但可防止再出血,而且是预防发生肝性脑病的有效措施。但因病情严重、多合并休克,所以急诊手术病死率高,应尽量避免。

五、护理

1.评估

(1)健康史:评估患者生命体征、皮肤黏膜颜色,有无呕血、黑便、血便、便中带血等消化道慢性出血情况。

(2)腹水:评估患者是否有腹水,监测患者腹围、血清蛋白,记录出入量、自觉症状。

(3)营养状况:评估患者营养状况,如体重、皮下脂肪厚度、皮肤黏膜弹性等,监测血清白球蛋白比例,出入量情况等。

2.护理要点及措施

(1)术前护理措施

①按普通外科疾病术前护理常规。

②积极预防上消化道大出血。

a.评估生命体征、皮肤黏膜颜色,有无呕血、黑便、血便、便中带血等。

b.嘱患者卧床休息,避免劳累或腹压增高,以免引起食管胃底静脉出血。

c.避免进食干硬、刺激性强或带鱼刺、骨渣的食物,食物温度不能过高,口服药物研碎后服用。

d.遵医嘱给予止血药或补充新鲜血、血小板等。

③三腔两囊管留置的护理

a.置管前检查三腔两囊管是否老化、有无漏气,三腔管分别做好标记。解释插管目的,说明配合方法,争取患者的主动配合。

b.充分润滑三腔管,轻柔插入 50～60cm,以抽出胃内容物为准;胃囊先注水,钳夹末端并稍向外拉,然后自管端以 0.5kg 重量通过滑车装置作牵拉,利用反牵引力压迫胃底;若仍持续出血不止,再自食管囊注水,钳夹末端;胃管接胃肠减压,观察止血效果,也可自此注入止血药或进行冰水洗胃。

c.置管后护理:保持有效牵拉压迫,三腔管在鼻孔处做好记号,注意导管是否外滑,严防气囊外滑堵塞咽喉,造成窒息,也应注意气囊破裂失去压迫作用。牵拉用绳保持直线,严重应悬空。患者侧卧或仰卧,头转向一侧。

d.床前备剪刀一把,若发现气囊滑出,阻塞呼吸道引起严重呼吸困难时,立即剪断三腔管并将之拉出,以恢复呼吸道通畅。

e.观察止血效果:保持胃肠减压管通畅,密切观察并详细记录吸出液颜色及性状,并注意了解治疗效果。

f.压迫期间严格禁食、禁水;及时清除口腔分泌物、痰液,防止吸入性肺炎的发生。

g.加强鼻腔、口腔护理:润滑鼻腔,调整牵引绳方向,防止黏膜长期、过度受压,造成糜烂、出血。每日蒸汽吸入 2 次,可减少导管对鼻腔、咽喉的刺激,并可预防肺部并发症。

h.每 12h 将食管气囊放水 20～30min,防止黏膜长期受压发生糜烂、坏死。

④拔管:压迫止血在完全止血 48～72h 或以后放松气囊,先抽去食管气囊的水,然后抽去胃气囊的水,暂不拔出,观察 24h 无出血征象,给患者口服液状石蜡 50ml,将三腔管缓慢拔出。

(2)术后护理措施

①按普通外科一般护理常规及全麻手术后护理常规护理。

②积极预防术后并发症:出血。

a.观察患者生命体征、面色、神志、腹腔引流、伤口情况等。

b.脾切除术患者血压平稳后取半卧位,分流术者一周内不下床,取平卧位或低坡半卧位,避免多活动,翻身时动作要轻,一周后可逐渐下床活动。

c.监测患者凝血功能:血小板数目、出血时间、凝血时间等。

d.保持膈下引流管通畅,观察记录引流液的性状和量。若 1～2h 内吸出 200ml 以上血性液体,提示有活动性出血,应及时给予止血措施。引流量逐日减少,色清淡,每日少于 10ml 时可拔管。

e.遵医嘱给予止血药物。

f.拔除胃管前 30 分钟口服液状石蜡 20ml。

六、健康教育

(1)休息与活动,合理休息与适当活动,避免过度劳累,一旦出现头晕、心慌和出汗等不适,立即卧床休息,逐渐增加活动量。

(2)饮食,进食高热量、含丰富维生素饮食,维持每日摄入量 8360kJ(2000kcal)能量;肝功能损害较轻者,可酌情摄取优质高蛋白饮食(50～70g/d);肝功能严重受损及分流术后患者,限制蛋白质的摄入;有腹水的患者限制水和钠的摄入。少量多餐,养成规律进食的习惯。禁烟、酒,少喝咖啡和浓茶,避免进食粗糙、干硬、油炸及辛辣食物;饮食不宜过热,以免损伤食管黏膜而诱发上消化道出血。

（3）避免引起腹压升高的因素：如剧烈咳嗽、打喷嚏、便秘、用力排便等，以免引起腹内压升高诱发曲张静脉破裂出血。

（4）保持乐观、稳定的心理状态，避免精神紧张、抑郁等不良情绪。

（5）注意自我保护，用软牙刷刷牙，避免牙龈出血，防止外伤。

（6）告诉患者及家属定时复诊的重要性，指导患者及家属掌握并观察有无黑便，皮肤、牙龈等出血征兆，告知主要急救措施、紧急就诊的途径和方法。

第八节 急性阑尾炎

一、概述

阑尾位于右髂窝部，外形呈蚯蚓状，长 5～10cm，直径 0.5～0.7cm。阑尾起源于盲肠根部，其体表投影约在脐与右髂前上棘连线中外 1/3 交界处，该点称为麦氏点，是阑尾手术切口的标记点。绝大多数阑尾属腹膜内器官。阑尾为一管状器官，管腔容积仅 0.1ml，远端为盲端，近端开口于盲肠，位于回盲瓣下方 2～3cm 处。阑尾系膜为两层腹膜包绕阑尾形成的一个三角形皱襞，其内含有血管、淋巴管和神经。

阑尾的组织结构与结肠相似，阑尾黏膜由结肠上皮构成。黏膜上皮细胞能分泌少量黏液，黏膜和黏膜下层含有丰富的淋巴组织，是阑尾感染常沿黏膜下层扩散的原因。此外，阑尾黏膜深部有嗜银细胞，是发生阑尾炎癌变的组织学基础。

急性阑尾炎是临床最常见的外科急腹症，可发生于任何年龄，以青壮年最多见，老年人和婴儿较少。急性阑尾炎是各种原因引起的阑尾急性感染。其原因可由阑尾管腔梗阻、细菌感染引起。常见的致病菌为大肠埃希菌、肠球菌和厌氧菌。临床分为单纯性、化脓性、坏疽穿孔性阑尾炎及阑尾周围脓肿四种。阑尾一旦发炎，如果得不到及时治疗，会危及生命。

二、病因及病理分型

1.病因

阑尾管腔梗阻，阑尾管腔细，开口狭小，弯曲成弧形，易于梗阻。淋巴结增生占 60%，粪石占 35%，异物、炎性狭窄、食物残渣、蛔虫、肿瘤等少见。管腔阻塞后，阑尾黏膜分泌黏液积聚，腔内压力上升，血供发生障碍，使阑尾炎症加剧。

2.病理分型

（1）单纯性阑尾炎：阑尾轻度肿胀，浆膜表面充血，失去正常光泽并有少量纤维素性渗出物，各层组织均有充血、水肿和中性多核白细胞浸润，以黏膜和黏膜下层最为显著，黏膜上可出现小的溃疡，腔内可有少量炎性渗出液。

（2）化脓性阑尾炎：又称蜂窝织炎性阑尾炎。阑尾明显肿胀，浆膜面高度充血，并有脓性和纤维素性渗出物附着。各层组织除充血、水肿和大量中性粒细胞浸润外，常有壁间小脓肿，黏膜面可有溃疡和坏死，腔内常有积脓。腹腔内有少量浑浊渗液。

（3）坏疽性阑尾炎及穿孔：阑尾管壁已完全或部分坏死，外观呈暗紫色或黑色，表面及其周围有大量脓性、纤维素性渗出物，阑尾腔内积脓。如为嵌顿梗阻，则嵌顿远端坏死；如炎症或阑尾系膜血管血栓形成，则整个阑尾坏死，并为大网膜包裹。2/3 病例可见穿孔，细菌和脓液通过坏死区或穿孔进入腹腔。

3.急性阑尾炎的转归

（1）炎症消退：单纯性阑尾炎在黏膜尚未形成溃疡前，及时药物治疗可能使炎症消退而不遗留病理改变。早期化脓性阑尾炎如经治疗即使炎症消退，也将是瘢痕性愈合，致阑尾腔变狭窄、壁增厚，阑尾发生扭曲，易复发。

（2）炎症局限化：化脓或坏疽、穿孔后，阑尾被大网膜包裹形成阑尾周围脓肿或炎性包块，炎症被局限化，如脓液不多，可被逐渐吸收。

（3）炎症扩散：如机体防御功能差，或未予及时治疗，炎症扩散而致阑尾化脓、坏疽穿孔乃至弥散性腹膜炎，化脓性肝门静脉炎等，极少数患者细菌栓子可随血流进入门静脉在肝内形成脓肿，出现严重的脓毒血症，伴有高热、黄疸、肝大及感染性休克。

三、临床表现

1.症状

（1）腹痛：多起于脐周和上腹部，开始疼痛不甚严重，位置不固定，呈阵发性，这是阑尾阻塞后，管腔扩张和管壁肌收缩引起的内脏神经反射性疼痛。数小时后，腹痛转移并固定在右下腹部疼痛呈持续性加重，这是阑尾炎症侵及浆膜，壁腹膜受到刺激引起的体神经定位疼痛，70%～80%的急性阑尾炎具有这种典型的转移性腹痛特点，但也有一部分病例发病开始即出现右下腹疼痛。

不同位置的阑尾炎，其腹痛部位也有区别，如盲肠后位阑尾炎痛在右侧腰部；盆腔位阑尾炎痛在耻骨上区，肝下区阑尾炎可引起右上腹痛；极少数左侧腹部阑尾炎出现左下腹痛。

不同病理类型阑尾炎的腹痛亦有差异，如单纯性阑尾炎是轻度隐痛；化脓性呈阵发性胀痛和剧痛；坏疽性呈持续性剧烈腹痛，穿孔性阑尾炎因阑尾管腔压力骤减，腹痛可暂时减轻，但出现腹膜炎后，腹痛又会持续加剧。

（2）胃肠道症状：恶心、呕吐最常见。早期呕吐多为反射性，常发生在腹痛的高发期，晚期呕吐则与腹膜炎有关。1/3 的患者有便秘或腹泻症状，腹痛早期排便次数增多，可能是肠蠕动增强的结果。盆腔位阑尾炎时，炎症刺激直肠和膀胱，引起排便里急后重和排尿疼痛，并发腹膜炎、肠麻痹，则出现腹胀和持续性呕吐。

（3）全身症状：初期有乏力、头痛。炎症加重时可有发热等全身中毒症状，体温多在 37.5～39℃。化脓性、坏疽性阑尾炎或腹膜炎时可出现畏寒、高热，体温可达 39～40℃或以上。肝门静脉炎时可出现寒战、高热和轻度黄疸。

2.体征

(1)强迫体位:患者就诊时常见弯腰行走,且往往以手按在右下腹部。在床上平卧时,其右髋关节呈屈曲位。

(2)右下腹压痛:是急性阑尾炎常见的重要体征,压痛点通常在麦氏点,可随阑尾位置变异而改变,但压痛点始终在一个位置上。病变早期腹痛尚未转移至右下腹时,压痛已固定于右下腹部。当炎症扩散到阑尾以外时,压痛范围也随之扩大,但仍以阑尾部位压痛最为明显。

(3)腹膜刺激征象:有腹肌紧张、反跳痛(Blumberg 征)和肠鸣音减弱或消失等,这是壁腹膜受到炎症刺激的一种防御反应,常提示阑尾炎已发展到化脓、坏疽或穿孔的阶段。但小儿、老年人、孕妇、肥胖、虚弱患者或盲肠后位阑尾炎时,腹膜刺激征象可不明显。

(4)其他体征

①结肠充气试验(Rovsing 征):用一手压住左下腹部降结肠部,再用另一手反复压迫近侧结肠部,结肠内积气即可传至盲肠和阑尾部位,引起右下腹痛感者为阳性。

②腰大肌试验(Psoas 征):左侧卧位后将右下肢向后过伸,引起右下腹痛者为阳性,说明阑尾位置过深或在盲肠后位靠近腰大肌处。

③闭孔内肌试验(Obturator 征):仰卧位,将右髋和右膝均屈曲 90°,病侧右股向内旋转,如引起右下腹疼痛者为阳性,提示阑尾位置较低,靠近闭孔内。

④直肠指检:当阑尾位于盆腔或炎症已波及盆腔时,直肠指检有直肠右前方的触痛。如发生盆腔脓肿时,可触及痛性肿块。

⑤腹部包块:阑尾周围脓肿形成时,右下腹可触到有触痛的包块。早期(尤其阑尾腔有梗阻时)可出现右下腹皮肤感觉过敏现象,范围相当于第 10~12 胸髓节段神经支配区,位于右髂嵴最高点、右耻骨棘及脐构成的三角区,也称 Sheren 三角,它并不因阑尾位置不同而改变。如阑尾坏疽穿孔,则该三角区皮肤感觉过敏现象消失。

3.辅助检查

(1)血常规检查:多数急性阑尾炎患者的白细胞计数及中性粒细胞比例增高,但升高不明显不能否定诊断,应反复检查,如逐渐升高,则有诊断价值。

(2)尿常规检查:尿检一般无阳性发现,但盲肠后位阑尾炎可刺激邻近的右输尿管,尿中可出现少量红细胞和白细胞。

(3)粪常规检查:盆位阑尾炎和穿孔性阑尾炎合并盆腔脓肿时,粪便中也可发现红细胞。

(4)X 线检查:胸腹透视列为常规。急性阑尾炎在腹部 X 线平片上也可出现阳性结果:5%~6%的患者右下腹阑尾炎部位可见一块或数块结石阴影,1.4%的病变阑尾腔内有积气。急性阑尾炎合并弥漫性腹膜炎时,为除外溃疡穿孔、急性绞肠梗阻等,立位腹部 X 线平片是必要的,如出现膈下游离气体,阑尾炎基本上可以排除。

(5)腹部 B 超检查:病程较长者,应行右下腹 B 超检查,了解是否有炎性包块存在。在决定对阑尾脓肿切开引流时,B 超可提供脓肿的具体部位、深度及大小,便于选择切口。

四、治疗原则

(1)急性阑尾炎一经确诊,应尽早手术切除阑尾。因早期手术既安全、简单,又可减少近期或远期并发症的发生。如发展到阑尾化脓坏疽或穿孔时,手术操作困难且术后并发症显著增加。即使非手术治疗可使急性炎症消退,日后有 3/4 的患者还会复发。

(2)非手术治疗仅适用于不同意手术的单纯性阑尾炎,急性阑尾炎的诊断尚未确定,以及发病已超过 72h 或已形成炎性肿块等有手术禁忌证者。主要措施包括选择有效的抗生素和补液治疗等。

五、护理

1.评估

(1)健康史及相关因素

①一般情况:患者的年龄、性别、职业、婚姻状况、文化程度、营养状况等,尤其注意与现患疾病相关的病史和药物应用情况及过敏史、手术史、家族史、遗传病史和女性患者生育史等。

②发病特点:患者是否有明显的腹部包块,有无腹痛,腹痛的特点,有无压痛、反跳痛,是否伴有发热。

(2)身体状况

①局部:疼痛位置、特点等。

②全身:重要脏器功能状况。

③辅助检查:包括特殊检查及有关手术耐受性检查的结果。

2.护理要点及护理措施

(1)术前护理措施

①按普通外科疾病术前一般护理常规。

②全面评估患者:包括健康史及其相关因素、身体状况、生命体征,以及神志、精神状态、行动能力等。

③心理护理:通过交流和沟通,了解患者及其家属情绪和心理变化,采取诱导方法逐渐使其接受并正视现实;医护人员应热情、耐心、服务周到,对患者给予同情、理解、关心、帮助,告诉患者不良的心理状态会降低机体的抵抗力,不利于疾病的康复。解除患者的紧张情绪,以便更好地配合治疗和护理。

④术前护理:备皮,上至乳头连线,下至耻骨联合,两侧至腋后线,并剃去阴毛。腹腔镜手术时应清洁肚脐。

⑤术前指导:嘱患者保持情绪稳定,避免过度紧张焦虑,备皮后洗头、洗澡、更衣,准备好术后需要的各种物品,通知患者立即禁食水,术前取下义齿,贵重物品交由家属保管等。

(2)术后护理

①按普通外科术后一般护理常规。

②患者术后清醒返回病房后,取去枕平卧位,头偏向一侧;麻醉完全清醒后,可取半卧位,以利于伤口引流及减轻疼痛。麻醉清醒后鼓励患者早期下床活动,以促进肠蠕动,预防肠粘连。

③术后6h内持续低流量吸氧。

④病情观察:术后密切观察患者血压、脉搏等变化,注意观察患者的主诉,及时发现可能发生的内出血。

⑤密切观察伤口有无渗血,一旦发现,应观察出血量、速度、血压、脉搏;有无呼吸困难等征象,及时报告医师,及时进行处理。除药物止血外,必要时准备手术止血。

⑥引流管的护理:急性化脓性阑尾炎或阑尾炎合并穿孔的患者,术后需留置腹腔引流管,活动、翻身时要避免引流管打折、受压、扭曲、脱出等。保持引流通畅,定时挤压引流管,避免因引流不畅而造成感染,如腹腔引流管引流出血性液应每日更换引流袋以防感染。

⑦引流液的观察:术后引流液的观察是重点,每日记录和观察引流液的颜色、性质和量,如在短时间内引流出大量血性液体,应警惕发生继发性大出血的可能,同时密切观察血压和脉搏的变化,发现异常及时报告医师给予处理。

⑧并发症的观察和护理

腹腔出血:术后6h内每30min测生命体征一次,如病情平稳后改4~6h测一次,如患者出现烦躁不安,面色苍白,需立即报告医生,做好紧急处理准备。

切口感染:术后3~5d每日测量生命体征4次,同时密切观察伤口情况,协助医师定时换药并注意无菌原则。

六、健康教育

(1)保持心情舒畅,注意劳逸结合,生活有规律,适量运动,勿过度劳累。

(2)饮食注意少量多餐,避免辛辣刺激食物的摄入,禁止吸烟、饮酒。

(3)注意保暖,避免感冒。

(4)保持伤口清洁,待伤口完全愈合后洗澡。

(5)给予有关疾病、手术及康复知识的指导。

(6)定期门诊复查,如有腹痛、发热,及时就诊。

第九节　结肠、直肠癌

一、概述

结肠、直肠癌是胃肠道常见的恶性肿瘤,好发于40~60岁。在我国的大肠癌发病中,以直肠癌为第一位,占56%~70%,其余依次为乙状结肠、盲肠、升结肠、降结肠和横结肠。男女发病比例为(1～2)：1。

二、病因与发病机制

直肠癌多见于男性,发病年龄多在40岁以上,但20岁左右年轻人也有所见。常见部位为腹膜反折线以下的直肠壶腹部,2/3病变位于此段,直肠指检多可触及。目前认为与结直肠癌发生的有关因素有:①局部慢性炎性病变,如溃疡性结肠炎、日本血吸虫病等;②致癌物质,主要是指高蛋白饮食引起胆酸分泌增加,后者被肠内厌氧菌分解为不饱和的多环烃;③腺瘤,这是目前最引人注目的因素,尤其直肠是腺瘤常见所在,也是癌肿常见部位。

绝大多数的结肠、直肠癌是腺癌。大体形态特征可分为三类:①肿块型,肿瘤向肠腔内突出,多为菜花状,浸润较表浅。其生长较慢,转移较迟,恶性程度低,预后较好。②溃疡型,多见,占50%以上,肿瘤向肠壁深层生长,并向四周浸润,早期可有溃疡,易出血、感染或穿孔。转移较早,恶性程度高。③浸润型,肿瘤沿肠壁浸润,致肠腔狭窄与梗阻。转移早,预后差。

三、临床表现

(一)症状

1.结肠癌

(1)排便习惯与粪便性状的改变:常为最早出现的症状。多表现为排便次数增加、腹泻、便秘,粪中带血、脓或黏液。

(2)腹痛:也是早期症状之一,常为定位不确切的持续性隐痛,或仅为腹部不适或腹胀感。出现肠梗阻时则腹痛加重或为阵发性绞痛。

(3)腹部肿块:多为瘤体本身,有时可能为梗阻近侧肠腔内的积粪。肿块大多坚硬,呈结节状。

(4)肠梗阻症状:一般属结肠癌的晚期症状,主要表现是腹胀和便秘,腹部胀痛或阵发性绞痛。当发生完全梗阻时,症状加剧。

(5)全身症状:由于慢性失血、癌肿溃烂、感染、毒素吸收等,患者可出现贫血、消瘦、乏力、低热等。

2.直肠癌

直肠癌早期无明显症状,即使有少量出血,肉眼也不易觉察到,到癌肿发展为溃疡或感染时才出现症状。

(1)直肠刺激症状:排便不适、排便不尽感,便前肛门下坠感,便意频繁、腹泻、里急后重。

(2)癌肿破溃感染症状:排便时大便表面带血及黏液,感染严重时出现脓血便,大便次数增多。

(3)肠狭窄症状:癌肿突入肠壁造成肠管狭窄,初时使大便变形、变细,癌肿造成肠管部分梗阻后,有腹胀、阵发性腹痛、肠鸣音亢进,大便困难。

(二)辅助检查

1.直肠指检

简单易行,不需要任何设备,比较准确可靠,是诊断直肠癌的最主要的方法。

2.内镜检查

直肠镜、结肠镜检查可发现直肠、结肠病变的部位与程度,同时可在直视下取活组织做病理检查,是诊断结肠、直肠内病变最有效,且可靠的检查方法,绝大多数早期病变或通过内镜检查发现。

3.钡剂灌肠或气钡双重造影检查

可确定病变部位和范围,气钡双重造影可发现较小病灶。

4.B超或CT

主要用于发现癌肿有无肝转移及肿瘤与邻近脏器的关系。

5.血清癌胚抗原(CEA)

约半数结肠、直肠癌患者血清CEA升高。CEA还可作为结肠、直肠癌手术后的随访指标,如术后CEA降低,以后又升高,应考虑癌肿复发。

6.其他检查

直肠下段癌肿较大时,女患者应做阴道双合诊,男患者需做膀胱镜检查,了解癌肿范围。

四、治疗原则

(1)手术治疗:结肠、直肠癌一经确诊,应尽早行根治性切除术,手术可分为开腹手术和腹腔镜手术。

(2)放疗与化疗:作为辅助治疗有一定效果。

(3)免疫治疗。

五、护理

1.评估

(1)健康史及相关因素:包括家族中有无发病者,初步判断肿瘤的发生时间,有无对生活质量的影响,发病特点。

(2)一般情况:患者的年龄、性别、职业、婚姻状况、营养状况等,尤其注意与现患疾病相关的病史和药物应用情况及过敏史、手术史、家族史、遗传病史和女性患者生育史等。

2.护理措施

(1)术前护理措施

①按普通外科疾病术前护理常规。

②全面评估患者:包括健康史及其相关因素、身体状况、生命体征,以及神志、精神状态、行动能力等。

③心理护理:护理人员应了解患者的心理状况,有计划地向患者介绍有关疾病的治疗、手

术方式及结肠造口术的知识,增强患者对治疗的信心,使患者能更好地配合手术治疗及护理。同时也应取得患者家属的配合和支持。

④维持足够的营养:结肠、直肠癌患者由于长期的食欲下降、腹泻及癌肿的慢性消耗,手术前的营养状况欠佳。术后患者需有足够的营养进行组织修补、维持基础代谢。因此术前须纠正贫血和低蛋白血症,提高患者对手术的耐受力,利于术后康复。应尽量多给予高蛋白、高热量、高维生素、易消化的少渣饮食,如因胃肠道准备需要限制饮食,可由静脉补充。

⑤做好术前准备:协助患者做好术前相关检查工作,如影像学检查、心电图检查、胸片、血液检查、尿便检查等;备皮;肠道准备。a.控制饮食.术前 2~3d 进流质饮食,有肠梗阻症状者,应禁食补液。b.给患者口服泻药,术前 1 日中午 12:00 及晚间 19:00 分别嘱患者口服 50% 硫酸镁 50ml,服药后半小时内饮温开水 1500~2000ml。如果在睡前大便尚未排净,应进行清洁灌肠。c.术前口服肠道不吸收抗生素。

⑥做好术前指导:嘱患者保持情绪稳定,避免过度紧张焦虑,备皮后洗头、洗澡、更衣,准备好术后需要的各种物品如一次性尿垫、痰杯等,术前晚 22:00 以后禁食水,术晨取下义齿,贵重物品交由家属保管等。

(2)术后护理措施

①按普通外科术后护理常规及全麻手术后护理常规护理。

②体位:术后取去枕平卧位,头偏向一侧,6h 后病情稳定,可改为半卧位,以利呼吸和腹腔引流。

③严密观察病情变化

a.观察生命体征:术后每 30min 测脉搏、血压、呼吸 1 次。病情稳定后改为每 4h 测 1 次。

b.局部出血情况:由于肠癌手术范围大,渗血多,若有止血不全、缝线脱落等,均可引起术后出血。术后应观察腹部引流液及骶尾引流液的颜色、性状和量,同时要观察腹部及会阴部创面敷料,如局部渗出较多需及时处理。

④饮食:应禁食、静脉补液,至肛门排气或结肠造口开放后进流质,1 周后改为半流质,2 周左右方可进普食,且选择易消化的少渣饮食。

⑤应用抗生素:由于肿瘤患者抵抗力下降,结肠、直肠癌手术创面暴露时间长,术后可能发生切口或腹腔感染,为防止感染常应使用有效的抗生素。

⑥术后尿潴留的观察与护理:直肠癌根治术易损伤骶部神经或造成膀胱后倾,可致尿潴留,故术后均需放置导尿管。术后 5~7d 起开始训练膀胱舒缩功能,即夹闭导尿管 2~3h 开放 1 次,并观察患者尿意和排尿量是否正常,如基本恢复正常,术后 10d 左右可拔除尿管。

⑦会阴部切口的护理:由于 Miles 手术范围大,会阴部残腔大,术后渗血渗液易潴留残腔引起局部感染,应采取措施加以预防。a.保持切口外层敷料的清洁干燥,如被污染或被血液渗湿,应及时更换。亦可根据全身情况,于术后 7~10d 起用 1:5000 高锰酸钾溶液温水坐浴,每天 2 次。b.保持骶尾引流管通畅,防止引流管堵塞、弯曲、折叠;观察记录引流液的量和性质;骶尾引流管一般在术后 7d 引流量减少时可逐渐向外拔出。拔除引流管后,要填塞纱条,防止伤口封闭,形成无效腔。

⑧结肠造口的护理:结肠造口是将近端结固定于腹壁外,粪便由此排出体外,故又称人工

肛门。护理包括以下几种。

a.结肠造口一般于术后 2～3d 待肠蠕动恢复后开放。造口开放前注意肠段有无回缩、出血、坏死等情况,因造口的结肠张力过大、缝合不严、血供障碍等,均可导致上述情况。

b.保护腹部切口:造口开放后早期,粪便稀薄,次数多,因此患者取左侧卧位,应用塑料薄膜将腹部切口与造口隔开,目的是防止流出的稀薄粪便污染腹部切口,导致切口感染。

c.保护肠造口四周皮肤:造口开放后连接人工肛门袋,早期,粪便稀薄,不断流出,对腹壁皮肤刺激大,极易引起皮肤糜烂,应彻底清洗造口周围皮肤,并在瘘口周围皮肤处涂以皮肤保护剂(如:复方氧化锌软膏、溃烂粉等)。

d.并发症的观察与护理:造口坏死、感染:观察造口血液循环情况,有无出现肠黏膜颜色变暗、发紫、发黑等异常。造口狭窄:为预防造口狭窄,术后 1 周开始用手指扩张造口,每周 2 次,每次 5～10min,持续 3 个月。每次操作时手指套上涂上液状石蜡,沿肠腔方向逐渐深入,动作宜轻柔,忌用暴力,以免损伤造口或肠管。便秘:患者术后 1 周后,应锻炼定时排便。当进食后3～4d 未排便或因粪块堵塞发生便秘,可插入导尿管,一般不超过 10cm,常用液状石蜡或肥皂水灌肠,但注意压力不能过大,以防肠道穿孔。

六、健康教育

(1)疾病复发的观察:遵医嘱正确应用抗癌药,定期复查。

(2)造口术后康复护理

1)衣着:以柔软、舒适、宽松为原则,不需要制作特别的衣服,适度弹性的腰带并不会伤害造口,也不妨碍肠道的功能,不要引起造口受压。

2)饮食:原则上不需忌口,只需均衡饮食即可。多食些新鲜水果蔬菜,保持大便通畅。进食时尽量做到干湿分开,以便使粪便成形,同时可增加饮用酸牛奶以调节肠造口菌群,起到调节肠功能的作用。不易消化、产气较多或有刺激性的食物尽量避免食用,如糯米类的粽子、汤圆,带壳类的瓜子、花生、绿豆等,啤酒、可乐,引起异味的食物如辣椒、咖喱、洋葱等。就餐时,应细嚼慢咽,尝试新品种的食物时应逐渐增加,以免引起腹泻。对尿路造口者,饮食中要特别注意食物的酸碱性。

3)工作:一般造口患者术后半年即可恢复原有的工作,而且无需担心造口影响正常工作,只要避免过重的体力劳动,注意劳逸结合。

4)沐浴:造口者一旦伤口愈合就能享受沐浴的乐趣,水对造口没有害处。以淋浴方式清洁身体及造口,最好选用无香精的中性沐浴液。若戴着造口袋沐浴,可选用防水胶布贴在造口袋底盘的四周,浴毕揭去胶布即可。

5)运动:为了保持身体健康及生理功能,可维持适度的运动,如游泳、跑步等。游泳时可选用迷你造口袋或使用造口栓,要避免碰撞类的运动,如拳击、篮球等。运动时加造口腹带约束效果更好。

6)坚持定期复查,2 年之内 3 个月复查 1 次,2～5 年每半年复查,发现问题及时就诊。

第十节　肠系膜血管缺血性疾病

一、概述

肠系膜缺血性疾病是由各种原因引起肠道急性或慢性血流灌注不足或回流受阻所致的肠壁缺血坏死和肠管运动功能障碍的一种综合征。

二、病因与发病机制

凡全身血液循环动力异常、肠系膜血管病变以及其他全身或局部疾病引起的肠壁缺血,均可引发本病。此病可累及全消化道。但以左半结肠较为常见。尤以结肠脾曲多见。这是由于结肠脾曲是由肠系膜上、下动脉末梢吻合部供血,对抗缺血的能力最弱,易于发生供血不足。常见原因:①肠系膜动脉栓塞;②肠系膜动脉血栓形成;③肠系膜静脉血栓形成;④非阻塞性的肠系膜血管缺血,多发生于充血性心力衰竭、心肌梗死等可导致低血流量低灌注的疾病中。

本病是一种绞窄性动力性肠梗阻,以老年人居多。由于肠管可能在短时间内广泛坏死,术前诊断困难,术中需要切除大量肠管,术后遗留营养障碍,故病情较一般绞窄性机械性肠梗阻更为严重。

三、临床表现

1.临床表现

因血管阻塞的部位、性质和发生的缓急而各有不同。血管阻塞发生过程越急,范围越广,表现越严重。动脉阻塞的症状较静脉阻塞急而严重。剧烈的腹部绞痛是最开始的症状,难以用一般药物所缓解,可以是全腹性或局限性。早期由于肠痉挛所致,此后有肠坏死,疼痛转为持续,伴有频繁呕吐,呕吐物多为血性,部分患者有腹泻,并排出暗红色血便。患者的早期症状明显且严重,但腹部体征与其不相称,是急性肠缺血的一个特征。开始时腹软不胀,轻压痛,此后腹部逐渐膨胀,压痛明显,肠鸣音消失,出现腹膜刺激征,表明已发生肠坏死,患者很快出现休克症状。

2.辅助检查

化验室检查可见白细胞计数在 $20 \times 10^9/L$ 以上,并有血液浓缩和代谢性酸中毒表现。腹腔穿刺可抽出血性液体。腹部 X 线平片在早期仅显示肠腔中等或轻度胀气,当有肠坏死时,腹腔内有大量积液,X 线平片显示密度增高。腹部选择性动脉造影对本病有较高的诊断价值,不仅能帮助诊断,还可鉴别是动脉栓塞、血栓形成或血管痉挛。

四、治疗原则

急性肠系膜血管缺血一经确诊,必须立即进行处理,腹痛8h以内无腹膜刺激征者可给予非手术治疗。手术治疗中肠切除术最常用。肠系膜上动脉栓塞早期(12h以内)应积极开展取栓术可避免肠坏死或缩小肠切除的范围。动脉血栓形成,大多数伴有动脉粥样硬化,常用自体大静脉行旁路手术,当血流重建后,观察肠管的情况,如有坏死,待界线清楚后行肠切除。肠系膜静脉血栓形成者,就诊时往往已有肠坏死,应及时手术探查。术中发现小肠大范围坏死者,要尽量保留有活力肠管。手术后应继续抗凝治疗,防止血栓再次形成。

五、护理

1.评估

(1)健康史:询问患者以往是否有冠心病史或有心房纤颤、动脉硬化等病史。了解患者腹痛的发生时间、部位、性质及腹痛相关的伴发症状。

(2)肠系膜缺血性疾病往往发病突然,腹痛较剧烈,且病情发展快,患者缺乏思想准备,担心不能得到及时治疗或预后不良,表现出急躁情绪和焦虑。评估患者对疾病突然发生产生的精神上的变化,评估患者对肠系膜缺血性疾病预防及治疗知识的掌握程度。

2.护理要点及护理措施

(1)术前护理措施

①严密观察生命体征的变化:定时测量记录体温、脉搏、呼吸、血压。若患者脉搏增快、血压下降、面色苍白、皮肤湿冷,为休克征象。

②禁食、胃肠减压:可减少肠液积聚,减轻腹胀,改善肠道血供,有利于肠道功能的恢复。

③腹痛护理:密切观察患者腹痛的性质,若由腹部绞痛转为持续疼痛,提示有肠坏死、肠穿孔的发生,要通知医师,做好手术前准备。对于明确诊断的患者,可以适当给予解痉镇痛药,缓解疼痛。

④补充液体,维持水、电解质、酸碱平衡:迅速建立静脉通道,根据医嘱,合理安排输液顺序、输液速度。

(2)术后护理措施

①病情观察:术后24h严密观察生命体征变化、伤口渗血、渗液情况及患者腹部体征。

②体位:全身麻醉清醒后改半卧位,以减弱切口疼痛及有利于引流。

③早期活动:鼓励早期下床活动,以促进肠蠕动的恢复,防止肠粘连的发生。

④胃管、腹腔引流管的护理:妥善固定;保持通畅;注意无菌;观察引流液的颜色、量和性状;保持引流管的清洁。

⑤抗凝治疗的护理:术后3～5d持续静脉肝素维持[1mg/(kg·d)]或低分子皮下注射(5000U/d),至改用口服抗凝药。护理中要防止患者身体部位和硬物碰撞,注射点压迫时间较正常延长,并注意观察有无出血现象,监测出凝血时间活动度、血常规。

⑥饮食指导：术后禁食，待胃肠减压排气后给予少量饮水1～2d后给予流质饮食，根据病情好转情况逐步增量。忌油腻、生、冷、硬食物，给予易消化含丰富维生素食物，如鲜果汁、炖蛋等。

⑦术后并发症的护理。切口感染，术后3～5d体温持续升高，切口红肿者应拆除部分切口缝线，加强换药。肠瘘，肠管在短时间内出现缺血，坏死等病理生理改变，当手术时坏死的肠管切除不够或肠管血供差，可导致吻合口愈合不良，形成肠瘘。肠瘘一般发生在术后1周，伤口敷料被肠液污染，引流液量突然增加并有粪臭味。再栓塞，手术后要警惕再次发生栓塞造成肠坏死，监测出凝血时间活动度、血常规，注意患者腹部体征的变化。给予必要的抗凝治疗。

六、健康教育

(1)提供肠系膜缺血性疾病的有关预防、治疗和自我护理的知识，告知患者此病多与血管硬化、血液黏稠、血栓脱落等有关，要积极治疗原发病，晨起饮水、低脂饮食，必要时进行抗凝治疗，防止血液黏稠。通过健康教育提高自我保健意识。

(2)若需持续进行抗凝治疗，应向患者详细介绍药物的剂量、作用及不良反应，说明定期进行出凝血时间活动度、血常规检查的重要性，若有异常，及时就诊。

(3)肠管大部分切除后，小肠消化吸收功能降低，饮食上应给予低渣、易消化、高蛋白饮食，加强营养支持。

(4)保持心情通畅，注意劳逸结合，患者病情得到缓解或相对平稳后，生活要有规律，建立和调节好自己的生物钟，采用适当放松技巧，缓解生活及工作的压力，从而控制病情的发展和促进健康。

第四章 妇产科疾病护理

第一节 女性生殖系统炎症

一、概述

(一)女性生殖器官的自然防御功能

女性生殖器官的解剖和生理特点使健康妇女具有比较完善的自然防御功能,一般不发生炎症。

1.解剖方面

双侧大阴唇自然合拢,遮掩阴道口和尿道口,盆底肌的作用使阴道口闭合,阴道前后壁紧贴,宫颈内口平时紧闭,同时宫颈管内膜分泌黏液形成"黏液栓"堵塞宫颈管,可以防止外界的污染及病原体的入侵。

2.生理方面

①阴道具有自净作用,阴道上皮在卵巢分泌的雌激素作用下增生变厚,可增强抵抗病原体入侵的能力,同时阴道上皮细胞含有的丰富糖原,被阴道杆菌分解为乳酸,从而维持阴道正常的酸性环境(pH 值为 3.8～4.4),可抑制不耐酸性病原体的生长繁殖。②子宫内膜周期性剥脱,可及时消除宫腔内的病原体。③宫颈黏液呈碱性,输卵管黏膜上皮细胞的纤毛向子宫腔方向摆动以及输卵管的蠕动,均有利于阻止病原体的侵入。

虽然女性生殖器官在解剖、生理方面具有较强的自然防御功能,但是由于外阴前邻尿道,后与肛门邻近,易受污染;同时外阴与阴道又是性交及各种宫腔操作的必经之道,容易受损伤及各种感染。此外,妇女在特殊生理时期如月经期、妊娠期、分娩期和产褥期,机体抵抗力下降,病原体容易侵入生殖道造成炎症。

(二)炎症的病原体

常见的病原体如下:

1.细菌

大多为化脓菌,如葡萄球菌、链球菌、大肠杆菌、厌氧菌、淋病奈瑟菌、结核杆菌等。

2.原虫

多见阴道毛滴虫。

3.真菌

以白色念珠菌为主。

4.病毒

以疱疹病毒、人乳头瘤病毒多见。

5.螺旋体

多见苍白密螺旋体。

6.衣原体

常见沙眼衣原体,感染症状不明显,但可引起炎症较严重的盆腔广泛粘连。

7.支原体

正常菌群的一种,在一定条件下可引起生殖道炎症。

(三)炎症的传染途径

1.沿生殖器黏膜上行蔓延

病原体侵入外阴、阴道后,沿黏膜经宫颈、子宫内膜、输卵管黏膜至卵巢及腹腔。葡萄球菌、淋病奈瑟菌及沙眼衣原体沿此途径扩散。

2.经血液循环播散

病原体从人体的其他系统经过血液循环感染生殖器官,此为结核杆菌的主要传播途径。

3.经淋巴系统蔓延

病原体经生殖器创伤处的淋巴管侵入扩散至盆腔结缔组织及内生殖器其他部分,此为产褥感染、流产后感染及放置宫内节育器后感染的主要传播途径。多见于链球菌、大肠杆菌、厌氧菌感染。

4.直接蔓延

腹腔脏器感染后,直接蔓延到内生殖器官,如患阑尾炎时可引起右侧输卵管炎。

(四)炎症的发展及转归

1.痊愈

痊愈是指当患者抵抗力强,病原体致病能力不强或治疗及时,抗生素使用恰当时,病原体完全被消灭,炎症很快消失,炎性渗出物完全被吸收。痊愈后,组织结构、功能都可以恢复正常,不留任何痕迹。但如果坏死组织及炎性渗出物发生机化,形成疤痕或粘连,组织结构和功能则不能完全恢复,而只是炎症消失。

2.转为慢性

炎症治疗不彻底、不及时或病原体对抗生素不敏感,身体防御功能和病原体的作用处于相持状态,炎症将长期存在。当身体抵抗力强时,炎症可以逐渐好转被控制;当机体抵抗力低下时,慢性炎症可急性发作。

3.扩散与蔓延

当患者抵抗力低下,病原体毒性作用强时,炎症可经淋巴和血行扩散或蔓延到邻近器官,严重时可形成败血症,危及生命。但随着各种广谱抗生素的问世,目前这种情况已不多见。

二、外阴炎症

外阴炎症包括外阴炎和前庭大腺炎。外阴炎是指外阴部的皮肤与黏膜的炎症。前庭大腺炎是病原体侵入前庭大腺引起的炎症,包括前庭大腺脓肿和前庭大腺囊肿。

(一)病因

1.外阴炎

阴道分泌物、产后恶露、月经血、尿液、粪便的刺激均可引起外阴不同程度的炎症。另外,尿瘘患者的尿液、粪瘘患者的粪便、糖尿患者糖尿的长期刺激,穿紧身化纤内裤、月经垫透气性差、局部经常潮湿、局部使用化学药物过敏等也可引起外阴部的炎症。

2.前庭大腺炎

前庭大腺开口于前庭后方的小阴唇与处女膜之间,因其结构、部位的特点,病原体葡萄球菌、链球菌、大肠杆菌等在性交、流产或其他情况污染外阴部时,容易侵入腺管开口和腺管而引起前庭大腺脓肿或囊肿等急、慢性炎症。

(二)护理评估

1.健康史

询问患者有无以下情况:①不洁性生活史;②月经、性交、流产、分娩与尿液、粪便刺激,穿紧身化纤内裤,使用化学药物等诱因;③与污染的公共浴池、浴盆、浴巾、游泳池、坐式便器、衣物及医疗器械等接触史;④妊娠、糖尿病及接受雌性激素或抗生素治疗史。

2.身体状况

(1)外阴炎:外阴皮肤瘙痒、疼痛、灼热感,于性交、活动、排尿时加重。检查可见局部充血、肿胀、糜烂,严重者形成溃疡或外阴局部皮肤或黏膜增厚、粗糙等。

(2)前庭大腺炎:多发生于一侧,初期局部肿胀、疼痛,行走不便,并出现发热等全身症状。检查发现局部皮肤红肿、发热、压痛明显。当脓肿形成时直径可达 5～6cm,表面皮肤变薄、发红,可触及波动感。前庭大腺囊肿大者(直径＞6cm),外阴常有坠胀感或性交不适。

3.心理-社会状况

患者因外阴局部不适而影响生活、工作、睡眠和性生活,进而情绪低落、焦虑,还可能因易复发、久治不愈、担心被人歧视而忧心忡忡。未婚或绝经患者易因害羞而不愿就诊。

4.辅助检查

外阴炎患者可做外阴印片,必要时活检排除恶性疾病。

5.处理要点

(1)外阴炎:外阴炎保持外阴清洁、干燥。同时,应积极寻找病因,治疗原发病。可局部用药,还可选用微波或红外线物理治疗。

(2)前庭大腺炎:前庭大腺炎急性期,须卧床休息,同时应取前庭大腺开口处分泌物作细菌培养和药敏试验,根据病原体选用抗生素;局部可用清热解毒的中药热敷或坐浴。脓肿形成后,可切开引流并行造口术。囊肿小可定期检查,囊肿大可行造口术。

（三）护理诊断

1.组织完整性受损

与炎症刺激、搔抓或用药不当有关。

2.疼痛

与局部炎症反应有关。

3.焦虑

与局部不适影响生活、工作、睡眠、性生活和担心治疗效果有关。

4.知识缺乏

缺乏外阴炎预防和治疗的相关知识。

（四）护理目标

（1）患者瘙痒减轻或消失，破损皮肤黏膜修复。

（2）患者疼痛减轻或消失，脓肿消退。

（3）患者情绪稳定，自述焦虑减轻或消失。

（4）患者能说出预防和治疗外阴炎的相关知识。

（五）护理措施

1.治疗指导

遵医嘱指导患者治疗，促进组织修复，减轻疼痛。

（1）外阴炎

①保持外阴清洁、干燥：做到勤清洗、勤更换，选择吸水性好、透气性强的内裤及合格的卫生巾，勿搔抓外阴部，防止皮肤损伤。

②坐浴：指导患者配制坐浴液，包括温度、坐浴的时间及注意事项，坐浴时要使会阴部浸没于溶液中。每次坐浴 15～30min，2 次/d，5～10 次为一疗程。坐浴后涂抗生素软膏或紫草油。月经期停止坐浴。

③治疗原发病：协助医生积极治疗患者的原发病。若采用微波及红外线治疗，则应告知患者相关注意事项。

（2）前庭大腺炎

①卧床休息：急性期卧床休息，保持局部清洁，避免摩擦患处。

②治疗配合：按医嘱给予抗生素对症处理，局部可选用蒲公英、紫花地丁、连翘等清热解毒中药熏洗或坐浴。术后伤口愈合的患者，改用温水坐浴，每天 2 次。

③造口引流护理：对行脓肿或囊肿切开引流术后的患者，应每天更换局部引流条并疏通腺管，防止腺管粘连不通。同时，应用消毒液擦洗会阴，每天 2 次。

2.心理护理

关爱患者，理解患者的痛苦，及时发现患者的心理问题并给予帮助，及时满足患者所需，减轻其心理负担。

3.健康指导

指导患者保持外阴清洁、干燥，做好经期、孕期、分娩期及产褥期卫生；治疗期间避免饮酒及辛辣食物；外阴瘙痒时严禁搔抓，勿用刺激性药物或肥皂擦洗；用药前洗净双手及会阴，将外阴清洁专用盆、毛巾、内裤等煮沸消毒;穿透气性好的纯棉内裤,预防继发感染;避免到游泳池、浴池等公共场所,以防交叉感染。

(六)护理评价

(1)患者瘙痒是否减轻或消失,破损皮肤黏膜是否修复。

(2)患者疼痛是否减轻或消失,脓肿是否消退。

(3)患者情绪是否稳定,能否自述焦虑减轻或消失。

(4)患者能否说出预防和治疗外阴炎的相关知识。

三、阴道炎症

常见的阴道炎症有滴虫性阴道炎、外阴阴道假丝酵母菌病和老年性阴道炎。

(一)病因

1.滴虫性阴道炎

常由阴道毛滴虫引起。月经前后、妊娠期、产后等阴道 pH 值发生变化,滴虫常在此期得以繁殖,引起炎症发作。同时,滴虫吞噬上皮内糖原,阻碍乳酸生成,降低阴道酸性,易于繁殖。

2.外阴阴道假丝酵母菌病

外阴阴道假丝酵母菌病又称外阴阴道念珠菌病,是一种常见的阴道炎,80%~90%的病原体为白色念珠菌。白色念珠菌对热的抵抗力不强,加热至 60℃时,1h 即可死亡,但其对干燥、日光、紫外线及化学制剂的抵抗力较强。白念珠菌为条件致病菌,约 10%非孕妇女及 30%孕妇阴道中有此菌寄生,并不引起症状。

当阴道内糖原增加、酸度增高、局部细胞免疫力下降时,念珠菌易繁殖而引起炎症,故外阴阴道假丝酵母菌病多见于孕妇、糖尿病患者及接受大量雌激素治疗者。易使念珠菌得以繁殖而引起感染的情况还有:长期应用抗生素,改变了阴道内微生物之间的相互制约关系;皮质类固醇激素或免疫缺陷综合征,使机体的抵抗力降低;穿紧身化纤内裤、肥胖使会阴局部的温度及湿度增加。

3.老年性阴道炎

常见于绝经后妇女。绝经后卵巢功能衰退,雌激素水平降低.阴道壁萎缩,黏膜变薄,上皮细胞内糖原含量减少,阴道内 pH 值增高,局部抵抗力降低,致病原体入侵繁殖而引起炎症,常为一般化脓菌混合感染。此外,各种原因引起的卵巢功能衰退、长期闭经、长期哺乳等均可引起此病发生。

(二)传染途径

1.滴虫性阴道炎

①经性交直接传播;②经公共物品(如浴池、浴具、坐式马桶)等间接传播;③医源性传播,即经污染的器械及敷料传播。

2.念珠菌性阴道炎

念珠菌除寄生于阴道外,还可寄生于人的口腔、肠道,这 3 个部位的念珠菌可互相自身传染,当局部环境条件适合时易发病。此外,少部分患者可通过性交直接传染或接触感染的衣物间接传染。

(三)护理评估

1.健康史

询问患者有无以下情况:①不洁性生活史;②月经、性交、流产、分娩与尿液、粪便刺激,穿紧身化纤内裤,使用化学药物等诱因;③与污染的公共浴池、浴盆、浴巾、游泳池、坐式便器、衣物及医疗器械等接触史;④妊娠、糖尿病及接受雌性激素或抗生素治疗史。

2.身体状况

(1)滴虫性阴道炎:滴虫性阴道炎的潜伏期为4~28日。患者的典型表现为稀薄泡沫状白带增多及外阴瘙痒。若合并细菌感染,分泌物常呈脓性伴臭味;若感染尿道口,可有尿频、尿痛等。妇科检查可见阴道黏膜充血,呈"草莓样"外观,后穹隆部有多量泡沫状白带,呈灰黄色、黄白色或黄绿色脓性分泌物。此外,因滴虫能吞噬精子,可致不孕。少数患者有滴虫存在,但无炎性表现,称为带虫者。

(2)外阴阴道假丝酵母菌病:患者主要表现为外阴瘙痒、灼痛,严重时坐卧不宁,还可伴有尿痛及性交痛等。急性期白带增多、稠厚、色白,呈凝乳或豆渣样。妇科检查可见外阴皮肤抓痕,小阴唇内侧及阴道黏膜有白色膜状物,擦除后露出红肿黏膜面。

(3)老年性阴道炎:患者主要表现为外阴瘙痒、有灼热感,稀薄、淡黄色的阴道分泌物增多,严重者呈血样脓性白带。妇科检查可见阴道呈老年性改变,上皮菲薄、萎缩,皱襞消失,阴道黏膜充血,常伴有小出血点,严重者可以出现浅表小溃疡。

3.心理-社会状况

患者常因外阴局部不适而影响生活、工作或睡眠,会产生疑虑和焦急心理。一些未婚女性常因害羞而不愿就诊。

4.辅助检查

取阴道分泌物化验检查。滴虫性阴道炎可找到活动的滴虫;外阴阴道假丝酵母菌病可见菌丝和芽胞;老年性阴道炎可见阴道清洁度为Ⅱ~Ⅲ度。

5.处理要点

切断传播途径,杀灭病菌,消除诱因;冲洗阴道,恢复阴道正常的自净环境;外阴、阴道局部用药或全身用药,杀灭病原体;增强阴道局部抵抗力,抑制病原体增长繁殖。

(四)护理诊断

1.组织完整性受损

与炎症刺激引起局部瘙痒有关。

2.焦虑

与局部不适影响生活、工作、睡眠、性生活和担心治疗效果有关。

3.知识缺乏

缺乏外阴清洁、炎症预防和治疗的相关知识。

(五)护理目标

(1)患者瘙痒减轻或消失,白带减少,皮肤黏膜修复。

(2)患者情绪稳定,自述焦虑减轻或消失。

（3）患者能说出预防和治疗阴道炎的相关知识。

（六）护理措施

1.心理护理

关心、理解患者,尊重患者隐私,鼓励患者坚持按医嘱规范治疗,缓解其焦虑情绪。

2.治疗配合

（1）协助检查:向患者解释阴道分泌物悬滴法检查的目的,告知患者取分泌物前 24～48h 避免性交、阴道冲洗或局部用药。分泌物取出后及时送检。

（2）协助用药

①外阴擦洗、阴道灌洗:滴虫性阴道炎和老年性阴道炎患者,用1％乳酸液或0.1％～0.5％醋酸液冲洗阴道,以改善阴道内环境,抑制细菌生长繁殖,提高疗效;外阴阴道假丝酵母菌病患者,用2％～4％碳酸氢钠溶液冲洗阴道。

②阴道局部用药。

a.滴虫性阴道炎:将甲硝唑 200mg 每晚塞入阴道 1 次。

b.外阴阴道假丝酵母菌病:用咪康唑栓剂、制霉菌素栓剂或片剂放于阴道内,用法同上。

c.老年性阴道炎:将甲硝唑 200mg 阴道入药,每天 1 次;炎症严重者,使用雌激素局部给药,常用己烯雌酚 0.125mg 或 0.25mg,每晚放入阴道 1 次。

局部用药时,7～10 日为一疗程。月经期停用。

③全身用药

a.滴虫性阴道炎:常与局部用药联合,选用甲硝唑 400mg,每日 2～3 次口服,连服 7 日。对初患者,单次口服甲硝唑 2g,可收到同样效果。性伴侣同时全身用药治疗。部分患者在服用甲硝唑后,会出现胃肠道反应,偶见头痛、白细胞减少,此时应立即停药并报告医师。甲硝唑可透过胎盘到达胎儿体内,亦可从乳汁中排泄,故孕 20 周前或哺乳期妇女慎用。

b.外阴阴道假丝酵母菌病:若局部用药效果差或病情顽固,可口服伊曲康唑、氟康唑等药物。有肝病史者及孕妇禁用。

c.老年性阴道炎:在排除肿瘤后,可口服少量雌激素,如尼尔雌醇,首次 4mg,以后每 2～4 周 1 次,每次 2mg,维持 2～3 个月,以增强阴道黏膜防御力。雌激素能增加子宫内膜癌的发病率,故应避免长期大量使用。

3.健康指导

（1）卫生及感染防护:注意个人卫生,保持外阴清洁、干燥;避免骚抓外阴,勤换内裤,穿透气性好的棉质内裤;用药前注意洗净双手及会阴,将外阴清洗专用盆、毛巾、内裤等煮沸消毒5～10min,避免交叉感染及重复感染;治疗期间避免饮酒和吃辛辣食物,避免性生活;避免到游泳池、浴池等公共场所,以减少交叉感染的机会。

（2）术后用药及随访:向患者解释阴道炎的病因、传播途径,增强其自我保健意识。告知患者用酸性药液冲洗阴道后再用药的原则,以及各种剂型的阴道用药方法,强调在月经期间暂停坐浴、阴道冲洗及阴道用药。向患者强调治愈标准及随访的重要性,告知患者滴虫性阴道炎常于月经后复发,故应每次月经干净后复查白带,若经连续 3 次检查均阴性,方可称为治愈。告知患者在治疗期间禁止性生活,病情顽固者,应与性伴侣同时治疗。

(七)护理评价

(1)患者瘙痒是否减轻或消失,白带是否减少,皮肤黏膜是否修复。

(2)患者情绪是否稳定,能否自述焦虑减轻或消失。

(3)患者能否说出预防和治疗阴道炎的相关知识。

四、子宫颈炎症

子宫颈炎症是妇科最常见的疾病,包括宫颈阴道部炎症和宫颈管黏膜炎症,有急性和慢性两种,临床以慢性子宫颈炎为多见。现仅叙述慢性子宫颈炎。宫颈易受分娩、宫腔操作的损伤,且宫颈管单层柱状上皮抗感染能力较差,宫颈管黏膜皱襞多,一旦发生感染,很难将病原体完全清除。因此,临床多见宫颈黏膜炎。

(一)病因病理

子宫颈炎症常因分娩、流产或手术等各种原因损伤宫颈后,病原体从损伤处侵入而引起感染。病原体主要为葡萄球菌、链球菌等,目前,沙眼衣原体及淋病奈瑟菌感染引起的慢性宫颈炎日益增多。此外,卫生不良或雌激素缺乏,局部抵抗力差,也易引起慢性子宫颈炎。

慢性子宫颈炎主要有以下几种病理表现:

1.宫颈糜烂

是指因炎症刺激,宫颈表面的鳞状上皮脱落,由宫颈管柱状上皮覆盖,因柱状上皮菲薄,皮下血管显露而使宫颈外口呈红色区。根据糜烂深浅程度分为 3 型:①单纯型:糜烂面平滑;②颗粒型:组织增生使糜烂面呈颗粒状;③乳头型:糜烂面组织显著增生高低不平,呈乳头状突起。根据糜烂面积大小不同可分为 3 度:①轻度(Ⅰ度):糜烂面积小于整个宫颈面积的 1/3;②中度(Ⅱ度):糜烂面积占整个宫颈面积的 1/3~2/3;③重度(Ⅲ度):糜烂面积占整个宫颈面积的 2/3 以上。

2.宫颈肥大

因长期炎症刺激,宫颈组织充血、水肿,腺体和间质增生,宫颈质地变硬,呈不同程度肥大,表面多光滑。

3.宫颈息肉

因炎症刺激,宫颈管局部黏膜增生,向宫颈外口突出,形成带蒂的赘生物。息肉色鲜红、舌形、质软而脆,易出血,蒂细长,极少恶变,但易复发。

4.宫颈腺体囊肿

在宫颈糜烂愈合过程中,腺管口被新生鳞状上皮覆盖或被增生结缔组织压迫,腺体内的分泌物不能流出,在宫颈表面形成大小不等的突起小囊泡,呈青白色,内含透明黏液。

(二)护理评估

1.健康史

询问患者平时月经量及颜色,有无痛经,是否不孕,有无分娩、流产或手术损伤宫颈后的感染史,有无性传播疾病发生。

2.身体状况

患者的主要症状是白带增多,依据病原体的种类、炎症的程度不同,白带的性状可呈乳白色黏液状,也可呈淡黄色脓性或血性。当炎症沿宫骶韧带扩散到盆腔时,患者可有腰骶部疼痛,盆腔部下坠痛等表现。宫颈黏稠脓性分泌物不利于精子通过,可造成不孕。妇科检查可见宫颈呈不同程度糜烂、肥大、息肉、裂伤、外翻及宫颈腺囊肿等。

3.心理-社会状况

由于病程较长,治疗效果往往不明显或不理想,患者常对治疗缺乏信心。部分患者常因担心癌变而焦虑、抑郁、失眠等。

4.辅助检查

常规需做宫颈刮片细胞学检查,必要时做宫颈活检,以排除宫颈癌。

5.处理要点

对于子宫颈炎症,治疗前先行宫颈刮片、碘试验或宫颈组织切片检查,排除早期宫颈癌。炎症急性期可针对病原体及时采用足量抗生素治疗。国内目前仍以物理治疗作为最常用的治疗方法,包括激光治疗、冷冻治疗、红外线凝结疗法及微波疗法等。宫颈息肉可行息肉摘除术并送病检。宫颈腺体囊肿以微波或电灼破坏囊壁。

(三)护理诊断

1.组织完整性受损

与炎症及分泌物刺激有关。

2.焦虑

与局部不适、病程较长及担心恶变有关。

(四)护理目标

(1)经过治疗,病变组织修复,症状消失。

(2)患者焦虑减轻或消失,主动配合治疗。

(五)护理措施

1.心理护理

耐心了解患者的心理感受,向患者及家属解释疾病的危害及防治的必要性,讲解疾病过程及防治措施,帮患者树立治疗信心,使其积极配合治疗。

2.治疗配合

向患者解释治疗的方法和必要性,协助做宫颈刮片细胞学检查,以排除宫颈癌。根据医嘱配合医生进行治疗。

(1)药物治疗:局部药物治疗适用于糜烂面小、炎症浸润较浅的病例。可选用中药宫颈粉涂擦于宫颈上或用栓剂塞于阴道后穹隆。用药应于月经干净后进行,每月连用5~7天,3个月为一个疗程。宫颈黏膜炎可全身应用抗生素。

(2)物理治疗:物理疗法是宫颈糜烂最常用的治疗方法,其原理是将糜烂面单层柱状上皮破坏,使其坏死脱落,由新生的鳞状上皮覆盖。创面愈合需3~4周,病变较深者需6~8周。物理治疗应于月经干净后3~7日内进行。急性生殖器炎症者,禁忌物理治疗。

配合治疗时,应告知患者物理治疗的注意事项:①术后每天清洗外阴2次,保持外阴清洁,

2个月内禁止性交和盆浴;②在宫颈创面痂皮脱落前,阴道可有大量黄水流出;③术后1～2周脱痂时可见少量血水或少许流血,此为正常,不需就诊,但出血量多者需及时就诊;④一般于术后两次月经干净后3～7天复查,未痊愈者可择期再作第二次治疗。

3.健康指导

指导患者定期做妇科检查,早期发现宫颈炎,并予以积极治疗,阻断癌前病变;同时,做好月经期、妊娠期、分娩期、产褥期及人流后的卫生保健,保持良好的卫生习惯。

(六)护理评价

(1)经过治疗,病变组织是否修复,症状是否消失。

(2)患者焦虑是否减轻或消失,有无主动配合治疗。

五、盆腔炎症

盆腔炎是指女性内生殖器及其周围的结缔组织、盆腔腹膜发生的炎症。盆腔炎症可局限于一个部位,也可同时累及几个部位,最常见的是输卵管炎及输卵管卵巢炎,单纯的子宫内膜炎或卵巢炎较少见。盆腔炎有急性和慢性两类,多见于性活跃期、有月经的妇女。

(一)急性盆腔炎

急性盆腔炎的病原体多为需氧菌、厌氧菌及衣原体混合感染,若治疗不及时,可引起弥漫性腹膜炎、败血症、感染性休克甚至危及生命,或者转为慢性盆腔炎,经久不愈,反复发作。

1.病因

急性盆腔炎的病因主要有如下几种:

(1)经期卫生不良:使用不洁的月经垫、经期性交等均可引起炎症。

(2)产后或流产后感染:分娩后或流产后产道损伤、组织残留、阴道流血时间长、手术无菌操作不严格,均可发生急性盆腔炎。

(3)宫腔内手术操作后感染:如刮宫术、输卵管通液术、子宫输卵管造影术、子宫镜检查、放置宫内节育器等,手术消毒不严格或术前适应证选择不当,都可引起炎症发作并扩散。

(4)邻近器官炎症蔓延:阑尾炎、腹膜炎等导致炎症蔓延。

(5)慢性炎症的急性发作:身体免疫力下降等情况下,慢性炎症会急性发作。

2.护理评估

(1)健康史:了解患者有无分娩、流产或宫腔内手术后感染史,有无经期性生活、使用不洁月经垫及性生活紊乱史,有无阑尾炎、腹膜炎蔓延至盆腔或慢性盆腔炎急性发作病史。

(2)身体状况:发病时,阴道分泌物增多,下腹痛伴发热,腹痛为持续性,在活动或性生活后加重;严重者可有寒战、高热、头痛、食欲缺乏;有时可有尿频、排尿困难或肛门坠胀等局部压迫刺激症状。

检查可见患者呈急性病容,体温升高,心率加快,腹部有压痛、反跳痛等。妇科检查可见阴道充血,并有大量脓性分泌物从宫颈口外流;穹隆明显触痛,宫颈充血、水肿,举痛明显;宫体增大,有压痛,活动受限;子宫两侧压痛明显。若有脓肿形成,则可触及包块且压痛明显。

(3)心理-社会状况:患者因疼痛及发热而烦躁不安,常因担心治疗效果不佳或转为慢性炎症而焦虑。

（4）辅助检查：血常规检查可见白细胞升高，脓液或血液细菌培养显示致病菌。B超可诊断盆腔炎性包块。

（5）处理要点：采用支持疗法、抗生素治疗、中药治疗和手术治疗等措施控制炎症、消除病灶。

3.护理诊断

（1）急性疼痛：与盆腔急性炎症有关。

（2）潜在并发症：败血症、感染性休克。

（3）焦虑：因病情严重或治疗效果不佳而担心预后有关。

4.护理目标

（1）患者急性炎症消失，疼痛缓解。

（2）患者未发生潜在并发症。

（3）患者情绪稳定，能主动配合治疗。

5.护理措施

（1）心理护理：耐心倾听患者的诉说，了解患者的病痛和需求，给予患者鼓励和支持，帮患者减轻心理负担，缓解其焦虑情绪。

（2）治疗配合：指导患者急性期采取半卧位，利于炎症局限，防止炎症扩散。严密观察患者的生命体征，发现感染性休克征象应及时报告医生并协助抢救。对于高热患者，应及时采取物理降温措施，若有腹胀表现可行胃肠加压；遵医嘱给予足量有效的抗生素，注意纠正水、电解质和酸碱平衡紊乱。及时对症处理，为手术患者做好术前准备、术中配合和术后护理。做好床边消毒隔离，及时消毒患者的会阴垫、便盆、被褥等用物，保持患者会阴清洁、干燥。

（3）健康指导：做好卫生宣教，告知患者注意经期、孕期及产褥期卫生，减少流产、分娩引起的感染；注意性生活卫生，减少性传播疾病，避免经期性生活和使用不洁月经垫；术后注意外阴清洁；急性盆腔炎应及时治疗、彻底治愈，防止转为慢性盆腔炎。

6.护理评价

（1）患者急性炎症是否消失，疼痛是否缓解。

（2）患者有无发生潜在并发症。

（3）患者情绪是否稳定，能否主动配合治疗。

（二）慢性盆腔炎

1.病因病理

慢性盆腔炎常为急性盆腔炎未能彻底治疗，或患者体质较差、病程迁延所致，但亦可无急性盆腔炎病史。慢性盆腔炎病情较顽固，当机体抵抗力较差时，可有急性发作。慢性盆腔炎的主要病理改变为结缔组织增生及粘连，病变多局限于输卵管、卵巢和盆腔结缔组织，常见有如下几种：

（1）慢性输卵管炎与输卵管积水：慢性输卵管炎多为双侧，输卵管呈轻度或中度肿大，伞端可闭锁并与周围组织粘连。输卵管炎症较轻时，伞端及峡部粘连闭锁，浆液性渗出物积聚形成输卵管积水。积水输卵管表面光滑，管壁甚薄，形似腊肠或呈曲颈的蒸馏瓶状，可游离或与周围组织有膜样粘连。

(2)输卵管卵巢炎及输卵管卵巢囊肿:输卵管发炎时波及卵巢,输卵管与卵巢相互粘连形成炎性肿块,或伞端与卵巢粘连贯通,液体渗出形成输卵管卵巢囊肿,也可由输卵管卵巢脓肿的脓液被吸收后由渗出物替代而形成。

(3)慢性盆腔结缔组织炎:炎症蔓延至宫骶韧带,使纤维组织增生、变硬。若蔓延范围广泛,可使子宫固定,宫颈旁组织也增厚变硬,形成"冰冻骨盆"。

2.护理评估

(1)健康史:询问患者平时月经量及颜色,有无痛经,是否不孕,生育次数,有无宫腔手术操作史,有无流产、产后大出血及产褥感染病史,有无急性盆腔炎、结核及原发性不孕史等;了解患者个人卫生习惯,尤其是经期、流产及产后卫生习惯。

(2)身体状况

①症状:全身症状多不明显,有时出现低热、乏力。由于病程较长,部分患者可有神经衰弱症状,如周身不适、失眠等。当患者抵抗力下降时,易有急性或亚急性发作。慢性炎症形成的瘢痕粘连以及盆腔充血,常引起下腹部坠胀、隐痛及腰骶部酸痛,常在劳累、月经前后、性交后加重,盆腔淤血粘连可使月经量增多,经期延长。慢性炎症导致输卵管粘连堵塞,造成不孕及异位妊娠。

②体征:妇科检查可发现子宫后倾、后屈,活动受限,粘连固定。输卵管炎症时,可在子宫一侧或两侧触及条索状增厚的输卵管,伴有轻度压痛。输卵管积水或输卵管卵巢囊肿时,可触及囊性肿物,活动受限。盆腔结缔组织发炎时,子宫一侧或两侧有片状增厚,有压痛,宫骶韧带常增粗、变硬、有触痛。

(3)心理-社会状况:慢性炎症病程较长,易反复发作,甚至不孕,影响患者的生活、工作及家庭生活,患者常因此出现焦虑、情绪低落、失眠等。此外,因病情顽固,患者常对治疗效果缺乏信心。

(4)辅助检查:通过临床征象诊断,同时可行 B 超及腹腔镜检查明确诊断。对于有生育要求者,可作输卵管通畅检查。

(5)处理要点:采用综合方案控制炎症,包括中药治疗、物理治疗、西药治疗和手术治疗,同时注意增强局部和全身的抵抗力。中药治疗以清热利湿、活血化瘀为主;物理治疗能促进盆腔局部血液循环,提高新陈代谢,以利于炎症吸收和消退;西药治疗主要应用抗生素及松解粘连药物,以利于粘连分解和炎症吸收;手术治疗以彻底治愈为原则,避免遗留病灶有再复发的机会,对年轻女性应尽量保留卵巢功能。

3.护理诊断

(1)慢性疼痛:与盆腔淤血及组织粘连有关。

(2)焦虑:与病程长及疗效不佳有关。

4.护理目标

(1)患者慢性炎症消失,疼痛缓解。

(2)患者情绪稳定,能主动配合治疗。

5.护理措施

(1)心理护理:耐心听患者的诉说,了解其对疾病的心理感受;给患者表达不适的机会,探讨适合患者的治疗方案,解除患者的思想顾虑,增强其治疗信心。

(2)治疗配合:向患者解释引起疼痛的原因,并告知缓解方法。遵医嘱采用中药桂枝茯苓汤口服,或红藤汤保留灌肠,配合短波、超短波、微波、离子透入等物理疗法等综合治疗,促进炎症吸收和消退。亦可用激素,α-糜蛋白酶或透明质酸酶溶解炎性粘连。对急性发作者,遵医嘱加用抗生素配合激素,以增强疗效。

对于输卵管积水或输卵管卵巢囊肿需要手术治疗的患者,应为其做好妇科腹部手术前的准备和手术后的常规护理。

(3)健康指导:指导患者保持良好的个人卫生习惯,积极锻炼身体,提高机体抵抗力,注意劳逸结合;嘱患者注意休息,避免站立过久、行走过久或过度劳累;强调遵医嘱坚持治疗和定期随访。

6.护理评价

(1)患者慢性炎症消失,疼痛缓解。

(2)患者情绪稳定,能主动配合治疗。

第二节 月 经 失 调

一、功能失调性子宫出血

功能失调性子宫出血,简称功血,是一种常见的妇科疾病,是由于调节生殖的神经内分泌机制失常引起的异常子宫出血,全身及生殖器官无明显器质性病变。常表现为月经周期不规律、经量过多、经期延长或不规则出血。

功能失调性子宫出血可分为无排卵性功血及排卵性功血两大类,前者最为多见,占80%~90%。无排卵性功血主要发生于青春期和绝经过渡期,也可发生在生育年龄。排卵性功血多发生在生育年龄的妇女,有时也出现在围绝经期。

(一)病因

1.无排卵性功血的病因

无排卵性功血的原因是下丘脑-垂体-性腺轴调控异常,促性腺激素或卵巢激素的释放或相互调节失常,或者卵巢局部调节异常导致卵巢不排卵和子宫异常出血。性功能发育不成熟、全身性疾病和外界许多因素诸如精神过度紧张、恐惧、忧伤,环境和气候骤变等,均可导致上述异常。另外,营养不良、贫血及代谢紊乱也可影响激素的合成、转运和对靶器官的效应,从而导致月经失调。

2.排卵性功血的病因

排卵性功血常因黄体功能异常引起。分为黄体功能不全和黄体萎缩不全两种。

（1）黄体功能不全：月经周期中有卵泡发育及排卵，但黄体期孕激素分泌不足或黄体过早衰竭，导致子宫内膜分泌反应不良，引起功血。

（2）黄体萎缩不全：在月经周期中，患者有排卵，黄体发育良好，但未能及时全面萎缩而黄体功能持续过久，导致子宫内膜持续受孕激素影响，不能如期完整脱落，表现为子宫内膜不规则脱落。

（二）发病机制

1.无排卵型功血的发病机制

正常月经的周期、持续时间和出血量表现出明显的规律性和自限性，而无排卵性月经周期中因卵巢无排卵、无黄体生成，卵巢分泌雌激素而无孕激素分泌，子宫内膜在单一雌激素持久作用下增生过长，但间质、血管和腺体发育不同步，组织脆弱，易破溃脱落出血，且失去局部出血自限机制，导致出血不止。各年龄期的发病机制有所不同。

（1）青春期功血：由于下丘脑-垂体-卵巢轴的调节功能尚不稳定及成熟，下丘脑-垂体对雌激素的正负反馈反应缺陷，卵泡制激素（FSH）呈低水平，黄体生成素（LH）无高峰形成，虽有成批卵泡发育，但达不到成熟和排卵。虽然有一定水平的雌激素，但是无规律性变化，从而导致无排卵性功血。

（2）围绝经期功血：与青春期不同，由于绝经前卵巢功能减退，卵巢储备明显减少，卵泡对促性腺激素的敏感性降低，垂体 FSH 水平升高，表现为卵泡发育成熟异常、不排卵或黄体不健。雌、孕激素比例失常，或缺少孕激素，均可引起此病。

（3）育龄期功血：生育年龄也可发生无排卵功血，可因体内外多种因素的影响或其他内分泌异常而引起，如肥胖、多囊卵巢、高泌乳素血症，精神刺激或流产等引起持续或暂时性无排卵功血。

2.排卵型功血的发病机制

神经内分泌调节功能紊乱、LH 峰值不高、LH 不足、LH/FSH 比率异常造成性腺轴功能紊乱等，均可使卵泡发育不良，排卵后黄体发育不全，以致子宫内膜分泌反应不足，引起排卵性功血。此外，如初潮、分娩后及绝经前，也可能出现下丘脑-垂体-卵巢轴功能紊乱，导致黄体功能不足的发生。

（三）护理评估

1.健康史

（1）询问患者年龄、月经史、婚育史、避孕措施、既往史、有无慢性疾病（如肝病、血液病、高血压、代谢性疾病等）。

（2）了解患者发病前有无精神紧张、情绪打击、过度劳累及环境改变等引起月经紊乱的诱发因素。

（3）回顾发病经过如发病时间，目前流血情况，流血前有无停经史及诊治经历、所用激素名称、剂量、效果和诊断性刮宫的病理结果等。

（4）区分异常子宫出血的几种类型：①月经过多：患者的月经周期规则，但经量过多（>80 mL）或经期延长（>7 日）。②月经频发：患者的月经周期规则，但短于 21 日。③不规则出血：患者的月经周期不规则，在两次月经周期之间任何时候发生子宫出血。④月经频多：患者的月经周期不规则,血量过多。

2.身体状况

(1)月经紊乱

①无排卵型功血:子宫不规则性出血是无排卵性功血的主要临床症状。可能为停经一段时间后发生出血,出血为无规律性,周期紊乱,经期长短不一,出血量或多或少,有的呈现大量出血,持续2~3周或更长时间,不易自止;也有的表现为类似正常月经的周期性出血,有的仅表现经量增多、经期延长。大量出血时,可造成严重贫血。子宫可稍大,质较软,宫颈口松。

②排卵型功血:黄体功能不足者,主要表现为月经周期缩短,经期和经量尚正常。患者不易受孕或受孕后早期流产。黄体萎缩不全者,表现为月经周期时间正常,但经期延长,出血量增多,淋漓不净可长达十余日。

(2)贫血:因出血多或出血时间长,患者出现头晕、乏力、面色苍白等贫血征象。

(3)体格检查:包括全身检查和妇科检查,排除全身性疾病及生殖器官器质性病变。

3.心理-社会状况

患者尤其是年轻患者常因害羞或其他顾虑而不及时就诊,随着病程延长并发感染或止血效果不佳,大量出血更容易使患者产生恐惧和焦虑,影响其身心健康和工作学习。围绝经期者常常担心疾病严重程度,疑有肿瘤而焦虑不安、恐惧。

4.辅助检查

(1)诊断性刮宫:诊断性刮宫简称诊刮,目的是止血及明确子宫内膜病理诊断。于月经前1~2天或月经来潮6h内诊刮,子宫内膜呈增生性改变提示无排卵性功能,子宫内膜分泌不良提示黄体功能不足;在月经期第5~6日进行诊刮,增生期与分泌期内膜共存提示子宫内膜不规则脱落;不规则流血者可随时进行刮宫。诊刮时应注意宫腔大小、形态、宫壁是否光滑,刮出物的性质和量。

(2)子宫镜检查:直接观察子宫内膜情况,表面是否光滑,有无组织突起及充血。在子宫镜直视下选择病变区进行活检,可诊断宫腔内病变,如子宫内膜息肉、子宫黏膜下肌瘤、子宫内膜癌等。

(3)基础体温测定:基础体温测定是测定排卵的简易可行方法。无排卵性功血者表现为基础体温呈单相曲线。排卵性功血者则表现为基础体温呈双相,但排卵后体温上升缓慢者,或上升幅度偏低,升高时间仅维持9~10日即下降者,提示黄体发育不良。若黄体萎缩不全致子宫内膜脱落不全者,则表现为基础体温呈双相,但下降缓慢。

(4)宫颈黏液结晶检查:经前出现羊齿植物叶状结晶提示无排卵。

(5)阴道脱落细胞涂片检查:无排卵性功血表现为中、高度雌激素影响,无周期性变化。

(6)激素测定:为确定有无排卵,可测定血清孕酮或尿孕二酮,若为卵泡期水平提示无排卵,为排除其他内分泌疾病,可测定血催乳激素水平及甲状腺功能。

5.处理要点

(1)无排卵型功血:治疗原则是首先止血,然后根据病因进行相应治疗,具体方案根据患者年龄和发病情况的不同区别对待。

①一般治疗:由于失血,患者体质多较差伴贫血,应加强营养,注意改善全身状况。补充铁

剂,纠正贫血,失血严重时应予以输血。流血时间长者应用抗生素预防感染,适量应用凝血药物减少出血。

②止血。

a.刮宫:已婚妇女可采用刮宫止血,将子宫内膜全部刮除,达到立即止血的目的,还可以了解宫腔情况,将刮除物送病理检查,可进一步排除其他疾病。刮宫是已婚者止血的首选方法,未婚者一般不用。

b.性激素止血:使用性激素止血极为有效。一般在24～48h内止血,若超过96h,出血不止时要考虑其他器质性疾病。通过性激素作用,使内膜生长修复或使其全部脱落后修复而止血。常见性激素止血有以下几种:

a.孕激素止血:适用于体内已有一定水平雌激素的患者。补充孕激素使增生期子宫内膜转化为分泌期,停药后内膜脱落,出现撤药性出血。由于此种内膜脱落较彻底,故又称"药物性刮宫"。可用药物炔诺酮5～7.5mg或甲羟孕酮8～10mg,每6h一次,用药4～6次后,流血明显减少,血止后逐渐减量,每3天约减原用量的1/3,直至维持量每天炔诺酮2.5mg或甲羟孕酮4～6mg,维持到血止后15～20天停药,停药后3～7天发生撤药性出血。

b.雌激素治疗:适用于内源性雌激素不足者,主要用于青春期功血,补充后促使内膜修复,达到止血目的。剂量按出血量的多少来决定,一般用己烯雌酚1～2mg或妊马雌酮1.25mg,每6h一次,血止或明显减少后,每3天减量不超过原用量的1/3,减至维持量每天己烯雌酚1mg或妊马雌酮1.25mg,持续用药至出血停止后20天。服药至第11日加用孕激素(甲羟孕酮每日8～10mg),停药后3～7天发生撤药性出血。

c.雄激素治疗:有拮抗雌激素的作用,能减轻盆腔充血,减少出血量,但单独用药效果不佳,多与孕激素和雌激素联合应用。常用丙酸睾酮25～50mg,每日一次肌肉注射,连用3～5天。

d.联合用药:可克服单一用药的不足,止血效果优于单一药物。青春期功血在孕激素止血基础上可加用小剂量雌激素,围绝经期功血在孕激素止血基础上配伍雌激素和雄激素。

③其他止血药:酚磺乙胺(止血敏)、氨基己酸、氨甲苯酸(对羧基苄氨)等可用作辅助治疗。

(2)调整月经周期:使用性激素人为地控制出血并形成周期是治疗中的一项过渡措施,其目的是暂时抑制患者本身的下丘脑-垂体-卵巢轴不正常调节,恢复正常的分泌调节,另一方面直接作用于生殖器官,使子宫内膜发生周期性变化。一般连续用药3个周期。在此过程中务必积极纠正贫血,加强营养,以改善体质。常用方案有以下几种:

①雌、孕激素序贯法:即人工周期,通过模拟自然月经周期中卵巢的内分泌变化,将雌、孕激素序贯应用,使子宫内膜发生相应变化,引起周期性脱落。适应于青春期功血或育龄期功血内源性雌激素水平较低者。于出血第5天起使用妊马雌酮1.25mg或己烯雌酚1mg,每晚1次,连服20天,服药至第11日,每日加用甲羟孕酮10mg口服。停药后3～7天出血。于出血第5天重复用药,连续使用3个周期。停药后,多数患者能恢复自发排卵。

②雌、孕激素合并应用法:适用于育龄期功血内源性雌激素水平较高者。雌激素使子宫内膜再生修复,孕激素用以限制雌激素引起的内膜增生程度。可用口服避孕药Ⅰ号全量或半量,于出血第5天起,每日1片,连服21天,停药后出现出血,血量较少,连用3个周期。

③后半周期疗法：适用于围绝经期功血。于月经周期后半期服用甲羟孕酮 8～10mg/d，连服 10 天，3 个周期为 1 个疗程，或同时每日加甲睾酮 10mg 含化，或最后 3～5 天每日肌肉注射丙酸睾酮 50mg，以减少月经量。

（3）促进排卵：适用于青春期功血和育龄期功血，尤其适合不孕患者。

（4）手术治疗：仅适用于药物治疗无效、无生育要求、子宫内膜不典型增生或疑有恶变者，可行全子宫切除术，子宫内膜切除术适用于对全子宫切除术有禁忌的妇女。

2.排卵型功血

（1）黄体功能不足。

①促进卵泡发育：由于卵泡发育不良可引起黄体功能不足，所以可用促排卵的方法进行治疗，以利于正常黄体的形成。于月经周期第 5 日开始，每日口服氯米芬 50mg，共 5 日。

②黄体功能刺激疗法：HCG 有促进及支持黄体的功能。于基础体温上升后开始，隔日肌注 HCG 1000～2000IU，共 5 次，可使血浆孕酮明显上升，随之恢复正常月经周期。

③黄体功能替代疗法：一般选用天然黄体酮制剂。自排卵后开始肌注黄体酮 10mg/d，共 10 天，用以补充黄体分泌孕酮的不足。

（2）黄体萎缩不全。

①孕激素：自下次月经前 10～14 天开始，口服甲羟孕酮 8mg/d；有生育要求者肌注黄体酮 20mg，或口服天然微粒化孕酮，其作用是调节下丘脑-垂体-卵巢轴的负反馈功能，使黄体及时萎缩，促使内膜及时完整脱落。

②HCG：用法同黄体功能不足，HCG 有促进黄体功能的作用。

（四）常见的护理诊断

1.疲乏

与子宫异常出血导致的继发性贫血有关。

2.有感染的危险

与子宫不规则出血、出血量多导致严重贫血，机体抵抗力下降有关。

（五）护理目标

（1）患者能够完成日常活动。

（2）患者住院期间无感染发生。

（六）护理措施

1.补充营养

患者体质往往较差，应加强营养，改善全身情况，可补充铁剂、维生素 C 和蛋白质。成人体内大约每 100mL 血液中含 50mg 铁，行经期妇女，每天约从食物中吸收铁 0.7～2.0mg，经量多者应额外补充铁。向患者推荐食用含铁较多的食物如猪肝、豆角、蛋黄、胡萝卜、葡萄干等。

按照患者的饮食习惯，为患者制订适合于个人的饮食计划，保证患者获得足够的营养。

2.维持正常血容量

观察并记录患者的生命体征、出入量，叮嘱患者保留出血期间使用的会阴垫及内裤，以便更准确地估计出血量。出血量较多者，督促其卧床休息，避免过度疲劳和剧烈活动。贫血严重者，遵医嘱做好配血、输血、止血措施，执行治疗方案，维持患者正常血容量。

3.预防感染

严密观察与感染有关的征象,如体温、脉搏、子宫体压痛等,监测白细胞计数和分类,同时做好会阴护理,保持局部清洁。如有感染征象,及时与医师联系并遵医嘱给予抗生素治疗。

4.遵医嘱使用性激素

(1)按时按量服用性激素,不得随意停服和漏服,以免性激素使用不当引起子宫出血。

(2)激素药物要在止血停止后才能减量,每3天减量一次,每次减量不得超过原剂量的1/3,直至维持量。

(3)维持药量的服用时间,通常应结合停药后发生撤退性出血时间与患者上一次行经时间考虑。

(4)指导患者在治疗期间严格遵医嘱正确用药,如出现不规则阴道流血,应及时就诊。

5.加强心理护理

(1)鼓励患者表达内心感受,耐心倾听患者的诉说,了解患者的疑虑。

(2)向患者解释病情并提供相关信息,帮助患者澄清问题,解除思想顾虑,摆脱焦虑。也可交替使用放松方法,如看电视、听广播、看书等分散患者的注意力。

(七)护理评价

(1)患者贫血是否纠正,能否完成日常活动。

(2)患者是否按规定正确服用性激素,服药期间出现的药物不良反应程度是否较轻。

(3)患者有无发生感染,体温、血白细胞和血红蛋白是否都正常。

二、闭经

闭经是妇科常见的一种症状。按其发生原因分为生理性闭经和病理性闭经。妊娠期、哺乳期、绝经后的闭经均属于生理性闭经。病理性闭经分为原发性和继发性两类,前者指年满16周岁,尚无月经来潮者;后者指既往曾有过正常月经,现因某种病理性原因停经6个月,或按自身月经周期计算停经3个周期以上者。

(一)病因和分类

1.子宫性闭经

闭经的原因在子宫,以下情况可引起子宫性闭经:先天性无阴道及(或)子宫缺如或发育不良;睾丸女性化(男性假两性畸形);过度的刮宫或严重感染如结核等造成子宫内膜损伤或粘连;哺乳时间过长使子宫内膜萎缩;子宫切除术后或子宫腔内放射治疗后等。

2.卵巢性闭经

闭经的原因在卵巢。先天性卵巢缺如或性腺发育不良(Turner氏综合征),约占原发闭经者的12%~20%。继发闭经可因卵巢功能早衰、卵巢功能肿瘤、多囊卵巢综合征、卵巢切除或组织破坏等引起。

3.垂体性闭经

主要病变在垂体。发生在青春期前的垂体肿瘤可导致原发闭经。继发闭经主要因垂体受损引起功能不全,较常见于产后大出血伴休克、严重的产后感染或弥散性血管内凝血(DIC)

时,致垂体前叶缺血坏死,随之出现功能减退、闭经,亦称席汉氏综合征。

垂体肿瘤可发生于蝶鞍内或蝶鞍外,可因机械性压迫或因肿瘤本身的异常功能导致闭经、性机能减退及其他有关症状,如视野障碍、头痛、泌乳和肢端肥大症等。

4.下丘脑性闭经

下丘脑性闭经是最常见的一类闭经,主要由以下原因引起:

(1)下丘脑受中枢神经系统控制,过度精神紧张、忧虑、恐惧、生活环境改变,均可引起中枢神经系统与丘脑下部功能失调,出现闭经。特别是年轻妇女,卵巢功能尚不健全,更易出现月经紊乱。

(2)剧烈运动、体重下降和神经性厌食均可诱发闭经。因初潮发生和月经维持有赖于一定比例(17%~20%)的机体脂肪,中枢神经对体重下降极为敏感。

(3)长期服用某些药物如利血平、氯丙嗪、眠尔通及避孕药等,也可引起闭经。

5.其他内分泌腺异常

肾上腺、甲状腺及胰腺等功能紊乱时也可影响月经。例如,肾上腺皮质功能亢进或减退、甲状腺功能亢进或减退以及糖尿病等,都能通过丘脑下部影响垂体功能而引起闭经。

(二)护理评估

1.健康史

回顾患者婴幼儿期生长发育过程,有无先天性缺陷或其他疾病。询问家族中有无相同疾病者。详细询问月经史,包括初潮年龄、第二性征发育情况、月经周期、经期、经量、有无痛经,了解闭经前的月经情况。已婚妇女询问其生育史及产后并发症。此外特别注意询问闭经期限及伴随症状,发病前有无引起闭经的诱因如精神因素、环境改变、体重增减、剧烈运动、各种疾病及用药影响等。

2.身体状况

注意观察患者精神状态、营养、全身发育状况,测量身高、体重、智力情况、躯干和四肢的比例,五官生长特征,检查有无多毛,患者第二性征发育情况,如音调、乳房发育、阴毛及腋毛情况、骨盆是否具有女性体态,并挤双乳观察有无乳汁分泌。妇科检查注意内外生殖器的发育,有无缺陷、畸形和肿瘤,腹股沟区有无肿块。

3.心理-社会状况

患者担心闭经对自己的健康、性生活和生育能力有影响。病程过长及反复治疗效果不佳时会加重患者和家属的心理压力。患者情绪低落,对治疗和护理丧失信心,反过来又会加重闭经。

4.辅助检查

(1)子宫功能检查:主要了解子宫、子宫内膜状态及功能。

①诊断性刮宫:适用于已婚妇女。用以了解宫腔深度和宽度,宫颈管或宫腔有无粘连。刮取子宫内膜做病理学检查,可了解子宫内膜对卵巢激素的反应,刮出物同时做结核菌培养,还可以确定有无子宫内膜结核。

②子宫输卵管碘油造影:了解宫腔形态、大小及输卵管情况,用以诊断有无生殖系统发育不良、畸形、结核及宫腔粘连等病变。

③子宫镜检查：在宫腔镜直视下观察子宫腔及内膜有无宫腔粘连或可疑结核病变，并常规取材送病理学检查。

④药物撤退试验：常用孕激素试验和雌、孕激素序贯试验。孕激素试验用以评估内源性雌激素水平。服用或肌注孕激素（黄体酮或甲羟孕酮）5 日，停药 3～7 日后出现撤药性出血（阳性反应），提示子宫内膜已受一定水平的雌激素影响；如无撤药性出血（阴性反应），说明患者体内雌激素水平低下，对孕激素无反应，应进一步做雌、孕激素序贯试验。雌、孕激素序贯试验。每晚睡前使用妊马雌酮 1.25mg 或己烯雌酚 1mg，每晚 1 次，连服 20 天，服药至第 11 日，每日加用甲羟孕酮 10mg 口服。停药后 3～7 日发生撤药性出血为阳性，提示子宫内膜功能正常，可排除子宫性闭经，闭经是由于患者体内雌激素水平低落所致，应进一步寻找原因。若无撤药性出血为阴性，可再重复试验一次。若两次试验均为阴性，提示子宫内膜有缺陷或被破坏，可诊断为子宫性闭经。

（2）卵巢功能检查

①基础体温测定：基础体温在正常月经周期中显示双相型，即月经周期后半期的基础体温较前半期上升 0.3～0.6℃，提示卵巢功能正常，有排卵或黄体形成。

②阴道脱落细胞检查：涂片见有正常周期性变化，提示闭经原因在子宫。涂片中见中、底层细胞，表层细胞极少或无，无周期性变化，伴 FSH 升高，提示病变在卵巢。涂片表现不同程度雌激素低落，且持续轻度影响，伴 FSH、LH 均低，提示为垂体或以上中枢功能低下引起的闭经。

③宫颈黏液结晶检查：羊齿状结晶越明显、越粗，提示雌激素作用越显著。若涂片上见成排的椭圆体，提示在雌激素作用的基础上已受孕激素影响。

④血甾体激素测定：做雌二醇、孕酮及睾酮的放射免疫测定。若雌、孕激素浓度低，提示卵巢功能不正常或衰竭；若睾酮值高，提示有多囊卵巢综合征、卵巢男性化肿瘤或睾丸女性化等疾病的可能。

⑤B 型超声监测：从周期第 10 日开始用 B 型超声动态监测卵泡发育及排卵情况。卵泡直径达 18～20mm 时为成熟卵泡，估计约在 72h 内排卵。

⑥卵巢兴奋试验：又称尿促性素（HMG）刺激试验。用 HMG 连续肌肉注射 4 日，了解卵巢是否产生雌激素。若卵巢对垂体激素无反应，提示病变在卵巢；若卵巢有反应，则病变在垂体或垂体以上。

（3）垂体功能检查：雌激素试验阳性提示患者体内雌激素水平低落，为确定原发病因在卵巢、垂体或下丘脑，需做以下检查：

①血 PRL、FSH、LH 放射免疫测定：PRL＞25μg/L 时，称高催乳激素血症；PRL 升高时，应进一步做头颅 X 线摄片或 CT 检查，以排除垂体肿瘤；FSH＞40IU/L，提示卵巢功能衰竭；LH＞25IU/L，怀疑多囊卵巢；FSH、LH 均＜5IU/L，提示垂体功能减退，病变可能在垂体或下丘脑。

②垂体兴奋试验：又称 GnRH 刺激试验，用以了解垂体功能减退起因于垂体或下丘脑。静脉注射 LHRH 15～60min 后，LH 较注射前高 2～4 倍，说明垂体功能正常，病变在下丘脑；若经多次重复试验，LH 值仍无升高或增高不显著，提示引起闭经的病变在垂体。

③影像学检查：疑有垂体肿瘤时，应作蝶鞍 X 线摄片，阴性时需再做 CT 或 MRI 检查。疑有子宫畸形、多囊卵巢、肾上腺皮质增生或肿瘤时，可做 B 型超声检查。

（4）其他检查：疑有先天性畸形者，应做染色体核型分析及分带检查。考虑闭经与甲状腺功能异常有关者，应测定血 T_3、T_4、TSH；闭经与肾上腺功能有关时，可做尿 17-酮、17-羟类固醇或血皮质醇测定。

5.处理要点

（1）对症治疗：加强身体锻炼，合理安排生活、工作。避免精神紧张，消除不良刺激；增加营养，去除慢性病灶，消除患者顾虑，增强信心。哺乳期过长使子宫萎缩者，应立即停止哺乳。对引起闭经的器质性病变，应予治疗。

（2）病因治疗：宫腔粘连、先天畸形、卵巢及垂体肿瘤等采用相应手术治疗。

（3）调整月经周期：对先天性卵巢发育不全、卵巢功能早衰者可用性激素作替代治疗。常用雌、孕激素序贯疗法、雌、孕激素合并疗法，起到模仿自然月经周期和恢复排卵的作用。

（4）诱发排卵：在调整月经周期后，进行诱发排卵。方法很多，常用氯米芬、HCG 和溴隐停，大多数促排卵药物的效果与体内雌激素水平有关。

（三）常见的护理诊断

1.功能障碍性悲哀

与长期闭经及治疗效果不明显有关。

2.焦虑

与担心疾病对健康、性生活、生育的影响有关。

（四）护理目标

（1）患者能够接受闭经的事实，客观地评价自己。

（2）患者能够主动诉说病情及担心。

（3）患者能够主动、积极地配合诊治。

（五）护理措施

（1）加强心理护理，建立良好的护患关系，鼓励患者表达自己的感情。向患者提供诊疗信息，帮助其澄清一些错误观念，解除患者的心理压力。鼓励患者与同伴、亲人交往，参与力所能及的社会活动，保持心情舒畅，正确对待疾病。

（2）指导合理用药，说明性激素的作用、不良反应、剂量、具体用药方法、时间等问题。

（3）鼓励患者加强锻炼，供给足够的营养，保持标准体重，增强体质。

（六）护理评价

（1）患者能否主动配合治疗。

（2）治疗期间，患者能否与病友交流病情和治疗感受。

三、痛经

凡在经期前后或经期出现下腹疼痛或其他不适，影响工作和生活者，称为痛经，分为原发性和继发性两种。原发性痛经是指生殖器官无器质性病变者；继发性痛经是指因盆腔器质性病变而致的痛经,如子宫内膜异位症、子宫腺肌病、盆腔炎等。

(一)病因

确切的病因不清,目前认为与子宫过度收缩、子宫肌肉缺血及产生过多前列腺素有关,已经证实分泌期子宫内膜能合成前列腺素 F,痛经患者子宫内膜中前列腺素含量较正常妇女明显升高。前列腺素分泌过多可引起子宫痉挛性收缩,子宫张力升高,子宫肌肉缺血缺氧而致痛经。过多的前列腺素 F 进入血循环,作用于胃肠道可引起恶心、呕吐、腹泻、头晕等症状。

(二)护理评估

1.健康史

了解患者的年龄、月经史与婚育史,询问疼痛与月经的关系,疼痛发生的时间、部位、性质及程度,是否服用止痛药缓解疼痛,用药量及持续时间,疼痛时伴随的症状以及自觉最能缓解疼痛的方法和体位。

2.身体状况

(1)痛经:疼痛多自月经来潮后开始,痛经的主要症状为下腹疼痛,常于经前数小时开始,月经第一天疼痛达高峰,常呈痉挛性疼痛,持续时间长短不一,从数小时至 2 天或 3 天。严重者常伴有面色苍白、出冷汗、恶心、呕吐、头痛等。疼痛一般位于下腹部,也可放射至腰骶部、外阴及肛门。

(2)妇科检查:生殖器官无器质性病变。

3.心理-社会状况

痛经引起小腹胀痛或腰酸的感觉,往往会使患者有意识或无意识地怨恨自己是女性,认为来月经是"倒霉""痛苦",甚至出现神经质的性格。

4.辅助检查

为排除盆腔病变,可做超声检查、腹腔镜检查、子宫输卵管造影、宫腔镜检查,也用于排除子宫内膜异位、子宫肌瘤、盆腔粘连、感染、充血等疾病。腹腔镜检查是最有价值的辅助诊断方法。

5.处理要点

(1)加强锻炼,增强体质,经期不要食生冷物,注意保暖,重视心理治疗。

(2)使用前列腺素合成酶抑制剂或拮抗剂,可抑制环氧合酶系统而减少 PG 的产生,缓解痛经。如甲灭酸 500mg,每日口服 3 次,或消炎痛 25mg,每日 3 次。

(3)药物抑制排卵,使机体缺乏黄体,无内源性孕酮产生,而孕酮刺激为子宫内膜生物合成 PG 所必需的,从而使月经血中 PG 浓度降低。适用于要求避孕的痛经妇女,如雌、孕激素序贯疗法,或口服避孕药也可有效地减轻疼痛。

(4)使用解痉剂,如阿托品 0.5mg 以缓解平滑肌痉挛,精神过度紧张者可同时加用镇静剂,如安定或鲁米那等。

(三)常见的护理诊断

1.急性疼痛

与月经期子宫收缩,子宫肌组织缺血缺氧,刺激疼痛神经元有关。

2.恐惧

与长时期痛经造成的精神紧张有关。

3.睡眠形态紊乱

与痛经症状有关。

（四）护理目标

(1)患者的痛经症状得到缓解。

(2)患者月经来潮前及经期无恐惧感。

(3)患者在月经期得到足够的休息和睡眠。

（五）护理措施

1.缓解症状

(1)腹部局部热敷和进食热的饮料,如热汤或热茶。

(2)指导患者严格按医嘱口服止痛药物。

(3)应用生物反馈法,增加患者的自我控制感,使身体放松,以解除痛经。

2.健康指导

(1)进行月经期保健的教育工作,包括注意经期清洁卫生,经期禁止性生活,加强经期保护,预防感冒,注意合理休息和充足睡眠,加强营养。

(2)重视精神、心理护理,关心并理解患者的不适和恐惧心理,阐明月经期可能有一些生理反应如小腹坠胀和轻度腰酸,但不影响日常生活、学习和工作。讲解有关痛经的生理知识,疼痛不能忍受时,给予非麻醉性镇痛治疗。

（六）护理评价

(1)患者痛经症状是否减轻。

(2)患者恐惧的行为表现和体征是否减少,在心理和生理上的舒适感是否增加。

(3)患者在月经期睡眠是否良好。

四、围绝经期综合征

围绝经期是妇女绝经前后的一段时期,为妇女卵巢功能逐渐衰退到完全消失的一个过渡时期,以往称为更年期。妇女在绝经期出现一系列由性激素减少所致的以自主神经功能紊乱为主,伴有神经心理症状的一组症候群及低雌激素水平的相关疾病、症状,称围绝经期综合征。一般来讲,围绝经期发生于 40～60 岁,绝经是其主要变化之一。

（一）病因

卵巢功能衰退、雌激素分泌减少是导致围绝经期综合征的主要原因。因卵巢功能逐渐衰退,排卵次数减少,雌激素、孕激素分泌减少,对垂体和丘脑下部的反馈调节作用减弱,导致 FSH、LH 升高及其他内分泌的变化、代谢障碍以及自主神经功能紊乱等一系列围绝经期综合征症状。雌激素分泌减少还干扰了中枢神经递质的代谢和分泌,表现出情绪不稳定、易激动等一系列精神症状。

（二）护理评估

1.健康史

对已经 40 岁的妇女,若月经增多或不规则阴道出血,必须详细询问并记录病史,包括月经史、生育史、肝病、高血压、其他内分泌腺体疾病等。

2.身体状况

（1）生殖系统变化

①月经紊乱:常表现为周期不规则,持续时间长,经量增多,多为无排卵性周期,所以部分患者先表现为功血.然后出现长期闭经甚至绝经,但要与其他原因引起的子宫异常出血相区别。

②生殖器官萎缩:表现为外阴、阴道萎缩,阴毛稀少,阴道分泌物减少,阴道炎发病率增加。同时子宫萎缩,盆底组织及尿道括约肌松弛,易出现尿失禁及阴道壁膨出。

③性欲改变:由于雌激素缺乏,阴道黏膜萎缩,弹性消失,致性交疼痛或性欲减退。

（2）自主神经功能失调

①心血管症状:阵发性潮热,头面部发红、出汗,持续数秒至数分钟,每日数次至数十次。突发性、阵发性胸部紧迫感及部分伴有心悸、气短、血压升高。

②精神神经症状:情绪不稳定,易激动,不能自我控制,头痛或抑郁,多虑,失眠等。

（3）物质代谢障碍:脂类代谢障碍可致胆固醇升高、动脉粥样硬化,易诱发冠心病;水盐代谢障碍可致水肿;钙磷代谢障碍可致骨质疏松。

（4）体格检查:检查其精神状态、贫血程度、出血倾向、高血压程度及症状,肺部及泌尿系统是否正常,皮肤、毛发是否改变,乳房有无萎缩、下垂。

3.心理-社会状况

妇女在绝经期以前曾有过精神状态不稳定,绝经期以后则往往较易发生失眠、多虑、抑郁、易激动等,也有一些妇女认为绝经后解脱了妇女生理上的烦恼,反而可以焕发出青春的活力。

4.辅助检查

（1）血常规、血小板计数、出凝血时间、异常血细胞检查,了解贫血程度及有无出血倾向。

（2）心电图及血脂检查,了解有无胆固醇增高。

（3）尿常规、细菌学检查、膀胱镜检查,排除泌尿系统病变。

（4）宫颈刮片,进行防癌涂片检查。

（5）分段诊断性刮宫,排除器质性病变。

（6）B 型超声了解生殖器有无器质性病变。

（7）其他检查,必要时行 X 线、阴道脱落细胞、腹腔镜等检查。

（8）FSH 基础值测定,FSH＞10IU/L 提示卵巢储备功能下降,处于绝经过渡期。FSH＞40IU/L 提示卵巢功能衰竭。

（9）氯米芬兴奋试验,于月经第 5 日始连服氯米芬 5 日,每日 50mg,于停药第 1 日抽血测 FSH 值,若 FSH＞12IU/L 提示月经紊乱的病因是卵巢储备功能下降。

5.处理要点

（1）预防:保证充足的睡眠。加强围绝经期卫生宣教,提高妇女对围绝经期的进一步认识,解除思想顾虑,对切除双侧卵巢者及时补充雌激素,避免围绝经期综合征的出现。

(2)一般治疗:适用于围绝经期综合征症状轻者。饮食中应有充分的维生素和营养,必要时可适当应用镇静剂,如安定 2.5～5mg/天,或利眠宁 10～20mg/天,谷维素有助于调节自主神经功能,常用量 30～60mg/天。

(3)性激素替代治疗(HRT):补充雌激素是关键,适当的雌激素治疗可补充体内雌激素的不足,改善围绝经期症状及绝经后生殖器官的萎缩性变化,预防心血管疾病及骨质疏松。但长期应用可引起子宫内膜增生、子宫出血,并有一定的致癌危险,因此应用激素治疗时要掌握以下几点:

①适应证:有明显心血管系统及精神症状者;有明显的生殖道萎缩者;患老年性阴道炎、泌尿系感染者;绝经后骨质疏松明显发展者;40 岁以前的妇女行双侧卵巢切除或卵巢早衰者。

②禁忌证:原因不明的子宫出血、肝胆疾病、血栓性静脉炎及乳腺癌等。

③药物选用:雌激素制剂常用尼尔雌醇,尼尔雌醇对子宫内膜的影响小,不致引起子宫出血。用法:每次 5mg,每月 1 次,症状改善后维持量为 1～2mg,每月 2 次。孕激素制剂常用甲羟孕酮。雌-孕激素联合应用,口服或经阴道、皮肤或皮下埋置给药。

④药物剂量:雌激素以能缓解症状的最小剂量为宜,原则是症状缓解后即减量以致停用。长期应用雌激素的患者,应采取雌孕激素序贯疗法或合并应用,以防止长期应用雌激素引起子宫内膜增生甚至癌变。

⑤用药持续时间:短期用药至症状消除,长期用药的问题尚有争论。

⑥注意事项:用药期间可能发生异常子宫出血,多为突破性出血,但应排除子宫内膜癌。雌激素剂量过大可引起乳房胀痛、白带多、头痛、水肿、色素沉着、体重增加等,可酌情减量或改用雌三醇。单一雌激素长期应用,可使子宫内膜癌危险性增加,雌孕激素联合用药能够降低风险。

(三)常见的护理诊断

1.自我形象紊乱

与月经紊乱,出现精神和神经症状等围绝经期症候群有关。

2.焦虑

与不适应围绝经期内分泌改变、家庭和社会环境改变等有关。

3.有感染的危险

与绝经期膀胱黏膜变薄,防御感染能力下降有关。

(四)护理目标

(1)患者能够积极参与社会活动,正确评价自己。

(2)患者能够描述自己的焦虑心态和应对方法。

(3)患者在围绝经期不发生膀胱炎、阴道炎等感染。

(五)护理措施

1.心理护理

(1)与围绝经期妇女交往时,通过语言、表情、态度、行为等去影响患者的认识、情绪和行为,使护理人员和患者双方发挥积极性,相互配合,达到缓解症状的目的。

（2）使其家人了解绝经期妇女可能出现的症状并给予同情、安慰和鼓励。

2.指导用药

帮助患者了解用药目的、药物剂量、适应证、禁忌证、用药时可能出现的不良反应等。性激素替代治疗（HRT）必须在专业医师指导下进行，督促长期使用性激素者接受定期随访。开始HRT后，可于1～3个月复查，以后间隔3～6个月，1年后的间隔时间为6～12个月。出血异常的阴道流血或其他不良反应要随时复诊。指导患者用药期间注意观察，若子宫不规则出血，应做妇科检查并进行诊断性刮宫，刮出物送病理检查以排除子宫内膜病变。

3.健康指导

（1）向围绝经期妇女及其家属讲解绝经是一个生理过程，绝经发生的原因及绝经前后身体将发生的变化，帮助患者消除因绝经变化产生的恐惧心理，并对将发生的变化做好心理准备。

（2）介绍减轻绝经期前后症状的方法，以及预防围绝经期综合征的措施。如适当地摄取钙质和维生素 D.将减少因雌激素降低使骨质变得疏松；规律的运动如散步、骑自行车等可以促进血液循环，维持肌肉良好的张力，延缓老化的速度，还可以刺激骨细胞的活动，延缓骨质疏松症的发生；正确对待性生活等。

（3）设立"妇女围绝经期门诊"，提供咨询、指导和加强护理。具体咨询内容包括以下几点：①帮助患者了解围绝经期是正常生理过程。②消除无谓的恐惧和焦虑，以乐观积极的态度对待老年期的到来，帮助解决各种心理矛盾、情绪障碍、心理冲突、思维方法等问题。③耐心解答患者提出的问题，建立护患合作和相互信任关系，共同发挥防治作用，并对围绝经期妇女的性要求和性生活等方面给予关心和指导。

（4）积极防治围绝经期妇女常见病、多发病，如糖尿病、高血压、冠心病、阴道炎、尿失禁、肿瘤和骨质疏松症等，特别注意防治女性生殖道和乳腺肿瘤等疾病。

（5）宣传雌激素补充疗法的有关知识。

（六）护理评价

（1）患者是否认识到绝经是女性正常生理过程，能否以乐观、积极的态度对待自己，参与社区活动。

（2）围绝经期有无感染性疾病发生。

第三节　分　娩　期

一、影响分娩的因素

妊娠满 28 周以后，胎儿及其附属物由母体排出的过程称为分娩。妊娠满 28 周至不满 37周间的分娩称为早产。妊娠满 37 周至不满 42 周间的分娩称为足月产；妊娠满 42 周以后的分娩称过期产。影响分娩的因素包括产力、产道、胎儿及产妇的精神心理因素，这 4 项因素均正常且相互适应，胎儿才能顺利经阴道自然娩出，即正常分娩。

（一）产力

产力是指将胎儿及其附属物从子宫内逼出的力量，包括子宫收缩力（主力）及腹肌、膈肌、肛提肌的收缩力（辅力）。

1.子宫收缩力

子宫收缩力简称宫缩，是临产后的主要力量，贯穿于整个产程。正常宫缩具有以下特点。

（1）节律性：子宫有节律性、阵发性、不随意收缩的特点。每次收缩由弱到强（进行期），达高峰维持一定时间（极期）后又逐渐减弱（退行期），最后消失进入间歇期，子宫肌肉完全松弛，间歇期后又开始出现下一次宫缩，如此反复交替，直至分娩结束，故临床上也称为阵缩。

在产程初期时，宫缩持续时间约30s，间歇时间约5~6min。随着产程进展，子宫收缩力逐渐增强，宫缩持续时间逐渐延长，间歇时间逐渐缩短，在宫口开全后，宫缩达最全，收缩时间可达1min或更长，间歇时间可缩短至1~2min。

（2）对称性和极性：正常宫缩从两侧子宫角部同时发起，先向宫底部集中，再向子宫下段扩散，称为子宫收缩的对称性。极性是指宫缩由子宫上部向下传递，以子宫底部最强，子宫下段最弱。

（3）缩复作用：宫缩时子宫肌纤维缩短变宽，间歇时肌纤维松弛，但不能完全恢复到原来的长度，经反复收缩，肌纤维越来越短，称为缩复作用。缩复作用可使宫腔上部容积越来越小，迫使胎先露不断下降、宫颈管逐渐缩短直至消失。

2.腹肌、膈肌、肛提肌的收缩力

腹肌、膈肌、肛提肌的收缩力运用于第二、三产程，是胎儿娩出的重要辅力。宫口开全后，宫缩推动胎先露下降至阴道，压迫盆底软组织及直肠，引起反射性排便感，产妇主动屏气用力，使腹肌和膈肌有力地收缩，腹压增高，协助胎儿、胎盘娩出。肛提肌的收缩有助于胎先露内旋转和仰伸的完成。

（二）产道

产道是胎儿娩出的通道，分为骨产道与软产道。

1.骨产道

骨产道即真骨盆，是胎儿娩出的通道。

2.软产道

软产道是由子宫下段、子宫颈、阴道、盆底软组织所构成的一弯曲通道。

（1）子宫下段的形成：子宫下段是由子宫峡部形成。妊娠12周后子宫峡部逐渐扩张成为宫腔的一部分，妊娠末期逐渐拉长形成子宫下段。尤其在临产后规律宫缩使子宫下段进一步拉长达7~10cm。由于子宫肌纤维的缩复作用，使子宫上段越来越厚，下段被动扩张越来越薄，在上下段交界处形成一明显环状隆起，称生理性缩复环。此环在产妇的腹壁上并不显见。

（2）子宫颈的变化：临产前宫颈管长约2cm，临产后由子宫收缩牵拉宫颈内口的肌纤维、宫内压的升高、前羊膜囊的楔状支撑、胎先露下降，使宫颈管逐渐变短最后消失而展平。随着分娩的进展，宫颈外口逐渐扩张，直至宫口开全（10cm），方能通过足月胎儿头。初产妇子宫颈管消失后宫颈口扩张；经产妇子宫颈管消失与宫颈口扩张同时进行。

（3）阴道、盆底与会阴的变化：子宫颈口开全后胎先露已下降至阴道，阴道黏膜皱襞展平被迫扩张,胎先露继续下降压迫盆底软组织,软产道被胎先露扩张形成一个向前弯曲的长筒,前壁短,后壁长。盆底肌在胎先露压迫下向下及两侧扩展。会阴体变薄变长,以利于胎儿通过,但极易破裂,分娩时应注意保护。当肛提肌高度扩张并向两侧伸展时,肛门亦随之明显扩张。

3.胎儿

胎儿能否顺利娩出,除了产力、产道因素外,还取决于胎儿的大小、胎位及有无畸形。胎儿发育过大或胎头径线较大或颅骨较硬,胎头不易变形,即使骨盆正常,也可引起相对头盆不称,而导致难产。

1.胎头

胎头是胎体最大的部分,也是胎儿通过产道最困难的部分。胎头由顶骨、额骨、颞骨各2块及枕骨1块组成。骨与骨间有缝隙称为颅缝,两顶骨间为矢状缝,顶骨与额骨间为冠状缝,枕骨与顶骨间为人字缝,颞骨与顶骨间为颞缝,两额骨间为额缝。胎头前方颅缝汇合处菱形空隙称前囟(大囟门),胎头后方三角形空隙称后囟(小囟门)。在分娩过程中,颅缝轻度重叠使头颅变形,体积缩小,有利于胎头娩出。

2.胎头径线

胎头径线主要有4条:

(1)双顶径:为两顶骨隆突间的距离,足月胎儿平均值为9.3cm,是胎头最大横径,B超测量此径可判断胎儿大小。

(2)枕下前囟径:为前囟中央至枕骨隆突下的距离,足月胎儿平均值为9.5cm,胎头俯屈后以此径通过产道。

(3)枕额径:为鼻根眉间至枕骨隆突的距离,足月胎儿平均值为11.3cm,胎头常以此径衔接。

(4)枕颏径:为颏骨下方中央至后囟顶部的距离,足月胎儿平均值为13.3cm。

(三)精神心理因素

分娩是一个正常的生理过程,但对产妇却是一种持久而强烈的应激源。有相当数量的初产妇对分娩有不同程度的害怕或恐惧,怕疼痛、怕出血、怕发生难产、怕胎儿性别不理想、怕有生命危险等,致使临产后情绪紧张,产生焦虑不安等心理状态。这种紧张、焦虑情绪会引起机体发生异常变化而影响分娩。

总之,在分娩过程中,产力、产道、胎儿、精神心理4个因素是相互联系、相互影响的。一般来说,骨盆和胎儿大小是相对不变的,产力、胎儿位置、精神心理因素是可变的。因此,助产和护理人员应加强观察、保护产力,及时发现并矫正异常胎位,恰当疏导产妇心理障碍,促进分娩顺利进行,保障母儿安全。

二、枕先露的分娩机制

分娩机制是指胎儿先露部通过产道时,为适应骨盆各平面的不同形态被动地进行一系列适应性转动,以其最小的径线通过产道的全过程。临床上以枕左前最多见,故以枕左前为例阐述分娩机制。

（一）衔接

衔接又称入盆，是指胎头双顶径进入骨盆入口平面，颅骨的最低点接近或达坐骨棘水平。一般初产妇在预产期前2～3周，经产妇在分娩开始后衔接。正常情况下胎头半俯屈，以枕额径入盆，胎头矢状缝位于骨盆入口平面的右斜径上，枕骨在骨盆左前方。

（二）下降

下降是指胎头沿骨盆轴前进的动作。下降呈间断性并始终贯穿分娩全过程，宫缩时胎头下降，间歇时胎头又稍退回。临床上以坐骨棘为判断胎头下降程度的重要标志。

（三）俯屈

俯屈是指胎头以半俯屈状态到达骨盆底遇到肛提肌的阻力，由于杠杆作用使下颏部贴向胸壁，使胎头由衔接时枕额径（11.3cm）变为枕下前囟径（9.5cm），以最小的径线适应产道有利于继续下降。

（四）内旋转

内旋转是指胎头绕骨盆轴旋转，使矢状缝与中骨盆及骨盆出口前后径相一致。胎头下降过程中枕部遇肛提肌阻力而被推向骨盆腔稍宽大的前方，即枕部在骨盆腔内向前转45°，以适应中骨盆及出口前后径大于横径的解剖特点，常于第一产程末完成此动作。此时胎头转动而胎肩并未转动，呈头肩扭转状态。

（五）仰伸

仰伸是指当胎头继续下降达阴道口时，宫缩和腹压迫使胎头下降，而肛提肌收缩将胎头向前推，二力合作迫使胎头向下向前。当枕骨抵达耻骨联合下方时，并以此为支点，胎头逐渐仰伸，顶、额、眼、鼻、口、颏相继娩出。此时双肩径沿骨盆左斜径入盆。

（六）复位及外旋转

复位是指胎头娩出后，枕部顺时针旋转45°以恢复胎头与胎肩正常关系。此时双肩径沿骨盆左斜径下降抵达中骨盆，为适应骨盆腔形态，使双肩径与骨盆出口前后径一致，胎头枕部随之在外再顺时针转45°，以保持头肩的垂直关系，称外旋转。

（七）胎肩及胎身娩出

外旋转动作完成后，前肩（胎儿右肩）于耻骨弓下先娩出，后肩（胎儿左肩）从会阴前缘娩出，继之胎身及四肢取侧弯娩出。

三、临产诊断与产程分期

（一）分娩先兆

分娩先兆是指分娩开始之前出现一系列预示临产的症状，主要包括宫底下降、假阵缩和见红。

1.宫底下降

宫底下降是指由于胎先露下降入盆，多数初孕妇可在临产前1～2周，有胎儿下降感，上腹部较轻松，下肢走路不便伴尿频等症状。

2.假阵缩

分娩前1～2周子宫较敏感,可出现不规则的宫缩,腹部一阵阵变硬,多无明显腹痛感,称为假阵缩。其特点是宫缩持续时间、间歇时间不恒定,不伴有宫颈管消失与宫口扩张。

3.见红

见红是指分娩前24～48h阴道排出血性分泌物,预示分娩即将开始。

(二)临产诊断

规律性宫缩的出现是临产开始的标志,其特点是宫缩持续30～40s以上,间歇在5～6min,并伴有宫颈管的消失、宫口的扩张与胎先露的下降。

(三)产程分期

分娩全过程是从规律宫缩开始至胎儿及其附属物全部娩出为止,称为总产程。初产妇约12～18h,经产妇约6～9h。临床上分为三个产程。

1.第一产程(宫颈扩张期)

从规律宫缩开始至宫颈口开全。初产妇约11～12h,经产妇约6～8h。

2.第二产程(胎儿娩出期)

从宫颈口开全至胎儿娩出。初产妇约1～2h,经产妇约几分钟或1h内。

3.第三产程(胎盘娩出期)

从胎儿娩出至胎盘娩出。初产妇和经产妇均约需5～15min,不超过30min。

四、分娩期产妇的护理

(一)第一产程产妇的护理

1.第一产程临床经过

(1)规律性宫缩:分娩刚开始时,子宫收缩力较弱,持续时间约30s,间歇时间约5～6min。随着产程进展,子宫收缩力逐渐增强,宫缩持续时间逐渐延长,间歇时间逐渐缩短,在宫口接近开全或开全后,宫缩持续时间可达1min或以上,间歇时间缩短至1～2min,且强度不断增强。

(2)子宫颈口扩张:不断增强的宫缩迫使子宫颈口扩张与胎先露下降。宫颈口扩张有一定规律,以初产妇最明显,宫口扩张的规律是先慢后快,可分为潜伏期和活跃期。

①潜伏期:从规律性宫缩开始至宫口扩张3cm,初产妇约需8h,最大时限不超过16h。此期特点为宫口扩张慢,胎先露下降不明显。

②活跃期:从宫口扩张3cm至宫口开全,初产妇约需4h,最大时限不超过8h。此期特点为宫口扩张迅速,胎先露下降明显。

(3)胎先露下降:伴随宫缩和宫颈口扩张,胎先露逐渐下降。临床上常以坐骨棘为胎先露下降的判断标志。胎头颅骨最低点平坐骨棘时,用"0"表示;在坐骨棘上1cm时,用"-1"表示;在坐骨棘下1cm时,用"+1"表示。

(4)破膜:随着产程进展,宫颈口逐渐扩张,胎先露不断下降,胎头与母体骨盆衔接后将羊水分隔为前后两部分,位于胎头前方的羊水被称为"前羊水",位于胎先露上方的羊水被称为"后羊水"。前羊水量不多,约100mL,有助于扩张宫口。当前羊水囊内压力增加到一定程度时胎膜自然破裂,破膜多发生在宫口近开全时。

（5）疼痛:分娩期的宫缩会给每个产妇带来不同程度的疼痛,主要为宫缩时对子宫下段及宫口扩张、牵扯所致。尤其在进入活跃期后,宫缩增强,分娩痛会更加明显,疼痛部位主要集中在下腹部及腰骶部,疼痛性质可分为胀痛、钝痛、锐痛、刺痛等。因产妇个体敏感性和耐受性的差异,可以有不同的表现,如呻吟、哭泣、尖叫等。

2.第一产程临床护理

（1）护理评估

①健康史:根据产前检查了解产妇一般情况,包括年龄、身高、体重、预产期、营养状况、婚育史等,对既往有不良孕产史者要着重了解原因。重点了解本次妊娠情况,有无阴道流血或流水、妊娠高血压疾病等。记录规律宫缩开始的时间,了解宫缩的强度与频率、骨盆大小、胎先露、胎方位及胎心音等。

②身体状况:观察生命体征,了解产妇心肺有无异常、皮肤有无水肿;了解宫缩持续时间、间歇时间及强度与频率;了解宫口扩张及胎先露下降情况;了解是否破膜,并描述羊水颜色及性状;了解胎心率变化。正确评估孕妇对疼痛的耐受性,有利于无痛分娩技术的实施。

③心理-社会状况:入院使产妇生活环境暂时改变,产妇会感到陌生、不适应;医护人员的服务态度和质量、分娩能否顺利、新生儿的性别及健康状况、家庭经济状况等,都易使孕妇产生焦虑、紧张情绪;加之不能按时进食和充分休息,以及精力和体力过度消耗,这些都会影响宫缩和产程进展。注意评估产妇面临问题时的态度及应对方式,家庭和社会的支持程度,产妇紧张和焦虑的程度,能否听从医护人员解释、指导、安排及配合分娩护理。

④辅助检查:用胎儿监护仪了解胎心率的变化与宫缩和胎动的关系,可判断胎儿在宫内安危状态。

（2）护理诊断

①急性疼痛:与子宫收缩、宫口扩张有关。

②焦虑:与缺乏分娩相关的知识有关。

③潜在并发症:产力异常、胎儿窘迫。

（3）护理目标

①产妇疼痛程度减轻。

②产妇能描述正常分娩过程,并能主动配合分娩。

③产力异常、胎儿窘迫未发生,或被及时发现并有效处理。

（4）护理措施

①减轻疼痛,促进舒适:协助产妇办理入院手续,提供良好的环境,待产室内保持安静、无噪音,减少不良刺激。向产妇及家属耐心讲解分娩的生理经过,增强产妇对自然分娩的信心;加强与产妇沟通,建立良好的护患关系,及时向产妇告知分娩过程中的相关信息,促使产妇在分娩过程中密切配合,顺利完成分娩。护理人员及产妇家属要守护在产妇身边,指导产妇在宫缩时深呼吸,并将双手掌置于腹部由上向下推按,可缓解疼痛。若产妇腰骶部疼痛时,可用拳头按压腰骶部以减轻疼痛。在宫缩间歇期指导产妇放松休息,若无异常情况可在待产室内活动,聆听音乐或谈话,转移注意力,减轻产妇疼痛的感觉。

②分娩知识宣教与生活护理。

a.清洁卫生：协助产妇沐浴、更衣，保持外阴清洁、干燥。

b.补充能量：鼓励产妇在宫缩间歇期少食多餐，进高热量、易消化、清淡饮食，注意补充足够水分，保持水、电解质平衡。

c.活动与休息：临产后胎膜未破、宫缩不强者，鼓励产妇在室内适当活动，以促进宫缩，利于宫口扩张和胎先露下降。提供良好的休息环境，劝导产妇在宫缩间歇期睡眠或休息，取左侧卧位有利于胎心率恢复和保存体力。

d.排尿与排便：鼓励产妇2～4h排尿1次，并及时排出粪便，以免影响宫缩及胎头下降。

③观察产程进展，预防并发症。

a.观察宫缩：护理人员将一手掌置于产妇腹壁宫底处，感觉宫缩时宫体隆起变硬，间歇时宫体松弛变软的状况及时间，定时连续观察并记录宫缩持续时间、强度、间歇时间。也可用胎儿监护仪描记宫缩曲线。

b.听胎心：用胎心听筒于宫缩间歇期在产妇腹壁听取胎心音。潜伏期每隔1～2h听胎心1次，活跃期每隔15～30min听胎心1次，每次听1min并记录。正常情况下子宫收缩时胎心率变慢，宫缩后胎心率迅速恢复。若宫缩后胎心率不能恢复或胎心率<120次/min或>160次/min，均提示胎儿宫内窘迫，应给予及时处理。有条件可用胎儿监护仪监测胎心。

c.观察宫口扩张与胎先露下降：临产后必须在严格消毒下行阴道检查，次数不宜过多。

d.记录破膜时间：一旦破膜，应立即听胎心音，观察羊水的性状、颜色和量，并记录破膜时间。若为头先露，羊水呈黄绿色混有胎粪，提示胎儿窘迫，应给予及时处理。破膜超过12h未结束分娩者，应遵医嘱给予抗生素预防感染。

e.体温、血压、脉搏、呼吸：每隔4～6h测量1次并记录。异常者遵医嘱增加测量次数。体温37.5℃以上、脉搏超过100次/min、血压升高等应及时报告医生给予相应处理。

④健康指导：指导产妇保持轻松愉快的心情，积极配合医护人员的处理与护理，做好新生儿出生的准备。

（5）护理评价

①产妇分娩疼痛是否减轻。

②产妇能否描述正常分娩过程，能否主动参与和配合分娩与护理。

③产力异常和胎儿窘迫是发生，是否被及时出现。

（二）第二产程产妇的护理

1.第二产程临床经过

（1）宫缩增强：宫口开全后，宫缩频率及强度进一步增强，持续时间约1min或以上，间歇时间1～2min，此时胎膜多已自然破裂。若仍未破膜，常影响胎先露下降，应行人工破膜。

（2）胎儿下降与娩出：随着宫口开全与宫缩加强，胎头已降至骨盆出口压迫盆底组织，产妇有排便感，不自主地向下屏气。会阴逐渐膨隆变薄，肛门括约肌松弛且张开。

①拨露：胎头于宫缩时显露于阴道口，宫缩间歇时又缩回于阴道内，称胎头拨露。

②着冠：经过几次拨露，胎头外露部分不断增大，直至胎头双顶径越过骨盆出口横径，在宫缩间歇时也不再缩回，称胎头着冠。此时会阴极度扩张，胎头枕骨抵达耻骨弓下，并以此为支

点,出现胎头仰伸、复位及外旋转等动作完成胎头娩出,随后前肩、后肩相继娩出,胎身很快娩出,后羊水随之涌出,宫底降至平脐。

经产妇由于产程进展较快,上述表现不易分清。有时仅需几次宫缩,几分钟即可完成胎儿娩出,故在分娩的经过中拨露与着冠的过程不易分清。

(3)疼痛与排便感:宫口开全后,胎先露已下降至阴道,由于对盆底组织的压迫及会阴的扩张,产妇常会感到会阴痛,并向大腿内侧放射。

2.第二产程临床护理

(1)护理评估

①健康史:了解产妇的生命体征有无异常、产程进展情况、胎儿宫内情况,同时了解第一产程的经过及处理与护理。

②身体状况:了解宫口开全的时间、宫缩持续时间、间歇时间,胎心率及羊水的性状与颜色,询问产妇有无排便感,观察胎头拨露进展情况,评估会阴条件,根据胎儿大小,判断是否需行会阴切开术。

③心理-社会状况:产妇常因体力消耗过大而感到恐惧和无助,因腹痛和急于结束分娩而焦虑不安,家属也常产生紧张不安的情绪。

④辅助检查:用胎儿监护仪评估胎心率的变化,及时发现异常情况并及时处理。

(2)护理诊断

①焦虑:与缺乏顺利分娩的信心及担忧胎儿健康有关。

②知识缺乏:缺乏正确使用腹压的知识。

③有受伤的危险:与软产道损伤、胎儿窘迫、新生儿窒息或产伤等有关。

(3)护理目标

①产妇情绪稳定,有信心配合医护人员完成分娩。

②产妇能正确运用腹压,积极配合分娩过程。

③胎儿窘迫、新生儿窒息是否发生或是否及时发现并及时有效处理。产妇软产道切口是否延长裂深,新生儿是否有产伤。

(4)护理措施

①陪伴分娩,消除焦虑:初产妇宫口开全后,经产妇宫口开大 4cm 后转入分娩室。将产妇安置在产床上,护理人员守护在产妇身边(产妇的丈夫也可陪伴),及时提供产程进展信息。给予产妇安慰和鼓励,同时给予喂水、擦汗等护理,以缓解紧张和恐惧的心理。

②指导产妇正确运用腹压:指导产妇取膀胱截石位,双脚蹬踏在产床上,双手握持把手,在宫缩来临时深吸气屏住,然后向下用长力屏气(如排大便样)以增加腹压。宫缩间歇时,产妇全身肌肉放松休息,均匀呼吸。等下次宫缩出现时,再重复屏气运用腹压,以加速产程进展。

③协助分娩,预防并发症。

a.观察产程进展:护理人员一手置于产妇腹壁感觉宫缩,了解宫缩的强度与频率,观察拨露时胎头下降情况,还应勤听胎心,一般宫缩间歇期每 5～10min 听 1 次胎心,每次听 1min,直至胎儿娩出。有条件者可用胎儿监护仪监测胎心率。若出现胎心异常、第二产程延长等异常情况,应立即行阴道检查,采取相应措施,尽快结束分娩。

b.做好接产准备。

产妇准备:对产妇外阴采用外阴冲洗法消毒 3 遍。消毒范围:前起阴阜后至肛门及周围,两侧至大腿内侧上 1/3。操作方法:首先给产妇臀下放置便盆,用第一把无菌卵圆钳夹消毒纱布 1 块蘸取软皂液擦洗外阴部,顺序:小阴唇、大阴唇、阴阜、大腿内上 1/3、会阴、肛周、肛门。右手持第二把无菌卵圆钳夹消毒纱布 1 块或较大棉球 1 个,左手拿无菌冲洗罐内装温开水 800mL,冲洗外阴部的皂液,顺序:由上至下,由外向内。注意用纱布或棉球阻挡阴道口,防止液体进入阴道。右手持第三把无菌卵圆钳夹消毒纱布 1 块或较大棉球 1 个,左手拿另一个无菌冲洗罐,内装 1:1000 的苯扎溴铵溶液 500mL,冲洗消毒外阴部。顺序和方法同②。最后移去便盆,臀下垫消毒巾。如需行会阴切开术者,则用 0.5% 活力碘或 0.5% 聚维酮碘行会阴擦洗,再消毒一遍。

接生人员准备:按外科刷手法刷手,准备接生。

c.接产:接产方法有仰卧位接生法、坐位或半坐位接生法、水下接生法。通常采用仰卧位接生法。

评估会阴条件:胎头拨露时,如发现产妇会阴部过紧或阴道已有裂伤出血,估计分娩时会阴撕裂不可避免,或母儿有病理情况急需结束分娩,应行会阴侧切术。

接产步骤:接产者站在产妇右侧,当胎头拨露会阴体较紧张时,开始保护会阴,其目的是避免肛门外括约肌的损伤,控制胎儿娩出速度,协助胎儿完成分娩机制的动作,促使胎儿安全娩出。会阴切开后也需保护。

当胎头着冠时,右手继续保护会阴,嘱产妇张口哈气消除腹压,左手协助胎头仰伸,使胎头缓慢娩出。当胎头娩出后,右手继续保护会阴,左手拇指从胎儿鼻根向下挤压,挤出口鼻腔内的黏液和羊水,不要急于娩出胎肩。当再次出现宫缩,左手协助胎头复位及外旋转,使胎儿双肩径与骨盆出口前后径一致。接产者左手向下轻压儿颈,使前肩从耻骨弓下先娩出,再轻托儿颈向上,使后肩从保护会阴的右手上方娩出。胎儿双肩娩出后,保护会阴的右手可以离开会阴。然后用双手扶住胎肩两侧,协助胎体及下肢以侧位娩出,后羊水涌出。胎儿娩出后,将一弯盘置于阴道口下方,接取阴道流血,记录胎儿娩出时间和出血量。

脐带绕颈的处理:当胎头娩出后,若发现脐带绕颈 1 周是较松,可用左手将脐带从胎头滑下或随前肩娩出而上推脐带;若脐带绕颈较紧或绕 2 周或以上,可用 2 把血管钳夹住颈部一段脐带,在 2 钳之中剪断脐带,注意勿伤及胎颈。松解脐带后,再协助胎儿娩出。

④健康指导:指导产妇积极与医护人员配合,注意及时补充营养,防止体力衰竭,促进母儿安全。

(5)护理评价

①产妇情绪是否稳定、分娩过程是否积极配合。

②产妇是否能正确使用腹压。

③胎儿窘迫、新生儿窒息是否发生,若发生是否及时有效处理。新生儿是否有产伤;产妇会阴是否有裂伤或会阴切开伤口是否延长裂深。

(三)第三产程产妇的护理

1.第三产程临床经过

(1)子宫收缩:胎儿娩出后,产妇感到轻松,宫底降至脐平,宫缩暂停几分钟后重新出现。

(2)胎盘剥离与娩出:胎儿娩出后,由于子宫的缩复作用,宫腔容积明显缩小,胎盘不能相应缩小与子宫壁发生错位而剥离,剥离面出血形成胎盘后血肿。随血肿增大,胎盘剥离面亦不断扩大,直至胎盘完全与子宫壁分离而娩出。

①胎盘剥离征象:子宫变硬由球形变为狭长形,宫底升高达脐上,阴道少量出血;阴道口外露的脐带自行下降延长;接产者用左手掌尺侧缘轻压产妇耻骨联合上方,将宫体向上推,而外露的脐带不再回缩。

②胎盘剥离及娩出方式:胎盘剥离及娩出方式有两种。

①胎儿面娩出式:胎盘首先中央剥离形成胎盘后血肿,而后向周边剥离。其特点是先见胎儿面娩出,后见少量阴道流血,临床多见,约占 3/4。

②母体面娩出式:胎盘从边缘开始剥离,血液沿剥离面流出,而后向中心剥离。其特点是先见较多量阴道流血,后见胎盘母体面娩出,临床少见,约占 1/4。

2.第三产程临床护理

(1)护理评估

①健康史:同第一、二产程,并了解产妇第一、二产程的临床经过。

②身体状况。

a.母亲身体状况:胎儿娩出后,评估宫缩、有无胎盘剥离征象、阴道流血量、颜色;胎盘娩出后,评估胎盘胎膜是否完整、有无胎盘小叶缺损或胎膜残留、胎盘边缘有无断裂血管,判断是否有副胎盘。评估会阴伤口情况,有无切口延长裂深。分娩结束后,产妇留在产床上观察 2 小时,重点评估子宫收缩情况、阴道流血量与性状、血压等。

b.新生儿身体状况。

Apgar 评分:以心率、呼吸、肌张力、喉反射、皮肤颜色 5 项体征为依据评分,可判断新生儿有无窒息及窒息的程度。

一般情况:评估身长、体重,体表有无畸形。

c.心理-社会状况:评估产妇及家属对新生儿性别、健康、外貌是否满意,能否接受新生儿,有无进入父母角色。

d.辅助检查:根据产妇及新生儿情况选择必要的检查。

(2)护理诊断及合作性问题

①潜在并发症:新生儿窒息,与呼吸道阻塞有关;产后出血,与子宫收缩乏力有关。

②有父母角色冲突的危险:与新生儿性别不理想、产后疲劳、会阴伤口疼痛有关。

(3)护理目标

①新生儿无窒息、产妇子宫收缩良好,没有发生产后出血、休克。

②产妇及家属接受新生儿,有亲子间互动。

(4)护理措施

①正确处理第三产程,预防并发症。

正确处理新生儿,预防新生儿窒息。

a.清理呼吸道:清理呼吸道是处理新生儿的首要任务。在新生儿第一声啼哭之前,立即用吸痰管或洗耳球轻轻吸出新生儿口鼻腔黏液及羊水,保持呼吸道通畅。

b.Apgar 评分:新生儿出生后 1min 内,进行评分并注意保暖。满分 10 分,8~10 分为正常;4~7 分为轻度窒息,经清理呼吸道即可恢复;0~3 分为重度窒息,需紧急抢救,抢救过程中 5min 时再次评分,可了解新生儿的预后。

c.处理脐带:临床采用二次断脐法,结扎脐带的物品有气门芯、粗棉线、脐带夹、血管钳等。

双重棉线结扎法:新生儿娩出后,用两把血管钳在距脐轮 10~15cm 处夹住脐带,于两钳之间剪断脐带。先用 75％乙醇棉签消毒脐带根部及脐轮周围,再用无菌粗棉线在距脐轮 0.5cm 处结扎第 1 道,再在结扎线上 0.5cm 处结扎第 2 道。注意要扎紧,防止脐出血,又要避免用力过度勒断脐带。在第二道结扎线上 0.5cm 处再次剪断脐带,用无菌纱布包裹脐带断端挤出残余血。再用 2.5％碘酒或 20％高锰酸钾过饱和溶液消毒脐带断面,用无菌纱布覆盖好,再用脐绷带包扎。

气门芯法:消毒脐带根部后用一血管钳套上气门芯,距脐轮 0.5cm 处钳夹脐带,在血管钳上方 0.5cm 处剪去脐带,牵拉气门芯上短线,套于止血钳下的脐带断端上,松开止血钳消毒包扎。

d.一般护理:擦干新生儿身上的羊水和血迹,检查新生儿体表有无畸形,在新生儿左手腕系上标有母亲姓名、新生儿性别、体重、出生时间的手腕带。在新生儿记录单上摁上新生儿足印和母亲拇指印,并将新生儿穿好衣服包裹于褓褓保暖,其外系上标有母亲姓名、床号、住院号、新生儿性别、体重、出生时间的小标牌。用抗生素眼药水滴眼以防结膜炎,并注意新生儿保暖。

②正确助娩胎盘,预防产后出血。

a.助娩胎盘:接产者熟练掌握胎盘剥离征象,切忌在胎盘未完全剥离前牵拉脐带或按揉子宫;当确认胎盘已完全剥离时,应立即协助胎盘娩出。方法:右手牵拉脐带,左手在产妇腹壁握持宫底并轻轻按揉,嘱产妇屏气用力加腹压,当胎盘娩出至阴道口时,接产者双手捧住胎盘,朝一个方向旋转并缓慢向外牵拉,协助胎盘胎膜完整娩出。若在胎膜娩出过程中发现胎膜有部分撕裂,可用血管钳夹住断裂上端的胎膜,继续牵拉,直至胎膜完全娩出。胎盘胎膜娩出后,左手继续按揉宫底以刺激子宫收缩、减少出血,右手用弯盘接住阴道流血以统计出血量。

b.检查胎盘胎膜:先将胎盘铺平,检查胎膜是否完整,然后将胎膜撕开检查胎盘母体面有无小叶缺损,并测量其大小与厚度;再检查胎盘边缘有无断裂血管,以便及时发现副胎盘。最后将脐带提起,测量其长度。

c.检查软产道:胎盘娩出后,应仔细检查会阴、小阴唇内侧、尿道口周围、阴道及宫颈有无裂伤、会阴切口有无延长裂深并立即缝合。

d.预防产后出血:当胎儿双肩娩出后立即给予产妇肌内注射缩宫素 10U,可加强宫缩促进胎盘剥离,减少子宫出血。

e.产后 2h 观察及护理:第三产程结束以后,产妇继续留在产床上观察护理 2h,重点观测血压、子宫收缩情况、宫底高度、阴道流血量及膀胱充盈程度。

③提供舒适,促进亲子互动:移去产妇臀下污染敷料,重新消毒外阴并换上消毒会阴垫。为产妇擦汗更衣,注意保暖,并及时喂给产妇温热红糖水或清淡、易消化流质饮食,嘱咐产妇闭目休息。如新生儿无异常,产后 30min 可将新生儿抱给产妇进行第 1 次哺乳。帮助产妇擦洗

乳头,协助新生儿皮肤接触和乳头早吸吮,帮助产妇进入母亲角色,促进亲子互动。

④健康指导:指导留在产房内观察 2h 的产妇闭目养神,配合医护人员完成护理内容,并做好新生儿第 1 次哺乳的心理准备。

(5)护理评价

①有无新生儿发生窒息,产后出血量是否超过 500mL,外周组织灌注是否正常。

②产妇及家属是否接受新生儿,母子间是否有目光交流、皮肤接触以及早吸吮。

五、分娩镇痛及护理

(一)分娩镇痛常用方法

分娩疼痛是大部分妇女一生中所遇的最剧烈的疼痛,约有 80% 的初产妇认为分娩时的宫缩痛难以忍受,剧烈的疼痛可使产妇情绪紧张、焦虑烦躁、进食减少以及胎儿的一系列反应,并因担心剧烈疼痛而导致的剖宫产率上升。

我国根据 WHO 的爱母分娩行动推行产时服务新模式,在临床上采用导乐陪伴分娩和非药物性镇痛,能有效缓解分娩疼痛,降低了剖宫产率和产后出血的发生率,促进和支持了自然分娩。

1.导乐陪伴分娩

导乐陪伴分娩是指由一个有生育经验的妇女"导乐",亦可由助产士或护士充当导乐。在产前、产时及产后给孕产妇持续的生理上的支持帮助及精神上的安慰鼓励,来陪伴支持孕产妇,使其顺利完成分娩过程。"导乐"工作宜在妊娠晚期开始,通过产前访视接触孕产妇及家属建立感情;了解孕产妇对分娩的要求和计划;指导产妇学习放松技巧,介绍产程中可采用的各种体位。产程中始终陪伴在产妇身边,提供有效的方法和建议,帮助产妇减轻分娩的阵痛,全身心的关爱、积极的帮助、不断的鼓励,使产妇充满信心,积极主动配合完成分娩过程。

导乐陪伴是以产妇为中心"一对一"的服务模式,满足了产妇在分娩过程中独立与依赖的需求,充实了对产妇感情支持和身体帮助的内容。也有不少医院推行丈夫陪伴分娩,既增加了产妇的安全感,又增加了丈夫的责任感,有利于提高产时服务质量,促进母婴安全,又有利于巩固夫妻感情,促进家庭化分娩成功,是一项新型的产时服务技术。

2.非药物性镇痛

(1)家庭化的分娩环境:家庭化的分娩环境是指营造家庭化产房,提供产球等设施,协助产妇采取舒适体位,减轻产妇的紧张心理。

(2)转移注意力:产房内播放产妇喜爱的音乐或图片,转移产妇注意力,从而降低对宫缩的感受力,增加对疼痛的耐受力。因为大脑高度注意某一刺激时可以抑制对其他刺激的反应。

(3)控制呼吸:控制呼吸是指在分娩过程中,根据宫缩的强度、频率和持续时间主动地调整呼吸频率和节律的方法。它可以缓解由于分娩所产生的压力,增强产妇的自我控制意识,控制呼吸的技巧一般与转移注意力的技巧联合使用。第二产程中,当胎先露达到盆底压迫肛提肌时产妇会不自主地屏气向下用力,并主动增加腹压。如宫口已开全,产妇应尽量屏气 6～8s后,深吸一口气再屏气,如此重复,每阵宫缩约 4～5 次。如胎头已着冠,为保护会阴避免撕裂,则可使用喘-吹式呼吸方式。

(4)放松术:放松术是消除肌肉和精神紧张、缓解疲劳,使身心恢复平静的一种方法。放松技巧应在专业人员的指导下进行训练。

①有意识地放松:通过有意识地对身体某一部分或某几部分肌肉进行收缩-放松训练,最终达到可以有意识地放松紧张部位肌肉的目的。包括渐进式和选择式放松训练。

②触摸放松:当产妇某一部位肌肉(如颈部、前臂)紧张时,护士或其他工作人员触摸产妇的紧张部位,并指导其放松,可帮助产妇达到放松肌肉的目的。

③意念放松:产妇通过想象某一美好的事物,驱除头脑中的一切杂念以达到一种身心平静的状态。

(5)采取自由体位:第一产程时鼓励产妇多走动,在别人帮助下,采取直立位、半蹲位或跪位等可以缓解疼痛,但不主张采取平卧位。第二产程亦可采取半卧、半蹲、直立或跪位等不同体位分娩。

(6)热敷:用湿毛巾热敷腰背部有减轻疼痛作用。

(7)热水浴:在未进入活跃期之前可进行热水浴,水的浮力可减轻孕妇关节所承受的压力,使孕妇放松,减轻分娩疼痛。水温比体温稍高即可,但应有人陪伴,胎膜已破则不宜水浴。

3.药物性镇痛

还有一部分产妇,在采用非药物性镇痛方法后仍不能缓解分娩过程中的剧烈疼痛,也可遵医嘱使用硬膜外自控镇痛泵技术(PCEA)、蛛网膜下腔与硬膜外间隙联合阻滞技术(CSE)、一氧化二氮(N_2O)(笑气)吸入、麻醉药物镇痛等方法。

(二)分娩镇痛的护理

1.护理评估

(1)健康史:了解产妇生命体征有无异常,评估分娩因素有无异常。

(2)身体状况:胎儿宫内情况、产程进展情况,尤其是宫缩强度和宫口扩张及胎先露下降情况,同时正确评估产妇对疼痛的耐受性,便于选择合适的镇痛方法。

(3)心理-社会状况:产妇由于宫缩疼痛,而产生焦虑、紧张的情绪,甚至对自然分娩失去信心。

(4)辅助检查:根据产妇及胎儿情况选择必要的检查。

2.护理诊断

(1)知识缺乏:缺乏分娩镇痛知识和信心。

(2)潜在并发症:继发宫缩乏力、产后出血及尿潴留;胎儿窘迫及新生儿窒息。

3.护理目标

(1)产妇能正确认识分娩痛,了解分娩镇痛的相关知识,有信心自然分娩。

(2)胎儿窘迫及新生儿窒息没有发生,产妇没有发生宫缩乏力、产后出血及尿潴留被及时发现并有效处理,表现为宫缩正常、外周组织灌注正常、排尿正常。

4.护理措施

(1)加强知识教育:向产妇和家属解释分娩痛是正常生理变化,介绍缓解疼痛的方法,以及我们所采取的各项保障正常分娩的措施,让产妇心理放松,消除顾虑,增强自然分娩的信心。

注意观察产妇情绪变化，及时调整分娩镇痛方式。

（2）监测产程，预防并发症：密切监测孕妇的血压、心率、呼吸、脉搏、血氧饱和度、宫缩、胎心率和产程进展情况，及时了解分娩镇痛效果，确保分娩期母婴安全。按第一、二产程的护理措施观察、处理、护理产妇及胎儿。

5.护理评价

（1）产妇是否正确认识分娩痛，是否有信心自然分娩。

（2）胎儿窘迫及新生儿窒息是否发生，产妇是否发生宫缩乏力、产后出血及尿潴留被及时发现并有效处理，宫缩是否正常、外周组织灌注是否正常、排尿是否正常。

第四节　产　褥　期

一、产褥期产妇的生理及心理变化

产褥期是指产妇全身各器官（除乳腺外）从胎盘娩出至恢复或接近正常未孕状态的一段时期，一般需 6 周。

（一）产褥期产妇的生理变化

1.生殖系统

（1）子宫复旧：妊娠子宫自胎盘娩出后逐渐恢复至未妊娠状态的过程称为子宫复旧。

①宫体肌纤维缩复：由于子宫肌纤维不断缩复，肌细胞胞浆蛋白被分解排出，使肌细胞体积缩小，子宫体逐渐缩小，于产后 10 日子宫降至骨盆腔内，产后 6 周恢复到正常非孕期大小。子宫重量也逐渐减少，分娩结束时约为 1000g，产后 1 周时约为 500g，产后 2 周时约为 300g，直至产后 6~8 周逐渐恢复到未孕时的 50~60g。

②宫内膜再生：胎盘胎膜娩出后，剩余蜕膜坏死脱落，随恶露排出。子宫内膜基底层逐渐再生新的功能层，约在产后 3 周除胎盘剥离面外的宫腔表面内膜已再生修复，胎盘附着部位内膜完全修复约需 6 周。

③子宫颈复原及子宫下段变化：胎盘娩出后，宫颈松软，壁薄皱起，外口呈环状。产后 1 周子宫颈外形恢复，内口关闭。产后 4 周子宫颈恢复至正常形态。因分娩时宫颈外口多在宫颈 3 点及 9 点处有轻度裂伤，使初产妇的宫颈外口由产前圆形（未产型），变为产后"一"字形横裂（已产型）。产后由于子宫下段收缩，逐渐恢复至非孕时的子宫峡部。

④子宫血管变化：产后子宫血供减少，随子宫复旧，子宫壁间的血管逐渐受压闭塞，为新生的小血管代替。

（2）阴道及外阴：分娩后扩大的阴道腔逐渐缩小，松弛的阴道壁肌张力逐渐恢复，黏膜皱襞约在产后 3 周重新出现，但阴道于产褥期结束时不能完全恢复至未孕时的紧张度。分娩后外阴常有轻度水肿，产后 2~3 日可自行消退。会阴部轻度裂伤或会阴切口缝合后 3~5 日可愈合。处女膜在分娩时撕裂形成残缺痕迹,称处女膜痕。

(3)盆底组织:盆底肌及其筋膜在分娩时过度扩张致弹性降低,且常伴有肌纤维部分断裂。产褥期坚持做产后健身操,盆底肌有可能恢复至接近未孕状态。若盆底组织损伤严重或产褥期过早参加体力劳动,可导致阴道膨出,甚至子宫脱垂。

2.乳房

乳房的主要变化是泌乳。产后体内雌、孕激素水平急剧下降,解除了对腺垂体催乳激素的抑制,因而乳汁开始分泌。新生儿吸吮乳头,可反射性地引起神经垂体释放缩宫素,刺激乳腺腺泡周围的肌上皮细胞收缩排出乳汁,促进宫缩,减少产后出血。

产后 7 日内分泌的乳汁称初乳,浑浊呈淡黄色,含丰富的蛋白质、β 胡萝卜素、矿物质及分泌型 IgA,脂肪及糖类较少,极易消化,是新生儿早期理想的天然食物。产后 7～14 日分泌的乳汁为过渡乳,蛋白含量逐渐减少,脂肪和乳糖逐渐增多。产后 14 日以后分泌的乳汁为成熟乳,蛋白质约占 2%～3%,脂肪约占 4%,糖类约占 8%～9%,无机盐约占 0.4%～0.5%,还有维生素等。初乳及成熟乳均含有大量免疫球蛋白,可保护新生儿的肠胃系统,由于大多数药物可经母血渗入到乳汁,哺乳期用药应考虑对婴儿的不良影响。

3.血液循环系统

妊娠期血容量增加约 35%,产后 2～3 周恢复至未孕状态。产后 3 日内,由于子宫胎盘的血液回到体循环中,过多组织间液回吸收,使血容量再次增加 15%～25%,心脏负担过重。产褥早期血液处于高凝状态,有利于减少产后出血量。纤维蛋白、凝血酶、凝血酶原于产后 2～3 周降至正常。红细胞计数及血红蛋白值逐渐增多,生理性贫血于产后 2～6 周得到纠正。白细胞总数在产褥早期仍较高,2 周后恢复正常。红细胞沉降率于产后 3～4 周恢复正常。

4.消化系统

由于产时体力消耗及失血,产妇常感口渴,食欲缺乏,1～2 日恢复。产后胃肠肌张力及蠕动力减弱,腹肌及盆底组织松弛,加之卧床时间长,易发生便秘和肠胀气。

5.泌尿系统

妊娠期体内潴留的大量水分在产褥期经肾脏排出,故产后最初 1 周尿量增多。妊娠期肾盂及输尿管生理性扩张恢复正常约需 4～6 周。因分娩过程中膀胱受压肌张力降低,会阴刀口疼痛等,产妇易发生尿潴留。

6.内分泌系统

产后雌、孕激素水平急剧下降,产后 1 周后降至未孕水平。胎盘生乳素于产后 6 小时已测不出。垂体催乳激素高于非孕水平,不哺乳者产后 2 周降至非孕水平。

7.腹壁

产后腹壁松弛,其紧张度约需 6～8 周恢复。妊娠期下腹正中色素沉着逐渐消退,腹壁紫红色妊娠纹逐渐变成银白色。

(二)产褥期妇女的心理调适

产褥期是产妇在生理及心理上变化较大的阶段。产妇需要从妊娠分娩期的不适、疼痛、焦虑中恢复,接纳家庭新成员,这一过程称为心理调适。此期由于躯体的不适和社会及家庭角色的转换,产妇的心理处于脆弱和不稳定的状态,面临潜意识内调整各种冲突以及初为人母的情绪等问题。新生儿的健康状况,丈夫或亲友的关爱和照顾,社会及家庭的支持程度,经济来源,休养的环境条件,产妇的年龄及文化程度等均不同程度地影响产妇的心理变化。因此产褥期心理调适的指导和支持十分重要。

产褥期妇女的心理调适主要表现为确定家长与孩子的关系和承担母亲角色的责任两个方面,一般经历 3 个时期:

1.依赖期

依赖期通常为产后 1～3 日,产妇表现为体力不支、显得疲倦,需要别人的帮助才能完成喂奶、沐浴等;喜欢用言语来表达对孩子的关心,情绪较为欣快和波动。较好的妊娠和分娩经历,充足的产后休息,丰富的营养,丈夫及家人的关心,医护人员的悉心指导和帮助对顺利渡过此期极为重要。

2.依赖-独立期

依赖-独立期通常为产后 3～14 日。产妇显得活跃,表现出主动关心和参与护理孩子,亲自喂奶而不需要帮助。此期因身体内分泌系统的急剧变化,产妇易出现产后压抑或患精神抑郁症,应及时指导和帮助产妇纠正压抑情绪,帮助提供婴儿喂养和护理知识,要求家人参与照顾,鼓励产妇表达自己的情绪,多与他人交流等,均能提高产妇自信心和自尊感,促其平稳应对压抑状态。

3.独立期

独立期通常为产后 2 周～1 个月。在这一阶段,产妇已逐渐适应了自身的角色以及新家庭和新生活,并自成体系,夫妇俩照顾孩子共同分享欢乐和责任,逐步恢复产前生活状态;同时,产妇及其丈夫会承受更多的压力,如事业与家庭的矛盾,哺育孩子、承担家务及维持夫妻关系中各种角色的矛盾。社会支持系统及医护人员应继续提供指导和必要的帮助。

二、产褥期产妇的护理

(一)护理评估

1.健康史

了解产妇此次妊娠及分娩情况、有无妊娠期的并发症及合并症、分娩的方式、是否难产、有无产后出血、既往健康状况等。

2.身体状况

(1)生命体征:产后 24h 内体温略升高,一般不超过 38℃;脉搏略慢,60～70 次/min;呼吸深慢,14～16 次/min;血压平稳。

(2)子宫复旧:胎盘娩出后,子宫圆而硬,宫底脐下 1 横指。产后第 1 日宫底稍上升平脐,以后每日下降 1～2cm,产后 10 日子宫降入骨盆腔,腹部扪不到宫底。

(3)恶露:产后随子宫蜕膜的脱落,含有血液、坏死蜕膜组织及宫颈黏液经阴道排出,称恶露。恶露分为:①血性恶露:色鲜红,量多,含大量血液、少量胎膜及坏死蜕膜组织,持续 3～7 日。②浆液性恶露:色淡红似浆液,含少量血液及较多坏死蜕膜组织、宫颈黏液及细菌等,可持续 10 日。③白色恶露:黏稠,色泽较白,含大量白细胞、坏死蜕膜组织、表皮细胞及细菌等,持续约 2～3 周。正常恶露有血腥味,但无臭味,持续 4～6 周,总量为 250～500mL。若子宫复旧不全或宫腔内残留胎盘、多量胎膜或合并感染时,血性恶露持续时间延长、量多并有臭味。

(4)产后宫缩痛:产后宫缩痛是指在产褥早期因宫缩引起下腹部阵发性剧烈疼痛,于产后 1～2 日出现,持续 2～3 日自然消失。多发生于哺乳时,常见于经产妇。

(5)褥汗:褥汗是指产褥早期皮肤排泄功能旺盛,排出大量汗液。以夜间睡眠和初醒时明显,于产后 1 周内自行好转。

(6)乳房:分娩后最初 2～3 日乳房极度膨胀、变硬、局部温度增高,并有少量混浊、淡黄色初乳分泌。开始哺乳时可出现乳房胀痛、乳头皲裂、乳汁分泌不足等症状。

(7)其他:产褥期还可能出现尿潴留、便秘、会阴肿痛等症状。

3.心理-社会状况

初为人母的产妇可表现出兴奋和喜悦,产后数日产妇情绪波动较大,如新生儿性别是否理想,健康状况是否良好及新生儿哭闹造成产妇睡眠不足,丈夫及其亲属对产妇精神状态、身体恢复、母乳喂养的关心程度都对产妇的情绪有很大的影响。注意评估有无影响心理变化的因素存在。

4.辅助检查

辅助检查主要包括血、尿常规检查,药敏试验,B 超检查等。

5.处理要点

为产妇和家属提供支持和帮助,促进舒适,预防并发症。

(二)护理诊断

1.潜在并发症

产后出血、产褥感染。

2.知识缺乏

缺乏产褥期保健知识。

3.母乳喂养无效

与母乳喂养技能不熟练有关。

(三)护理目标

(1)产妇生命体征稳定,无产后出血等并发症发生。

(2)产妇能口述产褥期保健知识,身体逐渐恢复。

(3)产妇体温正常,恶露无异常,会阴伤口愈合良好。

(4)母乳喂养成功。

(四)护理措施

1.预防并发症

(1)预防产后出血:产后 2h 极易发生产后出血,应留产房严密观察血压、脉搏、阴道流血量、子宫收缩情况、宫底高度及膀胱充盈度等。每次观察均应按压宫底排出积血,以免血块淤积影响宫缩。及时更换会阴垫,估计并记录失血量。若发现宫缩异常应及时排空膀胱、按摩子宫,按医嘱给予宫缩剂。协助产妇 30min 内首次哺乳,以促进宫缩。及时补充水分,防止水、电解质紊乱。2h 后一切正常,将产妇连同新生儿送回母婴同室修养,仍需勤巡视。

（2）预防产褥感染

①观察生命体征：测体温、脉搏、呼吸，每日 2 次。若体温超过 37.5℃，应每隔 4h 测 1 次，直至正常；若脉搏加快，应注意有无出血感染；正常产妇每日测血压 1 次。

②观察子宫复 1 日及恶露：每日应在同一时间手测宫底高度，以了解子宫复 1 日过程。测量前应嘱产妇排尿。每日观察恶露量、颜色及气味。若子宫复旧不全，恶露增多，色红，持续时间延长，或恶露有臭味且子宫有压痛，应遵医嘱给予宫缩剂或抗生素控制感染。

③会阴护理：每日 2 次及大便后用温开水或低浓度消毒溶液擦洗会阴，保持局部清洁干燥。会阴部有水肿者可用 50％硫酸镁液湿热敷，产后 24h 可用红外线照射外阴，有利于炎症消退。会阴部有缝线者，应每日检查伤口周围有无渗血、红肿、硬结及分泌物，并嘱产妇取无会阴伤口侧卧位。伤口于产后 3～5 日拆线，若伤口感染，应提前拆线引流，并定时换药。

2.加强知识教育

多陪伴产妇，通过与产妇和家属的亲密交谈，了解他们对产褥期保健知识的需求程度，及时提供相关知识和信息，给予促进产妇康复、新生儿母乳喂养及护理等知识教育和必要的帮助，促使家属多给予产妇及新生儿关爱和照顾，以利于产妇早日康复。

3.母乳喂养指导

向产妇积极宣传母乳喂养的优点，使母婴早接触、早哺乳、早开奶，指导产妇掌握正确的喂养方法，促进母乳喂养成功。

4.健康指导

（1）饮食：产后 1h 让产妇进流食或清淡半流食，以后可进富含营养如蛋白质、维生素及铁剂等多汤汁饮食，保证充足营养。

（2）大小便及清洁卫生：产后 4h 鼓励产妇排尿。若有排尿困难，应先解除顾虑，用热敷、暗示、针灸等方法诱导排尿，必要时导尿。鼓励产妇早日下床活动，以促进肠蠕动。若发生便秘，可口服缓泻剂、开塞露塞肛或肥皂水灌肠。出汗多时用温水擦浴，勤换内衣、被褥，坚持每天洗漱，饭前便后、哺乳前洗手。

（3）休息与活动：产后 24h 内要保证充分休息，睡眠以侧卧、高枕为宜。经阴道分娩者 6～24h 内即可起床轻微活动，于产后第 2 日可在室内随意走动。行会阴切开或行剖宫产者可适当推迟活动时间。合理安排家务及婴儿护理，保持良好的心境，产褥期应避免腹压高、过久下蹲及重体力劳动，预防子宫脱垂。

（4）产后锻炼：产后第 2 日开始做抬腿、仰卧起坐、缩肛动作等产后健身操，以增强腹肌、盆底肌及筋膜的张力。出院后继续做保健操，直至产后 6 周。

（5）计划生育指导：产褥期内应禁止性生活，防止产褥感染。未哺乳者可口服避孕药，哺乳者以工具避孕为宜。要求绝育而无禁忌证者可于产后 24h 内行输卵管结扎术。

（6）产后检查

①产后访视：分别为产妇出院后 3 日内、产后 14 日、28 日。了解产妇饮食、大小便、恶露、哺乳及新生儿健康状况，检查乳房、会阴伤口、剖宫产腹部伤口等。

②产后检查：产后 6～8 周到医院做健康检查，了解产妇全身各系统及生殖器官的恢复情况，乳房泌乳、新生儿喂养和生长发育情况，发现异常，给予指导和及时处理。

（五）护理评价

（1）产妇生命体征是否稳定，体温是否在正常范围；恶露有无异常；伤口有无感染。

（2）产妇对产褥期保健知识的了解程度，身体是否逐渐康复。

（3）母乳喂养是否成功。

三、新生儿的护理

（一）正常新生儿的生理特点

妊娠满 37 周至未满 42 足周，体重≥2500g 出生的新生儿，称足月新生儿。从出生后断脐到满 28 天的一段时间为新生儿期。

1.体温

新生儿体温调节中枢发育不完善，皮下脂肪薄，保温差，散热快，易受外界温度影响。

2.呼吸系统

新生儿出生后约 10s 发生呼吸运动，以腹式呼吸为主。因新生儿代谢快，需氧量多，呼吸浅而快，40～60 次/min，2 日后降为 20～40 次/min。

3.血液循环系统

新生儿耗氧量大，心率较快，120～140 次/min，易受啼哭、吸乳等影响。心前区可听到心脏杂音，与动脉导管未完全闭合有关。因血液多集中分布于躯干及内脏，故肝脾易触及，四肢易发凉、发绀。

4.消化系统

新生儿胃容量小，肠容量大，胃肠蠕动快。新生儿吞咽功能完善，食管无蠕动，胃贲门括约肌不发达，哺乳后易溢乳。出生 24h 应排墨绿色胎便，哺乳后转为黄色糊状，每日 3～5 次。

5.泌尿系统

新生儿肾单位数量与成人相似，但其肾小球滤过率低，调节和浓缩功能差，故不能迅速有效地处理过多的水和溶质，易发生水肿或脱水。正常新生儿出生后不久即排小便，尿色清而微黄，每日 10 余次。

6.神经系统

新生儿大脑皮层及锥体束未发育成熟，故动作慢而不协调，肌张力稍高，哭闹时可有肌强直；大脑皮层兴奋性低，睡眠时间长。有吸吮、吞咽、觅食、握持、拥抱等先天性反射活动。

7.免疫系统

新生儿在胎儿期从母体获得 IgG，出生后 6 个月内对多种传染病具有免疫力，如麻疹、风疹、白喉等。新生儿缺乏 IgA，易患消化道、呼吸道感染性疾病。因自身 IgM 不足，缺少补体及备解素，对革兰阴性菌及真菌杀灭能力差，易引起败血症。

8.皮肤

新生儿出生时皮肤上有一层灰白色胎脂覆盖，具有保护皮肤和减少散热的作用。新生儿皮肤薄嫩，易损伤而发生感染。两面颊部有较厚颊脂体，可帮助吸吮；硬腭中线两旁及齿龈上有上皮细胞堆积或黏液腺分泌物潴留形成的白色上皮珠和牙龈粟粒点，出生后数周自然消失，切勿挑破或强行摩擦，以免感染。

9.生理性黄疸

生理性黄疸是指新生儿出生后 2～3 日出现皮肤、巩膜黄染，4～10 日自然消退。其原因是新生儿肝内葡萄糖醛酸转移酶活力不足，不能使间接胆红素全部结合成直接胆红素从胆道排出，加之体内较多红细胞被破坏，而致高胆红素血症。

10.生理性体重下降

新生儿出生后 2～4 日，由于摄入少，经皮肤、呼吸、大小便排出水分相对较多，可出现生理性体重下降，下降范围一般不超过 10%，4 日后回升，7～10 日恢复到出生时水平。

11.乳腺肿大及假月经

由于受胎盘分泌的激素影响，新生儿出生后 3～4 日可发生乳腺肿大，2～3 周后自然消退。女婴出生 1 周内，阴道可有白带及少量血性分泌物，1～2 日后自然消失。

（二）正常新生儿的护理

1.护理评估

（1）健康史：了解母亲既往妊娠史；本次妊娠经过，胎儿生长发育及其监测结果；详细了解分娩方式及经过，有无异常情况发生；新生儿出生时间、体重、性别，检查出生记录是否完整。

（2）身体状况

①新生儿 Apgar 评分情况：评估有无新生儿窒息及严重程度。

②体格检查：检查面色、心率、呼吸、体温、体重、身长、皮肤、四肢；检查脐部有无渗血、出血、红肿、分泌物等；检查大小便有无异常。

2.护理诊断

（1）清理呼吸道无效：与分娩时吞入黏液、血液或羊水有关。

（2）体温调节无效：与新生儿体温调节机制不完善有关。

（3）有感染的危险：与接触外环境及抵抗力低下有关。

（4）有营养失调，低于机体需要量的危险：与母乳摄入不足有关。

3.护理措施

（1）保持呼吸道通畅

①密切观察呼吸和面色：正常新生儿面色红润，呼吸均匀，哭声响亮。如出现面色苍白或青紫、啼哭异常、呼吸急促，表示呼吸道不畅，应立即清理呼吸道，必要时吸氧。

②注意呕吐情况：新生儿出生后 1～2 日常有呕吐，故应侧卧位，避免窒息。哺乳后不要立即换尿布。呕吐频繁或呕吐咖啡样物，应立即报告医生。

（2）维持体温：新生儿出生后及时擦干表面的水分并注意保暖。保持恒定的室温（20～24℃），还可采用母体的体温、热水袋、空调等方法保暖。每天测体温 2 次，如体温高于 37.5℃或低于 36℃，应加测并查找原因给予处理。

（3）预防感染

①沐浴：每日 1 次淋浴或盆浴，有利于清洁皮肤，预防感染，促进血液循环。

②皮肤及臀部护理：出生后尽快擦净皮肤表面血迹，产后 6h 去除胎脂。新生儿所用衣服、被单、尿布须清洁、柔软。臀部应清洁干燥，勤换尿布，防止发生红臀。

③脐部护理：出生后 24h 内注意观察脐部有无渗血或出血。每次沐浴后用 75％乙醇消毒至脐带脱落。若脐部脱落后脐窝有分泌物可涂 75％乙醇保持干燥；若脐部感染局部用 3％过氧化氢溶液清洗后涂 2％碘伏，并遵医嘱用抗生素；脐带脱落处如有肉芽增生，可用 2.5％硝酸银溶液点灼。使用尿布时注意勿超越脐部，以免粪尿污染脐部。

④预防接种。

a.乙肝疫苗：新生儿出生后 24h 内注射乙肝疫苗 10μg，生后 1 个月、6 个月再分别注射 10μg。母亲乙肝表面抗原阳性的新生儿需用 30μg，亦可与乙肝高效价免疫球蛋白联合使用。

b.卡介苗：出生 24h 后接种卡介苗，方法有划痕法和皮内注射法。

（4）喂养指导：注意观察新生儿进食量、有无恶心、呕吐、溢乳等。新生儿哺乳后胎便逐渐变黄色糊状，每日 3～5 次，大便性状可提示喂养情况，如消化不良时排便次数增多，粪水分开；喂糖过多时，大便呈泡沫状，带酸味；用牛奶喂养时，大便结块并带较重粪臭味；进食不足大便呈绿色，量少，次数多；肠道感染时，排便次数多，呈稀便、水样或带黏液并有腥臭味，应根据新生儿的具体情况，指导按需哺乳。每日测体重 1 次，如体质量下降大于 10％或出生后 4～5 日体重不增加，应查找原因及时处理。

（5）健康指导：大力宣传母乳喂养的优点，指导早接触、早吸吮，坚持纯母乳喂养，按需哺乳。加强育儿知识教育，注意日常喂奶、保暖、排尿、排便情况观察，指导按时预防接种，预防感染。到当地儿童保健机构登记并建立新生儿健康卡，利于进行家庭访视，产后 42 日返院进行婴儿健康检查。

（三）手术产新生儿的护理

手术产新生儿是指经产钳、胎头吸引、臀位牵引、剖宫产等助产术分娩的新生儿。

1.护理评估

了解妊娠期、分娩期情况，分娩时有无胎儿窘迫，分娩方式及施行何种助产手术。

2.护理诊断及合作性问题

（1）潜在并发症：颅内出血、新生儿窒息。

（2）有感染的危险：与新生儿抵抗力低下有关。

3.护理措施

（1）预防并发症

①严格掌握助产手术的适应证和操作要领，避免胎头挤压及缺氧。遵医嘱给予维生素 K和维生素 C 预防颅内出血。

②保持绝对安静，侧卧位，少搬动。3 日内不淋浴，可床上擦浴，各项检查和护理操作集中进行并轻柔，更换尿布要轻柔。

③严密观察呼吸、心率、面色、哭声、囟门、肌张力等。注意观察有无呕吐、抽搐、发绀等情况。做好新生儿抢救准备，必要时吸氧。

④补充营养，必要时遵医嘱静脉补液。

⑤注意头颅血肿者不可揉按，禁忌穿刺，早期可冷敷。

⑥及时清理呼吸道，侧卧位，防止吸入呕吐物，保持呼吸道通畅。观察呼吸、面色、哭声等情况。

（2）预防感染：治疗护理操作要严格无菌，所用衣物要干净、柔软；遵医嘱给予抗生素。

（3）健康指导：手术产新生儿在家庭中应注意居室温度、湿度、空气流通，减少探视，注意保暖。保持皮肤清洁，臀部干燥，预防感染。坚持母乳喂养，加强新生儿日常生活状况观察。儿保人员应增加家庭访视次数，及时了解健康、喂养和疾病等情况。

四、母乳喂养

新生儿喂养方法包括母乳喂养、人工喂养和混合喂养。这里的母乳喂养是指除母乳外，不给婴儿添加任何食物（包括糖水）。

（一）母乳喂养的优点

母乳喂养的优点包括：①母乳中含丰富的优质蛋白质、不饱和脂肪酸、糖类，适当比例的钙、磷，有利于婴儿吸收利用；②母乳中含多种抗体，能增强新生儿的抗病能力；③母乳直接从乳腺分泌，温度适宜，无污染，喂养方便，经济；④母亲通过哺乳，可促进泌乳和宫缩，可避孕和预防产后出血。近年发现母乳喂养的妇女，其乳癌及卵巢癌的发生率较低；⑤通过母乳喂养，还能增进母子感情，增加母亲喂奶的信心和促进泌乳。

（二）促进母乳喂养成功的措施

1.母乳喂养指导

母乳喂养指导包括：①产后30min内开始哺乳；②协助母亲以最舒适的体位哺乳；③哺乳前用温开水洗手、擦洗乳房及乳头，刺激新生儿觅食反射使其张口；④使新生儿含住乳头及大部分乳晕，用手协助避免堵住新生儿鼻孔；⑤每次哺乳以不同侧乳房开始，吸空一侧换另一侧乳房；⑥哺乳结束时，以手指轻压新生儿嘴角处乳房，使空气进入新生儿口中，将乳头乳晕轻轻抽离；⑦哺乳完毕让新生儿直立靠于母亲肩上轻拍背部排出气体；⑧除母乳外，禁止给新生儿喂任何食物或饮料，除非有医学指征；⑨实行母婴同室，鼓励按需哺乳；⑩不要给母乳喂养的婴儿吸橡皮奶头，或用奶头作安慰物。

2.母乳喂养异常情况的护理

（1）乳胀：乳胀多因乳腺管不通导致乳房胀痛且形成硬结。可指导服用散结通乳中药或热敷及按摩乳房，或用吸乳器吸引促使乳腺管通畅。

（2）乳汁分泌不足：乳汁分泌不足时，应调节饮食，指导正确哺乳方法。可采用针刺疗法或中药催乳，常用方剂为柴胡、当归、王不留行、木通、漏芦各15g，协助产妇水煎服。

（3）退乳：产妇因病或其他原因不能哺乳者，应告知尽早退乳。指导产妇忌用汤汁类饮食，不排空乳房，停止哺乳及挤出奶水束紧乳房。遵医嘱给予己烯雌酚退乳，还可用生麦芽60～90g水煎当茶饮，每日1剂，连服3日，配合退乳。如乳房胀痛，用2个纱布袋分别装芒硝250g，敷于双侧乳房并固定，变湿复硬及时更换，直至胀痛缓解。

（4）乳头皲裂：轻者可继续哺乳，哺乳后挤出少许乳汁涂在乳头乳晕上，因乳汁有抑菌作用且含丰富蛋白质，起修复表皮作用。重者可用吸乳器吸出乳汁或用乳头罩间接哺乳，每次哺乳后在皲裂处涂敷10%复方苯甲酸酊或蓖麻油铋糊剂（由蓖麻油和碱式碳酸铋各等量组成），于下次哺乳前洗净。

第五章　儿科疾病护理

第一节　小儿急性上呼吸道感染

急性上呼吸道感染简称上感,俗称"感冒",是小儿的最常见疾病。病原体主要侵犯鼻、鼻咽和咽部而引起炎症,根据炎症局限的部位常诊断为急性鼻咽炎、急性咽炎、急性扁桃体炎等,也可统称为上呼吸道感染。

一、病因

以病毒感染为多见,占 90% 以上,主要有呼吸道合胞病毒、流感病毒、副流感病毒、腺病毒、鼻病毒、柯萨奇病毒、埃可病毒、冠状病毒、单纯疱疹病毒、EB 病毒等。病毒感染后可继发细菌感染,最常见为溶血性链球菌,其次为肺炎球菌、流感嗜血杆菌等。在支原体流行季节亦可见到支原体所致上感。

婴幼儿时期由于上呼吸道的解剖生理特点和呼吸道局部免疫功能低下易患本病。营养不良、佝偻病等疾病,或过敏体质、护理不当、气候改变和不良环境因素等,则使小儿易致反复感染或使病程迁延。

二、临床表现

本病多发于冬春季节,症状轻重不一。与年龄、病原体和机体抵抗力不同有关,年长儿症状较轻,婴幼儿较重。

(一)一般类型上感

婴幼儿可骤然起病,高热、咳嗽、食欲差,可伴有呕吐、腹泻、烦躁,甚至高热惊厥。年长儿症状较轻,常于受凉后 1~3d 出现鼻塞、喷嚏、流涕、干咳、咽痛等,发热程度高低不一;有些在发病早期可有阵发性脐周疼痛,与发热所致的阵发性肠痉挛或肠系膜淋巴结炎有关,应注意与急腹症鉴别。体检可见咽部充血,扁桃体肿大,颌下淋巴结肿大、触痛等;肺部呼吸音正常或粗糙;肠道病毒感染者可见不同形态的皮疹。病程为 3~5d,一般预后良好,如体温持续不退或病情加重,应考虑并发症的可能。

（二）两种特殊类型上感

1.疱疹性咽峡炎

是柯萨奇 A 组病毒所致，好发于夏、秋季节。骤起高热、咽痛、流涎、厌食、呕吐等；咽部充血，咽腭弓、悬雍垂、软腭等处有 2～4mm 大小的疱疹，周围有红晕，疱疹破溃后形成小溃疡，病程 1 周左右。

2.咽结合膜热

由腺病毒 3、7、11 型所致，常发生于春、夏季节。多呈高热、咽痛、眼部刺痛，一侧或两侧滤泡性眼结合膜炎，颈部、耳后淋巴结肿大，有时伴胃肠道症状。病程为 1～2 周。

三、治疗

（一）一般治疗

休息、多饮水；注意呼吸道隔离；预防并发症。

（二）病因治疗

常用抗病毒药物：

1.双嘧达莫

对 RNA 病毒及某些 DNA 病毒均有抑制作用，每日 3～5mg/kg。

2.利巴韦林

具有广谱抗病毒作用，每日 10～15mg/kg，每日 3 次，疗程为 3～5d。亦可口服中草药如银翘散、羚羊感冒片、板蓝根冲剂等或静脉点滴炎琥宁、喜炎平、莪术油等中药制剂，但要注意药物的纯度、配伍禁忌等，避免输液反应等副作用。

抗生素常用于病情重、有继发细菌感染或有并发症者，常用青霉素、红霉素、先锋霉素等，疗程为 3～5d。如证实为溶血性链球菌感染，或既往有风湿热、肾炎病史者，青霉素疗程应为 10～14d。

（三）对症治疗

高热可口服对乙酰氨基酚或阿司匹林，每次剂量为 10mg/kg。亦可用冷敷、温湿敷或 3%～5% 酒精擦浴降温；如发生高热惊厥者可给予镇静、止惊等处理。咽痛者可含服咽喉片。鼻塞者可用 0.5% 麻黄素液在喂奶前滴鼻，不致影响吸乳。

四、常见护理诊断

1.体温过高

与上呼吸道感染有关。

2.舒适度的改变

与咽痛、鼻塞等有关。

3.潜在并发症

惊厥。

五、护理措施

1.降低体温

(1)密切观察病情变化,体温超过 38.5℃时给予物理降温,如头部冷敷、腋下及腹股沟处放置冰袋、温水擦浴等。物理降温无效者,可遵医嘱给予退热剂,如口服对乙酰氨基酚或肌注柴胡注射液等。

(2)给予易消化和富含维生素的清淡饮食,保持口腔清洁。及时更换汗湿的衣服,避免因受凉而使症状加重或反复。

(3)保持水、电解质平衡,鼓励患儿多饮水,必要时静脉补充营养和水分。

2.促进舒适

(1)清除呼吸道分泌物,保持呼吸道通畅。鼻塞严重时于清除鼻腔分泌物后用 0.5% 麻黄碱液滴鼻,每次 1～2 滴。对因鼻塞而妨碍吸吮的婴幼儿,宜在哺乳前 10～15min 滴鼻,使鼻腔通畅,保证吸吮。

(2)咽部不适或咽痛时可用温盐水或复方硼砂液漱口、含服润喉片或应用咽喉喷雾剂等。

3.病情观察

密切观察病情变化,警惕高热惊厥的发生。如患儿病情加重,体温持续不退,应考虑并发症的可能,及时通知医生。若在病程中出现皮疹,应区别是否为某种传染病的早期征象,以便及时采取措施。

六、保健指导

(1)室内要经常通风,保持空气清新。在集体儿童机构中,如有上感流行趋势,应早期隔离患儿,室内用食醋熏蒸法消毒。

(2)加强体格锻炼,适量户外活动;气候变化时及时添减衣服,避免过冷或过热;呼吸道疾病流行期间,尽量避免去人多拥挤的公共场所。

(3)保证合理均衡的营养和充足的睡眠,婴儿期鼓励母乳喂养,及时添加辅食。

(4)积极防治各种慢性病,如佝偻病、营养不良及贫血等,按时进行预防接种。

第二节　小儿急性支气管炎

急性支气管炎是支气管黏膜的急性炎症;常继发于上呼吸道感染后,亦可为急性传染病如麻疹、百日咳等的一种早期临床表现。气管常同时受累,故也可称为急性气管支气管炎。

一、病因

能引起上呼吸道感染的病原体都可引起支气管炎。免疫功能失调、营养不良、佝偻病、特异性体质、鼻炎、鼻窦炎等都是本病的诱发因素且易使支气管炎反复发作。

二、临床表现

起病可急可缓,大多先有上呼吸道感染症状。咳嗽为主要症状,开始为干咳,以后有痰,如为细菌感染可呈黄色痰。婴幼儿症状较重,常有发热、呕吐、腹泻等。年长儿一般症状较轻,但有时可诉头痛、胸痛。咳嗽一般在 7～10d 缓解,部分患儿可迁延不愈或者反复加重。体检时双肺呼吸音粗糙,有不固定的、散在的干湿啰音。X 线检查胸片显示正常,或有肺纹理增粗,肺门阴影增深。

婴幼儿可发生一种特殊类型的支气管炎,称为哮喘性支气管炎,其特点为:

(1)多见于 3 岁以下,有湿疹或其他过敏史者。

(2)有类似哮喘的症状,如呼气性呼吸困难,肺部叩诊呈鼓音,听诊两肺满布哮鸣音及少量粗湿啰音。

(3)有反复发作倾向。但一般到 4～5 岁发作停止,少数于数年后发展成为支气管哮喘。

三、治疗

(一)一般治疗
适当休息,经常变换体位,多饮水,使呼吸道分泌物易于咳出。

(二)控制感染
对婴幼儿有发热、黄痰、白细胞增多者,或考虑有细菌感染时可适当选用抗生素,如青霉素类、红霉素类及其他广谱抗生素等。

(三)对症治疗
一般不用镇咳剂或镇静剂,以免抑制咳嗽反射,影响黏痰咳出。

1.化痰止咳

常用复方甘草合剂等,痰稠者可用 10％氯化氨,每次 0.1～0.2ml/kg,或用羚羊清肺散(金振口服液)等,痰液不易咳出时可行超声雾化吸入(含糜蛋白酶、庆大霉素、病毒唑等)。

2.止喘

对喘憋严重者,可用氨茶碱,每次 2～4mg/kg,每 6h 一次;还可用 β_2 受体激动剂如沙丁胺醇、特布他林等。

3.其他

喘息严重时可加用泼尼松,每日 1mg/kg,共 1～3d。咳嗽影响睡眠时可用镇静剂如苯巴比妥钠或异丙嗪及氯丙嗪。

四、常见护理诊断

1.清理呼吸道无效

与痰液黏稠不易咳出有关。

2.体温过高

与细菌或病毒感染有关。

五、护理措施

(一)保持呼吸道通畅

(1)保持室内空气清新,温湿度适宜,避免对流风,减少对支气管黏膜的刺激,以利于排痰。

(2)卧位时可抬高头胸部,并常变换患儿体位,拍击背部,指导并鼓励患儿有效咳嗽,以利于痰液排出。

(3)若痰液黏稠可适当提高病室湿度,以湿化空气,稀释分泌物。也可给予超声雾化吸入,以湿化气道,促进排痰。必要时用吸引器及时清除痰液,保持呼吸道通畅。

(4)遵医嘱给予抗生素、化痰止咳剂、平喘剂,密切观察用药后的疗效及副作用。

(5)对哮喘性支气管炎的患儿,注意观察有无缺氧症状,必要时给予吸氧。

(二)发热护理

(1)密切观察体温变化,体温超过 38.5℃时给予物理降温或遵医嘱给予药物降温,防止发生惊厥。

(2)保证充足的水分及营养。鼓励患儿多饮水,必要时由静脉补充。发热期间以进食流质或半流质为宜。

(3)保持口腔清洁。婴幼儿可在进食后喂适量开水,以清洁口腔;年长儿应在晨起、餐后、睡前漱洗口腔。

六、保健指导

适当户外活动,进行体格锻炼,增强机体对气候变化的适应能力;根据气候变化增减衣服,避免受凉或过热;在呼吸道疾病流行期间,避免到人多的公共场所,避免交叉感染;积极预防佝偻病、营养不良、贫血和各种传染病,按时预防接种。

第三节　小儿肺炎

肺炎系由不同病原体或其他因素所引起的肺部炎症。以发热、咳嗽、气促、呼吸困难以及肺部固定湿啰音为共同临床表现。肺炎是儿科常见病,也是我国城乡婴儿及 5 岁以内儿童死亡的第一位原因,故加强对小儿肺炎的防治十分重要。

目前小儿肺炎尚无统一的分类方法,常用者包括:

1.病理分类

分为支气管肺炎、大叶性肺炎、间质性肺炎、毛细支气管肺炎等。

2.病因分类

可分为病毒性肺炎、细菌性肺炎、肺炎支原体肺炎、衣原体肺炎、真菌性肺炎、原虫性肺炎、吸入性肺炎等。

3.病程分类

分为急性肺炎(病程<1月者)、迁延性肺炎(1~3月)、慢性肺炎(>3月)。

4.病情分类

轻症肺炎和重症肺炎。

临床上如病原体明确,则按病因分类,以便指导治疗,否则按病理分类。

支气管肺炎是小儿时期最常见的肺炎,以冬、春寒冷季节多见,营养不良、佝偻病、低出生体重儿等易患本病。

一、病因

肺炎的病原微生物为细菌和病毒,发达国家中小儿肺炎病原体以病毒为主,常见病毒主要为呼吸道合胞病毒、副流感病毒、流感病毒、疱疹病毒、肠道病毒等。发展中国家则以细菌为主,细菌感染中肺炎链球菌多见,近年来肺炎支原体和流感嗜血杆菌感染有增多趋势。

二、发病机制

当炎症蔓延到支气管、细支气管和肺泡时,支气管因黏膜炎症水肿而管腔变窄,肺泡壁因充血水肿而增厚,肺泡腔内充满炎症渗出物,影响了通气与气体交换。由于小儿呼吸系统的特点,当炎症进一步加重时,可使支气管管腔更狭窄,甚至堵塞,导致通气与换气功能障碍,从而导致各器官系统发生一系列的变化。

(一)呼吸功能

通气不足引起低氧血症(PaO_2 降低)和高碳酸血症($PaCO_2$ 增高);换气功能障碍则主要引起低氧血症。为代偿缺氧,患儿呼吸和心率加快,以增加每分钟通气量。为增加呼吸深度,呼吸辅助肌亦参与活动,出现鼻翼翕动和三凹征。若既有缺氧、PaO_2 降低,又有 CO_2 排出受阻、$PaCO_2$ 增高,则可产生呼吸衰竭。

(二)循环系统

常见心肌炎、心力衰竭及微循环障碍。病原体和毒素侵袭心肌,引起心肌炎。缺氧使肺小动脉反射性收缩,肺循环压力增高,形成肺动脉高压,使右心负担增加,同时低氧血症使心肌能量代谢障碍,降低心肌收缩力。肺动脉高压和中毒性心肌炎是诱发心力衰竭的主要原因。重症患儿常出现微循环障碍,甚至弥散性血管内凝血(DIC)。

（三）中枢神经系统

缺氧和 CO_2 潴留引起脑毛细血管通透性增加，致使颅内压增高。严重缺氧和脑供氧不足使脑细胞无氧代谢增加，造成乳酸堆积、ATP 生成减少和 Na-K 离子泵转运功能障碍，引起脑细胞内钠、水潴留，形成脑水肿。病原体毒素作用亦可引起脑水肿。严重脑水肿可抑制呼吸中枢而发生中枢性呼吸衰竭。

（四）消化系统

低氧血症和毒血症时胃肠黏膜最易受累，导致黏膜屏障功能破坏，使胃肠功能紊乱，出现厌食、呕吐及腹泻症状，甚至产生中毒性肠麻痹，严重者可引起消化道出血。

（五）水、电解质和酸碱平衡失调

严重缺氧发生代谢障碍、酸性代谢产物增加，加上高热、吐泻等因素，常可引起代谢性酸中毒；通气和换气功能障碍又可导致呼吸性酸中毒，因此严重肺炎时常为混合性酸中毒。缺氧和 CO_2 潴留又会导致肾小动脉痉挛而引起水、钠潴留，加上缺氧使细胞膜通透性改变、钠泵功能失调，使 Na^+ 进入细胞内，可造成稀释性低钠血症。吐泻严重时，可造成钠摄入不足和排钠增多，引致脱水和缺钠性低钠血症。因酸中毒、H^+ 进入细胞内和 K^+ 向细胞外转移，血钾通常增高或正常；但如伴吐泻及营养不良时，则血钾常偏低。

三、临床表现

（一）一般症状

大多起病较急，发病前数日多有上呼吸道感染症状。发热较高，热型不定，多为不规则发热，亦可为弛张热或稽留热，新生儿、重度营养不良儿可不发热或体温不升。患儿还常有精神不振、食欲减退、烦躁不安、轻度腹泻或呕吐等全身症状。

（二）呼吸系统

咳嗽较频，在早期为刺激性干咳，以后咳嗽有痰。新生儿、早产儿则表现为口吐白沫。重者呼吸急促，并有鼻翼扇动、点头状呼吸、三凹征、唇周发绀等，严重者可出现呼吸衰竭。肺部体征在早期可不明显或仅有呼吸音粗糙，以后可闻及固定的中、细湿啰音，以背部两肺下部及脊柱旁较多。当病灶融合扩大累及部分或整个肺叶时，则出现相应的肺实变体征，叩诊浊音，听诊呼吸音减弱或出现支气管呼吸音。

（三）循环系统

常见心肌炎和心力衰竭。前者表现为面色苍白、心动过速、心音低钝、心律不齐，心电图显示 ST 段下移和 T 波低平、倒置。如出现以下表现应考虑心力衰竭：

（1）呼吸突然加快，大于 60 次/分。

（2）心率突然大于 180 次/分。

（3）骤发极度烦躁不安，明显发绀，面色发灰，皮肤苍白、发灰、发凉。

（4）心音低钝，奔马律，颈静脉怒张。

（5）肝脏迅速增大。

（6）尿少或无尿，颜面、眼睑或双下肢水肿。

(四)神经系统

轻度缺氧表现为烦躁不安或嗜睡。合并中毒性脑病时可出现不同程度的意识障碍,惊厥、呼吸不规则、前囟隆起、脑膜刺激征及瞳孔对光反应迟钝或消失等。脑脊液检查除压力增高外,其余均在正常范围内。

(五)消化系统

常有纳差、吐泻、腹胀等。若发生中毒性肠麻痹,则肠鸣音减弱或消失,而腹胀明显,加重呼吸困难。消化道出血时呕吐咖啡样物,大便隐血试验阳性或排柏油样便。

四、并发症

若在肺炎治疗过程中,中毒症状或呼吸困难突然加重,体温持续不退或退而复升,应考虑有并发症的可能。常见的并发症有脓胸、脓气胸、肺大泡、化脓性心包炎和败血症等,多由金黄色葡萄球菌引起。应及时拍摄胸片及作其他相应检查以明确诊断。

五、实验室检查

细菌性肺炎的白细胞总数和中性粒细胞数目增高,甚至可见核左移,胞浆中可见中毒颗粒。但幼婴、体弱儿及重症肺炎者,白细胞总数可正常或反而降低。病毒性肺炎白细胞总数正常或降低,有时可见异型淋巴细胞。应予起病 7d 内取鼻咽或气管分泌物标本作细菌培养或病毒分离,阳性率高,但需时较长,不能用作早期诊断。目前病毒病原学快速诊断技术已普遍开展,可以直接测定标本中的病毒病原或病毒颗粒,或者直接测定感染急性期出现的特异性 IgM、IgG 抗体以判断抗原。

X 线检查早期可见肺纹理增粗,以后出现小斑片状阴影,以两肺下野、中内带及心膈区多见,斑片状阴影亦可融合成大片,甚至波及节段,常伴有肺不张或肺气肿。

六、治疗

应采取综合措施,积极控制炎症以改善肺的通气功能,防止并发症。

(一)一般治疗

保持室内空气流通,室温以 20℃ 左右为宜,相对湿度为 60%。及时清除上呼吸道分泌物,变换体位,以利痰液排出,从而保持呼吸道通畅。加强营养,饮食应富含蛋白质和维生素,少量多餐。重症不能进食者,可给予静脉营养。病情严重的患儿还可给予静脉免疫球蛋白输注,以增强免疫能力。

(二)病原治疗

1.抗生素

绝大多数重症肺炎是由细菌感染引起,或在病毒感染的基础上合并细菌感染,故需采用抗生素治疗。使用原则如下:①根据病原菌选用敏感药物;②早期足量;③联合用药;④静脉给药。

WHO 推荐的一线抗生素有复方新诺明、青霉素、氨苄青霉素和羟氨苄青霉素,其中青霉素是治疗肺炎的首选药;氨苄青霉素和羟氨苄青霉素为广谱抗生素;复方新诺明不能用于新生儿。金黄色葡萄球菌所致肺炎者可用氨苄青霉素、苯唑青霉素或邻氯青霉素等。对革兰氏阴性杆菌可选用氨基甙类抗生素,但要注意其副作用。

我国卫计委对轻症肺炎推荐使用头孢氨苄(先锋霉素Ⅳ)。从抗菌作用看,第一代头孢菌素对革兰氏阳性球菌作用较强;第二代比第一代抗菌谱广,包括革兰氏阳性和阴性菌;第三代有较强的抗革兰氏阴性杆菌的作用。对支原体肺炎、衣原体肺炎可选用红霉素等。用药时间应持续至体温正常后 5～7d,临床症状基本消失在后 3d。

2.抗病毒治疗

常用的有:

(1)三氮唑核苷:每日 10mg/kg,肌内注射或静脉滴注,亦可超声雾化吸入,对合胞病毒、腺病毒有效。

(2)干扰素:人 α-干扰素治疗病毒性肺炎有效,雾化吸入局部治疗比肌注疗效好。

(3)其他尚有聚肌胞、乳清液等。

(三)对症治疗

(1)氧疗。对病情重、有呼吸困难、喘憋者应立即给氧。一般采取鼻前庭导管给氧,氧流量为 0.5～1L/min,氧浓度不超过 40％,氧气应湿化。三凹征及明显发绀者可用面罩给氧,氧流量为 2～4L/min,氧浓度为 50％～60％,若出现呼吸衰竭,则应使用人工呼吸机。

(2)保持呼吸道通畅。包括:①祛痰剂:氯化铵、复方甘草合剂、羚羊清肺散(金振口服液)等,痰多时可吸痰;②雾化吸入:地塞米松、庆大霉素和糜蛋白酶等;③支气管解痉剂:如 β_2 受体激动剂沙丁胺醇、特布他林等对喘憋严重者可选用;④保证液体摄入量,有利于痰液排出。

(3)镇静。对烦躁不安或有惊厥的患儿,可给镇静剂,常用苯巴比妥钠、异丙嗪或地西泮等。

(4)心力衰竭的治疗。除镇静、给氧外,还要增强心肌的收缩力,减慢心率,增加心搏出量;必要时可使用利尿剂和血管扩张剂减轻体内水、钠潴留,以减轻心脏负荷。

(5)腹胀的治疗。严重者肛管排气或胃肠减压,若为中毒性肠麻痹应禁食,皮下注射新斯的明,每次0.04mg/kg;亦可联用酚妥拉明(0.5mg/kg)及阿拉明(0.25mg/kg)加入 10％葡萄糖 20～30ml 静滴,2h 后可重复应用,一般 2～4 次可缓解。伴低钾血症者应及时补钾。

(6)中毒性脑病。主要是纠正低氧,减轻脑水肿,可静脉注射甘露醇每次 0.5～1g/kg,每 4～8h可重复,一般不超过 3 日。必要时可使用地塞米松,每次 2～5mg。其他还可用利尿剂、冬眠药物和能量合剂等。

(7)纠正水、电解质与酸碱平衡失调。

(四)糖皮质激素的应用

一般肺炎不用糖皮质激素,适应证为:

(1)中毒症状明显。

(2)严重喘憋。

（3）伴有脑水肿、中毒性脑病、感染性休克、呼吸衰竭等。常用地塞米松，每日 2～3 次，每次 2～5mg，疗程 3～5d。

七、常见护理诊断

1.清理呼吸道无效

与呼吸道分泌物过多、黏稠、不易排出有关。

2.气体交换受损

与肺部炎症有关。

3.体温过高

与肺部感染有关。

4.潜在并发症

心力衰竭、中毒性脑病、中毒性肠麻痹。

八、护理措施

1.保持呼吸道通畅

（1）及时清除患儿口腔内的分泌物。分泌物黏稠者给予超声雾化吸入，以稀释痰液；分泌物过多者，应用吸引器吸痰。

（2）经常协助患儿更换体位，同时轻拍背部，边拍边鼓励患儿咳嗽，以促进痰液排出，病情许可的情况下可进行体位引流。

（3）遵医嘱给予祛痰剂，如复方甘草合剂等；对憋喘严重者，遵医嘱给予支气管解痉剂。

（4）给予易消化、营养丰富的流质、半流质饮食，少量多餐，避免过饱影响呼吸；哺喂时应耐心，防止呛咳引起窒息；重症不能进食者给予静脉营养。保证液体的摄入量，以湿化呼吸道黏膜，利于分泌物排出。

2.改善呼吸功能

（1）保持室内空气流通，温湿度适宜。尽量使患儿安静，减少氧气的消耗。做好呼吸道隔离，防止交叉感染。

（2）给氧。如呼吸困难、口唇发绀、烦躁、面色灰白等情况时应立即给氧。一般采用鼻前庭给氧，氧流量为 0.5～1L/min，氧浓度不超过 40％，湿化后给氧。缺氧明显者，可用面罩给氧，氧流量为 2～4L/min，氧浓度为 50％～60％。若出现呼吸衰竭，则使用人工呼吸机。

（3）正确留取标本，以指导临床用药；遵医嘱给予抗生素，以消除肺部炎症，改善通气；注意观察用药后的反应。

3.维持正常体温

监测体温变化，警惕高热惊厥的发生。对高热者给予物理或药物降温。做好口腔护理，保持皮肤清洁。

4.密切观察病情

(1)若患儿出现烦躁不安、面色苍白、呼吸加快、心率增快(>160~180 次/分)、肝脏在短时间内急剧增大等心力衰竭的表现,应及时通知医生,立即给予吸氧并减慢输液速度。

(2)若患儿出现烦躁或嗜睡、惊厥、昏迷、呼吸不规则等,提示颅内压增高,立即通知医生并配合医生进行抢救。

(3)若患儿腹胀明显伴低血钾症时,及时补钾;若有中毒性肠麻痹,应禁食,予以胃肠减压,遵医嘱皮下注射新斯的明,以促进肠蠕动,消除腹胀,缓解呼吸困难。

(4)若患儿病情突然加重,体温持续不降或退而复升,咳嗽和呼吸困难加重,面色青紫,应考虑脓胸或脓气胸的可能,及时报告医生,配合医生进行胸腔穿刺或胸腔闭式引流,并做好术后护理。

九、保健指导

(1)向家长和患儿讲解疾病的有关知识和护理要点。

(2)指导家长合理喂养,加强体格锻炼,多进行户外活动,注意气候变化,及时增减衣服。

(3)定期健康检查,按时预防接种。

(4)教育患儿不要随地吐痰,咳嗽时应用手帕或纸巾捂住嘴,防止病原菌污染空气而传染给他人。

第四节　小儿支气管哮喘

支气管哮喘(简称哮喘)是由嗜酸性粒细胞、肥大细胞、T 淋巴细胞等多种炎性细胞和细胞组分参与的气道慢性炎症性疾病。这种慢性炎症导致气道高反应性,引起可逆性气道阻塞。临床表现为反复发作性喘息、呼吸困难、胸闷或咳嗽。发病率近年呈上升趋势,以 1~6 岁多见,3 岁前发病者占小儿哮喘的 50%。

一、病因和发病机制

(一)病因

哮喘的病因复杂,与遗传和环境有关。

1.遗传因素

哮喘是一种多基因遗传病,患儿多具有特异反应性体质及家族史。

2.环境因素

主要包括:①吸入性变应原,如尘螨、花粉、真菌、动物毛屑、二氧化硫、氨气等;②呼吸道感染,如细菌、病毒、原虫等;③食物,鱼、虾、蟹、蛋、牛奶等;④药物,如阿司匹林、磺胺类药等;⑤其他,如冷空气刺激、过度兴奋、剧烈运动等。

（二）发病机制

气道高反应是哮喘基本特征,气道慢性(变应性)炎症是哮喘的基础病变。机体在发病因子的作用下,免疫因素、神经和精神因素以及内分泌因素导致了哮喘的基本病损的形成。本症存在由免疫介质、淋巴细胞、嗜酸粒细胞和肥大细胞参与的气道黏膜病理改变过程。

二、临床表现

婴幼儿多为呼吸道病毒感染诱发,起病较慢;年长儿大多在接触过敏源后发作,呈急性过程。支气管哮喘以咳嗽、胸闷、喘息和呼吸困难为典型症状,发病时往往先有刺激性干咳、流涕、喷嚏,发作时呼气性呼吸困难和哮鸣声,严重者恐惧不安、大汗淋漓、面色青灰、被迫坐位。体征为胸廓饱满,呈吸气状,叩诊过清音,听诊全肺布有哮鸣音。间歇期可无任何症状和体征。哮喘发作以夜间更为严重,一般可自行或用平喘药物后缓解。若哮喘急性严重发作,经合理应用拟交感神经药物仍不能在24小时内缓解,称作哮喘持续状态。

病久反复发作者可并发肺气肿,常伴营养障碍和生长发育落后。约50%病例到成年期后症状体征完全消失,部分病人可留有轻度肺功能障碍。小儿哮喘有三种常见类型即婴幼儿哮喘、3岁以上儿童哮喘及咳嗽变异性哮喘(又称过敏性咳嗽)。

三、辅助检查

1.血液常规检查

发作时嗜酸粒细胞可增高,如并发感染白细胞可增高。

2.痰液检查

可见较多嗜酸粒细胞。

3.血气分析

哮喘发作时 PaO_2 降低,病初 $PaCO_2$ 可降低,病情严重时 $PaCO_2$ 升高,pH降低。

4.肺功能测定

在哮喘发作时有关呼吸流速的全部指标均显著下降。各指标在缓解期可逐渐恢复。

5.胸部 X 线检查

早期在哮喘时可见两肺透亮度增加,呈过度充气状态,在缓解期无明显异常。

四、治疗要点

包括去除病因、控制发作和预防复发。坚持长期、持续、规范和个体化的治疗。发作期可使用支气管扩张剂、肾上糖腺皮质激素类、抗生素等解痉和抗感染治疗,达到控制哮喘发作的目的。吸入治疗是首选的药物治疗方法。缓解期应坚持长期抗炎和自我保健,避免接触过敏源。

五、护理评估

(一)健康史

询问起病经过,发病前有无呼吸道感染及过敏源接触史,发作时间及用药情况;了解既往有无哮喘发作史,有无患过敏性疾病史,有无对药物或食物过敏史,有无哮喘家族史。

(二)身体状况

评估患儿咳嗽、胸闷、喘息和呼吸困难情况,评估呼吸困难的程度,有无恐惧不安、大汗淋漓、面色青灰及被迫端坐位;检查有无胸廓饱满、叩诊过清音、听诊全肺布有哮鸣音。及时了解辅助检查结果及意义。

(三)心理-社会状况

本病呈慢性反复发作,发作时呼吸困难较严重,使患儿及家长产生紧张、焦虑和恐惧感。年长儿会因反复就医、长期用药及药物副作用产生自卑、自我否认、情绪低落等心理反应。

六、护理诊断

1.低效性呼吸型态
与气道梗阻有关。
2.清理呼吸道无效
与呼吸道分泌物多且黏稠有关。
3.潜在并发症
呼吸衰竭、心力衰竭。
4.焦虑
与哮喘反复发作有关。

七、护理措施

(一)缓解呼吸困难

(1)给患儿取舒适的半卧位或坐位,以利呼吸;给予氧气吸入,浓度以40%为宜,定时进行血气分析,及时调整氧流量,使 PaO_2 保持在 $9.3\sim12.0kPa(70\sim90mmHg)$。

(2)指导患儿作深而慢的呼吸运动。

(3)监测患儿呼吸,注意有无呼吸困难及呼吸衰竭的表现,做好气管插管的准备,必要时给予机械呼吸。

(4)按医嘱给予支气管扩张剂和肾上腺糖皮质激素,注意观察药物疗效和副作用。

(二)保持呼吸道通畅

(1)保持室内空气流通和适宜的温度、湿度(温度18℃~22℃,湿度60%)。

(2)饮食宜清淡、营养丰富的流质或半流质,多进水,对鱼、虾、蟹类食物过敏者宜忌食,多吃水果和新鲜蔬菜。

（3）翻身拍背，鼓励患儿咳嗽，痰液黏稠者可行雾化吸入，必要时进行体位引流及吸痰。

（4）按医嘱及时准确地给予药物治疗。

（三）密切观察病情变化

密切监测患儿是否有烦躁不安、气喘加剧、心率加快、肝在短时间内急剧增大及血压下降等情况，警惕心力衰竭及呼吸骤停等合并症的发生，同时还应警惕发生哮喘持续状态，若发生哮喘持续状态，应立即吸氧并给予半坐卧位，协助医师共同处理。

（四）用药护理

1.支气管扩张剂

如拟肾上腺素类、茶碱类及抗胆碱药物，可采用吸入疗法、口服、皮下注射或静脉滴注等方式给药。其中吸入治疗具有用量少、起效快、副作用小等优点，是首选的药物治疗方法。使用时嘱患儿在按压喷药于咽喉部的同时深吸气，然后闭口屏气10秒钟可获较好效果，吸药后清水漱口可减轻局部和胃肠道的不良反应。拟肾上腺素类药物副作用主要是心动过速、血压升高、虚弱、恶心、过敏反应及反常的支气管痉挛。茶碱类药物副作用主要有胃部不适、恶心、呕吐、头晕、头痛、心悸及心律不齐等。另外由于氨茶碱的有效浓度与中毒浓度很接近，故宜做血浓度监测，维持在 $10\sim15\mu g/ml$ 的最佳血浓度水平。

2.肾上腺皮质激素类

是目前治疗哮喘最有效的药物，但长期使用可产生较多副作用，如二重感染、肥胖等，当患儿出现身体形象改变时要做好心理护理。

3.抗生素

伴呼吸道细菌感染，特别是合并肺炎时，需合理使用抗生素控制感染。

（五）心理护理

哮喘发作时应安慰并鼓励患儿消除紧张、恐惧心理，促使患儿放松，确保安全；指导家长以积极的态度应对疾病，充分调动患儿和家长自我护理和预防复发的主观能动性，树立战胜疾病的信心。

（六）健康教育

1.指导患儿进行有效的呼吸运动

在执行呼吸运动前，应先清除患儿鼻道的分泌物。

（1）腹部呼吸：①平躺，双手平放在身体两侧，膝弯曲，脚平放地板；②用鼻连续吸气，但胸部不扩张；③缩紧双唇，慢慢吐气直到吐完；重复以上动作10次。

（2）向前弯曲运动：①坐在椅上，背伸直，头向前倾，双手放在膝上；②由鼻吸气，扩张上腹部，胸部保持直立不动，由口将气慢慢吹出。

（3）侧扩张运动：①坐在椅上，将手掌放在左右两侧的最下肋骨；②吸气，扩张下肋骨，然后由嘴吐气，收缩上胸部和下肋骨；③用手掌下压肋骨，可将肺底部的空气排出；④重复以上动作10次。

2.介绍有关用药和疾病防护知识

①协助患儿及家长确认哮喘发作的因素，评估家庭及生活环境的过敏源，避免接触过敏

源,去除各种诱发因素;②使患儿及家长能辨认哮喘发作的早期征象、症状及适当的处理方法;③提供出院后使用药物资料(如药名、剂量、用法、效果及副作用等);④指导患儿和家长选用长期预防和快速缓解的药物,并做到正确安全用药;⑤介绍呼吸治疗仪的使用和清洁方法。

第五节　小 儿 口 炎

口炎是指口腔黏膜的炎症。如病变限于局部如舌、齿龈、口角亦可称舌炎、牙龈炎或口角炎等。本病以婴幼儿多见。可单独发生,亦可继发于全身性疾病,食具不洁、口腔卫生不良及机体抵抗力下降亦可引致口炎的发生。

一、病因

鹅口疮为白色念珠菌感染所致,多见于新生儿、营养不良、腹泻、长期使用广谱抗生素或激素的患儿;疱疹性口炎为单纯疱疹病毒感染所致;溃疡性口炎由链球菌、金黄色葡萄球菌、肺炎链球菌、绿脓杆菌等引起。

二、临床表现

1.鹅口疮

口腔黏膜上出现白色乳凝块样物,可融合成片,不易拭去,以颊黏膜多见,舌面、齿龈、上腭等处均可受累。患处不痛,不流涎,一般无全身症状,不影响进食。重者可累及食管、肠道、喉、气管、肺等,引起真菌性肠炎或真菌性肺炎。

2.疱疹性口炎

起病时发热,体温可达38℃~40℃,在齿龈、舌、唇内、颊黏膜处出现散在或成簇的小疱疹,疱疹迅速破溃后形成浅溃疡,上面覆盖黄白色渗出物,周围有红晕。有时累及上腭及咽部。局部疼痛、拒食、流涎、烦躁,颌下淋巴结肿大。病程约1~2周。疱疹性口炎传染性强,常在托幼机构引起流行。

3.溃疡性口炎

口腔黏膜充血水肿,以后发生糜烂或溃疡,上有纤维素性炎性渗出物形成的白色假膜,边界清楚,易拭去。可发生于口腔的各部位,常见于舌、唇内、颊黏膜等处,局部疼痛,流涎,拒食,常发热可达39℃~40℃,颌下淋巴结肿大。

三、辅助检查

鹅口疮患儿取白膜涂片,加10%氢氧化钠1滴,镜检可见真菌的菌丝和孢子;溃疡性口炎血常规可见白细胞总数及中性粒细胞增多,涂片染色可见大量细菌。

四、治疗要点

祛除病因,控制感染,做好口腔护理,加强营养以提高机体抵抗力。

五、护理评估

(一)健康史

向家长了解患儿有无不适当的擦拭口腔、饮食过热史;是否有奶具消毒不严史;患儿有无全身性疾病如营养不良、长期腹泻等病史;有无长期使用广谱抗生素、糖皮质激素的用药史;并应注意评估近期有无使抵抗力低下的因素存在。

(二)身体状况

观察患儿口腔局部病变情况,了解患儿有无发热、拒食、疼痛、流涎等。了解有关辅助检查结果。

(三)心理-社会状况

患儿口腔疼痛拒食、哭闹,家长可出现焦虑。疱疹性口炎传染性强,常年可发生,常在托幼机构引起小流行。应注意评估托幼机构有无采取措施等。

六、护理诊断及合作性问题

1.口腔黏膜改变

与护理不当、理化因素刺激、口腔不洁、机体抵抗力低下等有关。

2.疼痛

与口腔黏膜炎症有关。

3.体温过高

与感染有关。

七、预期目标

(1)患儿口腔黏膜炎症逐渐痊愈。

(2)口腔疼痛逐渐减轻和消失。

(3)患儿体温逐渐恢复正常。

八、护理措施

(一)口腔护理

保持口腔清洁鼓励患儿多饮水以冲淡毒素,减少口腔细菌繁殖,保持口腔黏膜湿润和清洁。年长儿可用含漱剂,进食后漱口。

(二)合理用药

鹅口疮患儿可用2%碳酸氢钠溶液清洁口腔,碱性环境可抑制真菌生长,制霉菌素涂患处,每日2～3次;疱疹性口炎患儿局部可用西瓜霜、锡类散等。也可涂疱疹净,预防继发感染可涂2.5%～5%金霉素鱼肝油;溃疡性口炎患儿用3%过氧化氢溶液清洗溃疡面后涂5%金霉素鱼肝油或锡类散。局部疼痛重者可在进食前局部涂2%利多卡因。涂药前先清洁口腔,涂药后勿立即饮水或进食。在清洁口腔及局部涂药时,动作要轻、快、准。

(三)饮食护理

供给高能量、高蛋白、富含维生素的温凉流质或半流质饮食避免酸、粗、硬等刺激性食物。

(四)维持正常体温

密切观察体温变化,体温过高时可采用物理降温措施或遵医嘱应用退热药物。

(五)健康教育

教育孩子养成良好的卫生习惯,不吮指,多喝水,年长儿进食后漱口,避免粗暴擦伤口腔;合理安排小儿膳食,培养良好的饮食习惯。食具专用,定期煮沸消毒或高压灭菌消毒;向家长及患儿讲解疾病的有关防治要点及护理知识,讲解并示教口腔局部涂药的方法。

九、护理评价

患儿口腔炎症是否好转痊愈,口腔疼痛是否逐渐减轻和消失,患儿体温是否逐渐恢复正常,家长及患儿是否配合纠正不良的饮食习惯,合理搭配膳食。家长及患儿能否正确口腔局部涂药。

第六节　小儿腹泻

腹泻是指粪便次数、水分和量的增加。小儿腹泻是一组由多病原、多因素引起的综合征,主要症状为腹泻、呕吐以及水、电解质紊乱等,6个月～2岁婴幼儿发病率高,是造成小儿营养不良、生长发育障碍和死亡的主要原因之一。

一、病因

(一)易感因素

与此年龄阶段小儿消化系统解剖生理特点有关。婴幼儿消化系统发育尚未成熟,胃酸和消化酶分泌少,酶活力偏低,生长发育快,所需营养物质相对较多,胃肠道负担重,易发生消化道功能紊乱。机体防御功能差,婴儿胃酸偏低,胃排空较快,对进入胃内的细菌杀灭能力较弱;血清免疫球蛋白(尤其是IgM、IgA)和胃肠道SIgA均较低;胃肠道局部防御功能减低,易患肠道感染。

母乳中含有大量体液因子(SIgA、乳铁蛋白等)、巨噬细胞和粒细胞,有很强的抗肠道感染作用。家畜乳中虽有某些上述成分,但在加热过程中被破坏,而且人工喂养的食物和食具极易受污染,故人工喂养儿肠道感染发生率明显高于母乳喂养儿。

(二)感染因素

1.肠道内感染

可由病毒、细菌、真菌和寄生虫等引起。以前两者多见,尤其是病毒。

(1)病毒:80%婴幼儿腹泻由病毒感染引起。其中以轮状病毒最多见,其次有肠道病毒(包括柯萨奇病毒、埃可病毒和肠道腺病毒)、诺伏克病毒、冠状病毒、星状和杯状病毒等。

(2)细菌:不包括霍乱、痢疾等法定传染病。以致腹泻大肠杆菌为主,根据其不同致病毒性和发病机制,可将已知的菌株分为5大组:致病性大肠杆菌、产毒性大肠杆菌、侵袭性大肠杆菌、出血性大肠杆菌和黏附-集聚性大肠杆菌。空肠弯曲菌亦为小儿腹泻的常见病原菌之一。其他细菌包括耶尔森菌、鼠伤寒沙门菌和克雷白杆菌等。营养不良、长期大量使用广谱抗生素等可引起肠道菌群失调,使用肾上腺皮质激素等免疫抑制剂时患儿可诱发白色念珠菌、金黄色葡萄球菌、变形杆菌、绿脓杆菌或其他条件致病菌感染。

2.肠道外感染

如患中耳炎、上呼吸道感染、肺炎、肾盂肾炎、皮肤感染或急性传染病时,可由于发热和病原体的毒素作用而并发腹泻。

(三)非感染因素

1.饮食因素

包括:

(1)食饵性腹泻:多为人工喂养儿,常因喂养不定时,饮食量不当,突然改变食物品种,或过早喂给大量淀粉或脂肪类食品引起。

(2)过敏性腹泻:如对牛奶或大豆(豆浆)过敏而引起腹泻,对牛奶过敏者较多。

(3)原发性或继发性双糖酶(主要为乳糖酶)缺乏或活力降低,肠道对糖的消化吸收不良而引起的腹泻。

2.气候因素

气候突然变化、腹部受凉使肠蠕动增加;天气过热、消化液分泌减少等都可能诱发消化功能紊乱导致腹泻。

二、发病机制

不同病因引起腹泻的发病机制不同。

(一)肠毒素性肠炎

各种产生肠毒素的细菌可引起分泌性腹泻,如霍乱弧菌、产肠毒素性大肠杆菌、空肠弯曲菌、金黄色葡萄球菌、产气荚膜杆菌等。病原体侵入肠道后,一般仅在肠腔内繁殖,黏附在肠上皮细胞刷状缘,在肠腔中释放两种肠毒素,一种为不耐热肠毒素,与小肠细胞膜上的受体结合后激活腺苷酸环化酶,致使三磷酸腺苷(ATP)转变为环磷酸腺苷(cAMP);另一种为耐热肠毒素,通过激活鸟苷酸环化酶,使三磷酸鸟苷(GTP)转变为环磷酸鸟苷(cGMP),两者都可引起肠道水分和氯化物分泌增多,并抑制钠的再吸收,导致分泌性腹泻。

(二)侵袭性肠炎

各种侵袭性细菌感染可引起渗出性腹泻,如志贺菌属、沙门菌属、侵袭性大肠杆菌、空肠弯曲菌、耶尔森菌和金黄色葡萄球菌等均可直接侵袭小肠或结肠肠壁,使黏膜充血、水肿、炎症细胞浸润引起渗出和溃疡等病变。粪便多呈脓血便,外观和镜检均与细菌性痢疾难以区别。

(三)病毒性肠炎

各种病毒侵入肠道后,在小肠绒毛顶端的柱状上皮细胞上复制,使细胞发生空泡变性和坏死,其微绒毛肿胀、不规则和变短,致使小肠黏膜回吸收水分和电解质的能力受损,肠液在肠腔内大量积聚而引起腹泻。同时,发生病变的肠黏膜细胞分泌双糖酶不足,且活性降低,使食物中糖类消化不全而积滞在肠腔内,也是引起腹泻的原因之一。

(四)非感染性腹泻

主要由饮食不当引起,当进食过量或食物成分不恰当时,消化过程发生障碍,食物不能被充分消化和吸收而积滞在小肠上部,使肠腔内酸度降低,有利于肠道下部的细菌上移和繁殖,使食物发酵和腐败(即所谓内源性感染),导致消化功能更为紊乱。分解产生的短链有机酸使肠腔内渗透压增高(渗透性腹泻),并协同腐败性毒性产物刺激肠壁使肠蠕动增加,导致腹泻、脱水和电解质紊乱。

三、临床表现

同病因引起的腹泻常具有相似的临床表现,但各有特点。

(一)急性腹泻(病程<2周)

1.腹泻的共同临床表现

(1)轻型:常由饮食因素及肠道外感染引起。起病可急可缓,以胃肠道症状为主,表现为食欲不振,偶有溢乳或呕吐,大便次数增多(多在10次以内)及性状改变。无脱水及全身中毒症状。如及时治疗多在数日内痊愈,若处理不当可转为重型。

(2)重型:多由肠道内感染引起。常急性起病,也可由轻型逐渐加重、转变而来,除有较重的胃肠道症状外,还有较明显的脱水、电解质紊乱和全身中毒症状如发热、烦躁、精神萎靡、嗜睡,甚至昏迷、休克等。

2.几种常见类型肠炎的临床特点

(1)轮状病毒肠炎:轮状病毒是秋冬季腹泻的最常见原因,呈散发或小流行;多发生在6～24个月婴幼儿。起病急,常伴发热等上呼吸道感染症状;病初即有呕吐,常先于腹泻;大便次数多、量多、水样便,无腥臭味;口渴重,常并发脱水和酸中毒。本病为自限性疾病,病程为3～8d。大便镜检偶有少量白细胞,腹泻停止后2～5d粪便仍可有病毒排出。

(2)侵袭性细菌性肠炎:包括侵袭性大肠杆菌肠炎、耶尔森菌小肠结肠炎、空肠弯曲杆菌肠炎和鼠伤寒沙门菌小肠结肠炎等。病原菌不同,流行病学特点也不同,然而因其相似的发病机制,临床征象却都与细菌性痢疾相似。起病较急,发热、头痛、全身不适、恶心呕吐、腹痛,腹泻频繁,里急后重,严重的有全身中毒症状。粪便为水样、黏液样或脓血便。粪便镜检可见白细胞和脓细胞,须依靠粪便培养和流行病学方可确诊。

(3)抗生素等诱发的肠炎:长期应用广谱抗生素可使肠道菌群失调,肠道内耐药的金葡菌、绿脓杆菌、变形杆菌、某些梭状芽孢杆菌和白色念珠菌大量繁殖而引起肠炎。营养不良、免疫功能低下及长期应用肾上腺皮质激素者更易发病。

(二)迁延性和慢性腹泻

迁延性腹泻指腹泻病程为 2 周~2 个月的腹泻,慢性腹泻指病程长于 2 个月的腹泻。病因复杂,感染、过敏、酶缺陷、免疫缺陷、药物因素、先天性畸形等均可引起。以急性感染性腹泻未彻底治疗、迁延不愈最为常见,人工喂养、营养不良儿患病率高。患儿多无全身中毒症状,脱水、代谢性酸中毒也不太明显,而以消化功能紊乱和慢性营养紊乱为主要临床特点。腹泻迁延不愈,食欲低下,吸收不良,体重下降,促发或加重营养不良、贫血、多种维生素缺乏,易并发呼吸道、泌尿道等继发性感染,并形成恶性循环。若不积极正确治疗,病死率较高。

四、实验室检查

(一)粪便检查

除镜下检查和病原学检查外还应注意粪便的性状。观察粪便特殊性状也有助于病原诊断,如暗绿色海水样粪便对金黄色葡萄球菌肠炎,伪膜性粪便对难辨梭状芽孢杆菌肠炎,豆腐渣样粪便对真菌性肠炎的诊断有帮助。粪便细菌培养和其他病原学检查对肠道内感染性肠炎的病因诊断更是不可缺少。

(二)血常规、血气分析和血离子测定

白细胞总数及中性粒细胞升高一般提示细菌感染,正常或降低多为病毒感染;嗜酸性粒细胞升高提示寄生虫感染或过敏性疾病。血气分析可全面了解体内酸碱平衡紊乱的程度和性质,结合钾、钠、氯等离子测定,不仅可以确定脱水的性质,有无低钾血症,还可计算出阴离子间隙,进一步分析代谢性酸中毒的成因。出现惊厥时应测定血清钙和镁,不能作血气分析时可测定血浆 CO_2 结合力。

五、治疗

治疗原则主要为调整饮食和继续饮食;预防和纠正脱水及电解质紊乱;合理用药;加强护理,预防并发症。

(一)急性腹泻的治疗

1.饮食疗法

近来多不主张禁食,应调整饮食以减轻胃肠道负担,避免不易消化的食物。以母乳喂养的婴儿继续哺乳,暂停辅食;人工喂养儿可喂以等量米汤或稀释的牛奶或其他代乳品,由米汤、粥、面条等逐渐过渡到正常饮食。有严重呕吐者可暂时禁食 4~6h(不禁水),待好转后继续喂食,由少到多,由稀到稠。病毒性肠炎多有双糖酶缺乏(主要是乳糖酶),对疑似病例可暂停乳

类喂养,改为豆制代乳品或发酵奶。腹泻停止后继续给予营养丰富的饮食,少食多餐。

2.液体疗法

脱水往往是急性腹泻死亡的主要原因,合理的液体疗法是降低病死率的主要措施。

(1)口服补液。世界卫生组织推荐的口服补液盐(ORS)可用于腹泻时预防脱水及轻、中度脱水的治疗。轻度脱水口服液量为 $50\sim80ml/kg$,中度脱水为 $80\sim100ml/kg$,于 $8\sim12h$ 内将累积损失量补足;脱水纠正后,转入维持补液阶段,将余量用等量水稀释,按病情需要随意口服。

(2)静脉输液。适用于中度以上脱水或吐泻严重的患儿。

3.对症治疗

(1)腹泻:对急性腹泻,一般不主张用止泻剂,因其可使病原微生物和有毒物质滞留肠内而延缓排出。对于患儿一般状态好转,中毒症状消失,但腹泻不止者可试用鞣酸蛋白、次碳酸铋等。此外使用蒙脱石粉对腹泻病疗效较好。

(2)腹胀:常见原因为缺钾,应及时补钾予以防治。细菌分解产物也可引起腹胀。可采用针灸治疗,必要时肛管排气或肌注新斯的明。

(3)呕吐:随着脱水、代谢性酸中毒的纠正以及患儿病情好转,可逐渐缓解。也可肌内注射氯丙嗪每次 $0.5\sim1mg/kg$,或吗叮啉每次 $0.2\sim0.3mg/kg$,每日 3 次,饭前半小时及睡前口服。甲氧氯普胺(胃复安)易出现锥体外系异常症状,应慎重使用,常用剂量为每次 $0.1mg/kg$。

(二)迁延性和慢性腹泻治疗

(1)积极寻找引起病程迁延的原因和危险因素。如营养不良、活动性佝偻病、肠道菌群失调、免疫功能低下等。

(2)针对消化功能紊乱和慢性营养紊乱应调整饮食和增加营养。母乳喂养者应继续母乳喂养,可暂停辅食。人工喂养儿应调整饮食,小于 6 个月婴幼儿用牛奶加等量米汤或水稀释,或用发酵奶(即酸奶),也可用奶-谷类混合物,每天喂 6 次,以保证足够热卡。大于 6 个月的婴儿可用已习惯的平常饮食,如选用加有少量熟植物油、蔬菜、鱼肉末或肉末的稠粥、面条等,由少到多,由稀到稠。患儿双糖酶缺乏时,治疗宜采用去双糖饮食,可采用豆浆(每 100ml 鲜豆浆加 $5\sim10g$ 是葡萄糖)、酸奶或低乳糖、不含乳糖的奶粉。

(3)积极防治各种并发症。

(4)合理用药。对于肠道内细菌感染应根据粪便细菌培养和药敏试验选择抗生素,切忌滥用,以免引起肠道菌群失调。庆大霉素口服是最常选用的抗生素。微生态制剂也常用于治疗迁延性和慢性腹泻;口服胃蛋白酶、胰酶、多酶片可以帮助消化;补充微量元素如锌、铁等及维生素 A、C、B_1、B_{12} 和叶酸等,有助于肠黏膜的修复。

六、常见护理诊断

1.腹泻

与喂养不当或炎症有关。

2.体温过高

与感染有关。

3.体液不足

与腹泻、呕吐丢失过多和摄入量不足有关。

4.潜在并发症

水、电解质及酸碱平衡紊乱。

5.有皮肤完整性受损的危险

与大便次数增多刺激臀部有关。

6.知识缺乏

家长缺乏正确的喂养知识及与腹泻相关的护理知识。

七、护理措施

(一)调整饮食

除对呕吐、腹泻严重者暂禁食4～6h(不禁水)外,腹泻脱水患儿均应继续进食。母乳喂养儿暂停添加辅食,继续母乳喂养;人工喂养儿,暂停1～2次喂奶,给予等量米汤、稀释的牛奶等,待腹泻次数减少后,给予半流质如粥、面条等,少量多餐,随着病情稳定和好转,逐步过渡到正常饮食。腹泻停止后,继续给予营养丰富的饮食,并每日加餐1次,共两周,以满足正常生长的需要。

(二)控制感染

严格执行消毒隔离制度,护理人员护理患儿前后要认真洗手。感染性腹泻患儿与非感染性腹泻患儿应分开居住,腹泻患儿用过的尿布、便盆应分类消毒,以防交叉感染。遵医嘱给予针对病原菌的抗生素。

(三)补充液体,维持水、电解质及酸碱平衡

1.遵医嘱补充液体

根据脱水程度的轻重确定补液总量。轻度脱水、无呕吐及腹胀者可采用口服补液;中、重度脱水及呕吐严重或腹胀者则采用静脉补液。

2.补液原则

根据脱水性质,有无酸中毒及低血钾等,确定补液种类。补液时一般按先快后慢、先盐后糖、先浓后淡、见尿补钾的原则进行。

(四)保持皮肤完整性

腹泻时大便次数频繁,性质改变,肛门周围皮肤容易发生糜烂甚至引起溃疡及感染。需选用柔软类尿布,勤更换,每次便后用温水清洗臀部并吸干,局部涂以5%鞣酸软膏或40%氧化锌油并按摩片刻,促进局部血液循环。避免使用不透气塑料布或橡皮布,防止尿布疹发生。局部皮肤溃疡也可用灯光照射,每次照射20～30min,每日3次,使局部皮肤干燥,照射后涂以油膏。

(五)密切观察病情

1.监测生命体征

监测患儿的神志、体温、脉搏、呼吸、血压及尿量的变化。体温过高者给患儿多饮水、擦干

汗液、及时更衣、头枕冰袋等,做好口腔及皮肤护理。

2.密切观察大便情况

观察并记录大便次数、颜色、性状、量,做好动态比较,为输液方案和治疗提供可靠依据。

3.密切观察代谢性酸中毒的表现

患儿是否出现深长呼吸、精神萎靡、口唇樱红、血 pH 下降等,如有发生应及时报告医生。

4.观察低血钾表现

如患儿出现全身乏力、不哭不吃、肌张力低下、反应迟钝、恶心呕吐、腹胀及听诊肠鸣音减弱或消失等现象时,提示有低血钾存在,应及时补充钾盐。

八、保健指导

(1)宣传母乳喂养的优点,指导家长进行合理喂养小儿,避免在夏季断奶,不可过量进食,应遵循辅食添加的原则,逐步添加。

(2)注意食物新鲜、清洁和餐具消毒,避免肠道内感染。教育小儿饭前便后洗手、勤剪指甲。

(3)加强体格锻炼,适当户外活动;注意天气变化,及时增减衣物,尽量避免受凉或过热。

(4)避免长期滥用广谱抗生素,以免引起肠道菌群失调。

第七节　小儿贫血

一、总论

(一)贫血的定义

贫血是指外周血中单位容积内红细胞数或血红蛋白量低于正常。根据世界卫生组织的资料,6 个月～6 岁小儿血红蛋白值低于 110g/L,6～14 岁低于 120g/L 为贫血。6 个月内婴儿血红蛋白值变化较大,我国小儿血液学会议暂定:新生儿血红蛋白值小于 145g/L,1～4 月小于 90g/L,4～6 个月小于 100g/L 时为贫血。贫血依据外周血血红蛋白或红细胞数分为轻、中、重和极重四度。血红蛋白约为 90g/L 属轻度;血红蛋白约为 60g/L 属中度;血红蛋白约为 30g/L 属重度;血红蛋白小于 30g/L 属极重度。新生儿血红蛋白约为 120g/L 属轻度,约为 90g/L 属中度,约为 60g/L 属重度,小于 30g/L 属极重度。

(二)贫血的分类

一般采用病因分类和形态分类。

1.病因分类

有利于明确贫血的性质,对诊断和治疗都有一定指导意义。可分为红细胞生成不足、红细胞破坏过多(溶血性)和失血性贫血三大类。

(1)红细胞生成不足:包括造血物质缺乏和骨髓造血功能障碍。造血物质缺乏可因饮食中缺乏、吸收不良和需要增加所致。再生障碍性贫血(骨髓造血功能障碍)可分为原发性和继发性。此外,感染性、炎症性、癌症性贫血和慢性肾病所致的贫血也属于红细胞生成不足。

(2)红细胞破坏过多(溶血性):溶血性贫血可由红细胞内在缺陷或红细胞外在因素引起。红细胞内在缺陷包括红细胞膜结构缺陷、红细胞酶缺陷和血红蛋白异常。红细胞外在因素包括免疫性因素和非免疫性因素。

(3)失血性贫血:包括急性和慢性失血性贫血。

2.形态分类

根据红细胞平均容积(MCV 正常值为 80～94fl)贫血可分为三类。即大细胞性贫血(MCV＞94fl)、小细胞性贫血(MCV＜80fl)和正细胞性贫血(MCV 正常)。形态分类有助于病因诊断。

(三)小儿贫血的诊断要点

贫血实际上不是一个疾病,而是一种症状和综合征,除诊断有无贫血及其程度外,还要查明贫血的性质和原因,才能进行合理有效的治疗。对贫血患儿必须详细询问病史、进行全面体格检查和必要的实验室检查。

1.病史

(1)发病年龄:小儿时期的贫血多具有年龄特点,发病年龄常可提供诊断线索。例如新生儿期常见的贫血为新生儿溶血症、分娩过程中失血包括经胎盘输血给母亲;生后 2～3 个月可发生"生理性贫血";婴幼儿期多考虑营养性贫血、溶血性贫血和感染性贫血;学龄前和学龄儿童应多考虑造血系统疾病(如再生障碍性贫血、白血病)和慢性失血。

(2)病程经过:起病急、进展快者提示急性溶血或失血;起病缓慢者提示营养性贫血、慢性溶血或失血;伴有黄疸和血红蛋白尿提示溶血;伴有骨骼疼痛者提示白血病或其他骨髓浸润性疾病等。

(3)个人史:详细询问喂养史对诊断营养性贫血非常重要。要注意生长发育史,慢性贫血多有生长发育障碍,地中海贫血除发育障碍外,还有特殊面貌。

(4)家族史:与遗传有关的贫血,如球形红细胞增多症、椭圆形红细胞增多症、地中海贫血、蚕豆病等常有阳性家族史。

2.体格检查

注意生长发育和营养状况,营养不良与营养性贫血往往并存,互为因果。皮肤黏膜的苍白程度,特别是甲床、结合膜及唇黏膜的苍白程度一般与贫血的严重程度成正比。

伴随体征在小儿贫血诊断中具有重要意义。伴有黄疸时,提示溶血性贫血。伴有出血点或瘀斑时要注意排除白血病、再生障碍性贫血或出血性疾病。缺铁性贫血者指甲菲薄、脆弱,严重者扁平,甚至呈匙状甲。巨幼红细胞性贫血者头发黄、干、稀而无光泽。肝、脾和淋巴结肿大是婴幼儿贫血的常见体征,肝、脾轻度肿大多提示髓外造血,肝、脾明显肿大且以脾大为主者多提示遗传性溶血性贫血,贫血伴有明显肝、脾淋巴结肿大者要注意造血系统恶性肿瘤,如白血病、恶性淋巴瘤等。

3.实验室检查

应根据病史和体检选择必要的实验室检查。对所有贫血小儿首先进行血象检查,包括红细胞计数、血红蛋白量、红细胞形态、白细胞计数与分类、血小板计数及网织红细胞计数,可为大多数贫血作出初步诊断或提供进一步诊断的线索。

(1)红细胞量和血红蛋白量:从两者数值降低的程度可初步判断有无贫血和贫血的程度;从 MCV 的计算可初步判断是大细胞性贫血、小细胞性贫血或正细胞性贫血。

(2)红细胞形态:仔细观察血涂片中红细胞大小、形态及染色情况对贫血的诊断有较大启示。如红细胞较小,染色浅,中央淡染区扩大,多提示缺铁性贫血;红细胞体积大,染色不浅,提示由缺乏叶酸和(或)维生素 B_{12} 引起的巨幼红细胞性贫血。红细胞呈球形(超过 20%)或椭圆形(超过 25%)则提示遗传性球形红细胞增多症或椭圆形红细胞增多症。红细胞形态正常多见于急性溶血或骨髓造血功能障碍。

(3)网织红细胞计数:网织红细胞增多提示骨髓造血功能活跃,可见于急、慢性溶血或急性失血;网织红细胞减少提示造血功能低下,如再生障碍性贫血。在贫血治疗过程中,定期检查网织红细胞计数有助于判断疗效。

(4)白细胞和血小板计数:对诊断白血病、再生障碍性贫血、感染性贫血及出血性疾病引起的贫血有帮助。

(5)骨髓检查:直接了解骨髓造血功能情况,对白血病、再生障碍性贫血、营养性巨幼红细胞性贫血及骨髓转移瘤的诊断和鉴别诊断有重要意义。

(四)治疗原则

1.祛除病因

是治疗贫血的关键。

2.药物治疗

针对贫血的原因选择有效的药物治疗。

3.输血疗法

当贫血引起心功能不全或血红蛋白低于 30g/L 时,输血是抢救的重要措施。但应注意心功能不全、贫血重、贫血合并肺炎者每次输血量宜少,速度宜慢。

4.一般治疗和并发症治疗

加强护理,科学喂养,防治感染、营养不良和消化功能紊乱等。

二、营养性缺铁性贫血

营养性缺铁性贫血是由于铁缺乏使血红蛋白合成减少而引起的小细胞低色素性贫血,婴幼儿最常见。

(一)病因

1.铁摄入量不足

铁摄入量不足为缺铁性贫血的主要原因。人体内的铁主要来源于食物,衰老的红细胞破坏释放的铁也几乎全部被再利用。食物中的铁可分为两类,即血红素铁和非血红素铁。食物中铁吸收率的高低除与铁的摄入量密切相关外,还与铁的种类有关。鱼类、肉类、肝脏等动物性食物中的铁属于血红素铁,吸收率高(为 10%～25%),还可促进非血红素铁的吸收。

植物性食物中的铁属于非血红素铁,吸收率甚低(约 1%),且易受肠内其他因素的影响。维生素 C、果糖、氨基酸等还原物质有利于铁的吸收。而磷酸、草酸、植物纤维、蛋、牛乳、茶和咖啡等可抑制铁的吸收。婴儿的主要食品是乳类,人乳和牛乳含铁量少,但人乳中铁吸收率比牛乳中高 40%。足量母乳喂养的小儿可维持血红蛋白和储存铁在正常范围一个月左右,人工喂养儿及 6 个月以后的母乳喂养儿若不及时添加含铁丰富易于吸收的辅食,则易发生缺铁性贫血。

2.先天储铁不足

胎儿期最后 3 个月从母体获得的铁最多。如因早产、双胎、胎儿失血和孕母患严重缺铁性贫血等均可使胎儿储铁减少。

3.生长发育快

随着小儿体格生长,血容量也相应增加。年龄越小,生长发育越快,需铁量越多。早产儿体重增加快,如不及时添加含铁丰富的食物,婴儿,尤其是早产儿很容易发生缺铁性贫血。

4.铁的丢失过多

各种原因所致的慢性失血均可导致缺铁性贫血。

5.铁吸收障碍

反复感染、食物搭配不合理、呕吐等可影响铁的吸收。

(二)发病机制

缺铁时血红素形成不足,血红蛋白合成减少,因而新生的红细胞内血红蛋白含量不足;但缺铁对细胞的分裂、增殖影响较小,故红细胞数量减少的程度不如血红蛋白减少明显,形成小细胞低色素性贫血。

(三)临床表现

任何年龄均可发病,以 6 个月至 2 岁最多见。起病缓慢,多不能确定发病时间,不少患儿因其他疾病就诊时才被发现患有本病。

1.一般表现

皮肤黏膜逐渐苍白。以口唇、口腔黏膜、结膜、甲床、手掌等处最为明显。轻、中度贫血患儿若无其他合并症,一般症状可不甚明显。重度贫血时常出现不爱活动,容易疲乏。年长儿常诉头晕、耳鸣、眼前发黑等。

2.髓外造血表现

肝、脾可轻度肿大,年龄越小、病程越久、贫血越重,肝、脾肿大越明显。

3.非造血系统症状

(1)消化系统症状:食欲减退,少数有异食癖,如喜食泥土、墙皮、煤渣等。可有呕吐、腹泻,出现口腔炎、舌炎、舌乳头萎缩。贫血严重可出现萎缩性胃炎或吸收不良综合征症状。

(2)心血管系统症状:贫血明显时,心率代偿性增快,心脏扩大,心前区可闻及收缩期杂音。当合并呼吸道感染后,心脏负担加重,可诱发心力衰竭。

(3)神经系统症状:患儿常有烦躁不安或萎靡不振,对周围环境不感兴趣,注意力不集中,多动,理解力降低,反应慢,记忆力减退,认知功能受到损害,智力减退等。

4.其他

缺铁性贫血还可引起细胞免疫功能低下,损害中性粒细胞的功能,故易合并感染。因上皮组织异常可出现反甲。

(四)实验室检查

1.血象

红细胞和血红蛋白均降低,以后者减低更明显,呈小细胞低色素性贫血。血涂片可见红细胞大小不等,以小细胞为多,中央淡染区扩大。平均红细胞容积(MCV)小于80fl,平均红细胞血红蛋白量(MCH)小于26pg,平均红细胞血红蛋白浓度(MCHC)小于30%。网织红细胞计数正常或轻度减少。白细胞和血小板一般无特殊改变。

2.骨髓象

红细胞系增生活跃,以中、晚幼红细胞增生为主。各期红细胞均较正常小,血红蛋白含量少,边缘不规则,染色浅。巨核细胞系和粒细胞系一般无明显异常。

(五)治疗

主要原则为去除病因和铁剂治疗。

1.一般治疗

如加强护理、避免感染、合理喂养、注意休息等。

2.去除病因

去除病因是根治的关键。

3.铁剂治疗

铁剂是治疗本病的特效药物。

(1)口服铁剂:尽量采用此法,二价铁比三价铁易于吸收,如硫酸亚铁(含铁20%)、富马酸铁(含铁30%)、葡萄糖酸亚铁等。口服剂量以元素铁计算,每天6mg/kg(折合硫酸亚铁每天0.03g/kg,富马酸铁每天0.02g/kg),分3次服用时铁的吸收率最高,超过此量吸收率反而下降且增加对胃黏膜的刺激。最好在两餐之间服药,以减少对胃黏膜的刺激,又利于铁的吸收。维生素C能使三价铁还原成二价铁,使其易于溶解,能促进铁的吸收。铁剂不宜与牛乳、钙剂、浓茶、咖啡等同服,以免影响吸收。如口服3周仍无效,应考虑是否有诊断错误或其他影响疗效的原因。

(2)注射铁剂:注射铁剂因较易出现不良反应,故少用,常在不能口服铁剂的情况下使用。常用注射铁剂为右旋糖酐铁,5%右旋糖酐铁肌肉注射每次剂量不超过0.1mL/kg。

给予铁剂治疗后如有效,则至3~4天后网织红细胞升高,7~10天达高峰。治疗约2周后,血红蛋白开始上升,临床症状亦随之好转。一般于治疗3~4周后贫血即可被纠正,但铁剂应继续服用至血红蛋白达正常水平后2个月左右再停药以补足储存铁量。

4.输血治疗

一般病例无须输血。重度贫血并发心功能不全或明显感染者应给以输血,每次5~10mL/kg或输浓缩红细胞。血红蛋白低于30g/L的极重度贫血应立即输血,贫血愈重,一次输血量应少,速度应慢,以免出现心功能损害,必要时还可同时应用利尿剂。

（六）常见护理诊断

1.活动无耐力

与贫血致组织器官缺氧有关。

2.营养失调:低于机体需要量

与铁的供应不足、吸收不良、丢失过多或消耗过多有关。

3.有感染的危险

与机体的免疫功能下降有关。

4.知识缺乏

与家长及患儿的营养知识不足,缺乏本病的防护知识有关。

（七）护理措施

1.注意休息,适量活动

病室环境要清洁、阳光充足,空气流通、温湿度适宜。贫血严重者,应根据其活动耐力下降情况制定活动强度、持续时间及休息方式。对极重度贫血者,应绝对卧床休息,并进行保护性隔离。

2.合理安排饮食

(1)指导家长对早产儿和低体重儿及早(约 2 月龄)给铁剂(元素铁 $0.8\sim1.5mg/(kg \cdot d)$,但不能超过 15mg/d)。

(2)婴儿提倡母乳喂养,按时添加含铁丰富的辅食或补充铁强化食品,如铁强化奶。人乳含铁虽少,但吸收率高达 50％;而牛奶中铁的吸收率为 10％～25％,并要注意鲜牛奶必须加热处理后才能喂养婴儿,以减少因过敏而致肠出血。婴儿 6 个月后应逐渐减少奶类的每日摄入量,以便增加含铁丰富的固体食物。

(3)告知家长含铁丰富且易吸收的食物,如动物血和肝脏、肉类、鱼类、豆制品及干果等;维生素 C、氨基酸、果糖、肉类可促进铁的吸收,可与铁剂或含铁食品同时进食;茶、咖啡、牛奶、植物纤维等可抑制铁的吸收,应避免与含铁食品同食。

(4)告知家长及患儿不良饮食习惯会导致本病,协助纠正患儿不良的饮食习惯。

3.指导正确应用铁剂,观察疗效与副作用

(1)铁剂对胃黏膜有刺激性,可致恶心、呕吐、腹泻或便秘、厌食、胃部不适及疼痛等,口服时最好在两餐之间,从小剂量开始,单独服用,可减轻反应。可与稀盐酸合剂、维生素 C 同服,有利于吸收;牛乳、钙片、蛋类、咖啡、茶等影响铁剂的吸收,不可同服。口服液体铁剂可使牙齿染黑,可用吸管吸服。

(2)注射铁剂时应选择大肌群深部肌内注射,每次更换注射部位,注射后勿按揉注射部位,以防药液漏入皮下组织使皮肤染色或刺激。

(3)应告知家长,铁剂治疗要坚持全疗程,不能过早停药;服用铁剂后,大便变黑或呈柏油样,停药后可恢复,应向家长说明原因,消除紧张心理。

(4)铁剂治疗有效者在用药 3～4 天后网织红细胞升高,7～10 天达高峰;2 周后血红蛋白逐渐上升,临床症状随之好转,食欲增加。如服药 3～4 周仍无效,应查找原因。

（八）保健指导

（1）向家长及患儿讲解疾病的有关知识和护理要点。

（2）提倡母乳喂养，及时添加含铁丰富的食品；坚持正确用药；强调贫血纠正后，仍要坚持合理安排小儿膳食，培养良好饮食习惯，这是防止复发及保证正常生理发育的关键。

（3）定期复查血常规，了解贫血的恢复情况。

（4）因缺铁性贫血致智力减低、成绩下降者，应加强教育与训练，减轻自卑心理。

三、营养性巨幼红细胞性贫血

营养性巨幼红细胞性贫血是由于缺乏维生素 B_{12} 和（或）叶酸引起的一种大细胞性贫血。

（一）病因

1.维生素 B_{12} 缺乏

（1）摄入量不足：维生素 B_{12} 主要存在于肝肾等内脏及鱼、蛋、奶中。严格素食的孕母和（或）乳母维生素 B_{12} 缺乏，使得胎儿经胎盘、婴儿从母乳中获取维生素 B_{12} 减少。

（2）吸收和转运障碍：食物中的维生素 B_{12} 进入胃内必须先与胃底部壁细胞分泌的糖蛋白（内因子）结合后才能在回肠末端吸收，并与转钴蛋白结合运送到肝内储存。内因子分泌不足如胃炎、胃全切等，胃酸、胃蛋白酶缺乏，小肠特别是回肠末端疾病，某些药物如秋水仙碱、对氨基水杨酸钠、新霉素以及转钴蛋白 Ⅱ 缺乏等均可引起维生素 B_{12} 吸收和转运障碍。

2.叶酸缺乏

（1）摄入量不足：羊乳中叶酸含量极低，维生素 B_{12} 含量也少，故羊乳喂养者如不补充叶酸易患本病。人乳和牛乳中叶酸含量一般可满足婴儿的需要，但若孕母和（或）乳母叶酸缺乏也使胎儿和（或）婴儿的叶酸获得减少，奶粉如不添加叶酸也可能引起摄入不足。

（2）吸收和代谢障碍：叶酸主要是在十二指肠和空肠近端主动吸收，慢性腹泻、脂肪下痢、遗传性小肠吸收叶酸缺陷、长期服用某些抗癫痫药（如苯妥英钠、苯巴比妥、扑痫酮）均可引起叶酸吸收障碍；某些抗叶酸药物如氨甲蝶呤、乙胺嘧啶等可阻止叶酸转变为四氢叶酸而致病。

（3）需要量增加：婴儿特别是早产儿生长发育迅速，甲状腺功能亢进、溶血性贫血、维生素 C 缺乏、维生素 B_{12} 缺乏等均可增加叶酸的需要或排泄。

（二）临床表现

多见于婴幼儿，6～12 个月发病者较多见。起病缓慢，颜面虚胖，或伴轻度浮肿，面色逐渐苍黄，结膜、口唇、指甲等处明显苍白，毛发稀疏发黄，疲乏无力，常有食欲不振、呕吐、腹泻、舌炎等，严重病例可有皮肤出血点，常伴有肝、脾肿大。患儿可出现烦躁不安、易激惹等精神症状。维生素 B_{12} 缺乏者还可出现神经系统症状，神经系统的表现与贫血的严重程度不完全平行，有时贫血并不很重就出现明显的神经系统症状。主要表现为表情呆滞、嗜睡，对外界反应迟钝，目光发直，少哭不笑，条件反射不易形成，智力和动作发育落后，甚至退步。还常出现肢体、躯干、头部甚至全身震颤，舌震颤与下门齿相摩擦形成舌系带溃疡，发生率虽不高，但对诊断帮助很大。震颤轻者睡眠时可消失，重者睡眠时亦可存在，受刺激可使震颤加重。部分病人腱反射亢进，浅反射消失，少数有踝阵挛。

（三）实验室检查

1.血象

呈大细胞性贫血，$MCV>94fl$，$MCH>32pg$。红细胞数的减少比血红蛋白量的减少更为明显。血涂片可见红细胞大小不等，以大红细胞多见，体积大，中央淡染区不明显。偶见到巨幼变的有核红细胞，网织红细胞常减少。白细胞计数常减少，以中性粒细胞计数减少明显，核分叶过多（核右移），分 5 个叶者占粒细胞总数 5% 以上即有诊断意义。血小板一般均减少，可见到巨大血小板。

2.骨髓象

骨髓增生活跃，以红细胞增生为主，各期红细胞均出现巨幼变，表现为胞体变大，核染色质疏松，细胞核的发育落后于胞浆。粒细胞系也可见巨幼变，分叶核粒细胞有分叶过多现象。巨核细胞出现核分叶过多，胞体甚大，可见巨大血小板。

（四）治疗

1.一般治疗

去除病因，注意营养与护理，防治感染，应用镇静剂治疗震颤等对症治疗。

2.特殊治疗

仅由维生素 B_{12} 缺乏引起的营养性巨幼红细胞性贫血宜单用维生素 B_{12} 治疗，每次 $100\mu g$，肌肉注射，每周 2 次，连用 2～4 周，直至临床症状明显好转、血象恢复正常。开始治疗时，不应同时给予叶酸，以免加重神经系统症状。但对维生素 B_{12} 治疗反应较差者，可加用或改用叶酸治疗。对单纯叶酸缺乏引起的营养性巨幼红细胞性贫血，口服叶酸治疗，每次 5mg，每日 3 次，最好同时服用维生素 C。

（五）常见护理诊断

1.活动无耐力

与贫血导致组织缺氧有关。

2.营养失调：低于机体需要量

与维生素 B_{12} 和/或叶酸摄入不足、吸收不良等有关。

3.生长发育改变

与营养不足、贫血及维生素 B_{12} 缺乏，影响生长发育有关。

（六）护理措施

1.注意休息，适当活动

根据患儿的活动耐受情况安排其休息与活动。一般不需要卧床，严重贫血者适当限制活动，协助满足其日常生活所需。烦躁、震颤、抽搐者可遵医嘱用镇静剂，防止外伤。

2.指导合理喂养

改善哺乳母亲营养，及时添加辅食。合理搭配患儿饮食，多食富含维生素、叶酸的食品，如瘦肉、肝、绿叶蔬菜等。年长儿防止偏食，养成良好的饮食习惯，以保证能量和营养素的摄入。

3.预防感染

注意保护性隔离，防止交叉感染。保持皮肤清洁，定期洗澡更衣。注意口腔卫生，进餐前后用温水漱口，养成早晚刷牙的习惯。

4.监测生长发育

评估患儿的体格、智力、运动发育情况,对发育落后者加强训练和教育。

(七)保健指导

介绍本病的表现和预防措施,强调预防的重要性。提供有关营养方面的知识,积极治疗原发病,合理用药。

四、营养性感染性贫血

营养性感染性贫血,又称雅克什综合征或雅克什贫血,其特点是营养性贫血与感染同时存在,表现为重度贫血和骨髓外造血现象。多发生在 6 个月至 2 岁的婴幼儿。一般预后良好,经去除病因、改善营养治疗贫血后可痊愈。

(一)病因与发病机制

营养缺乏(特别是造血物质如铁、维生素 B_{12} 和叶酸的缺乏)同时合并慢性或反复感染是主要致病因素。造血物质缺乏可引起营养性贫血,慢性或反复感染也可引起贫血和白细胞增高。由于婴幼儿骨髓造血储备和代偿能力较差,不能满足造血需要,常出现骨髓外造血,引起肝、脾大,外周血出现幼稚粒细胞和幼稚红细胞。

(二)临床表现

除原发感染和贫血的一般表现外,特点是肝、脾大,尤以脾大为主,甚至可达骨盆腔。病程长的多有脾功能亢进表现,如血小板减少等。全身浅表淋巴结轻度肿大。常并发佝偻病,佝偻病和营养不良可使病情加重。血象以缺铁性贫血为主或呈混合性贫血。血涂片红细胞大小不等,以小细胞为主,中空明显;合并维生素 B_{12} 或叶酸缺乏时可见红细胞变形;白细胞增高明显,可达 $30 \times 10^9 / L$ 以上,并可见中幼、晚幼粒细胞和有核红细胞,故有婴儿假性白血病之称。网织红细胞正常或轻度增多。骨髓增生活跃,符合营养性贫血骨髓象。白细胞碱性磷酸酶增高。

(三)治疗

控制感染很重要,注意清除慢性感染病灶,一般于感染控制后,血象迅速好转。在治疗原发病的基础上,加强营养,抗佝偻病治疗。若为营养性混合性贫血,同时应补充铁剂、维生素 B_{12} 和(或)叶酸。其他治疗如加强营养、输血等与营养性贫血相同。需要治疗的时间要长些,肝脾大常需数月至一年方能恢复正常。

第八节　小儿急性白血病

白血病是造血系统的恶性增生性疾病。其特点为造血组织中某一血细胞系统的过度增生、进入血流并浸润到各组织和器官,从而引起一系列临床表现,如贫血、出血及激发感染等。在我国,白血病占小儿各种恶性肿瘤的首位。据统计,我国 10 岁以下小儿的白血病发生率为 3/10 万~4/10 万,男孩发病率高于女孩。任何年龄均可发病,但以学龄前期和学龄期儿童多见。白血病通常分为急性和慢性两大类,小儿 90% 以上为急性白血病,慢性白血病仅占

3%～5%。

一、病因

白血病的病因及发病机制目前尚未明了,可能与下列因素有关:①病毒感染:研究证实属于 RNA 病毒的逆转率病毒可引起人类 T 淋巴细胞白血病,近年来研究提示可能与癌基因有关,当机体受到致癌因素的作用,原癌基因可发生点突变、染色体重排或基因扩增,转化为肿瘤基因,导致白血病的发生,其致病机制推测为抑癌基因畸变,失去抑癌活性有关;②理化因素:电离辐射、核辐射等均可能激活隐藏于体内的白血病病毒,使癌基因畸变或抑制机体的免疫功能而引起白血病,苯及其衍生物、氯霉素、重金属、保泰松和细胞毒性药物均可诱发白血病;③遗传素质:白血病不属于遗传病,但具有一定的家族性,如家族中可有多发性恶性肿瘤情况。患有 21-三体综合症等遗传性疾病或严重免疫缺陷的患儿,其白血病的发病率较普通正常儿童明显增高,同卵双生儿如果一个患白血病,另一个患病率为 20%,比异卵双生儿高 12 倍,提示与遗传有关。

二、分类

急性白血病的分类或分型对于诊断、治疗和提示预后具有一定意义。根据增生的白细胞种类不同,可分为急性淋巴细胞白血病(急淋,ALL)和急性非淋巴细胞白血病(急非淋,ANLL),在小儿白血病中以急淋的发病率最高。

目前,常采用形态学(M)、免疫学(I)、细胞遗传学(C)和分子生物学(M),即 MICM 综合分型,更有利于指导治疗和判断预后。

1.形态学分型

目前国内普遍采用 FAB 分型,将急淋分为 L1、L2、L3 三个亚型,将急非淋分为 M1、M2、M3、M4、M5、M6、M7 七型。

2.免疫学分型

用单克隆抗体检测淋巴细胞表面抗原标记,分析正常细胞与恶性细胞的免疫表现,准确鉴别正常不成熟白细胞和白血病细胞,划分细胞的发育阶段,一般将急淋分为 T、B 两大系列。

3.细胞遗传学分型

应用细胞遗传学技术对白血病进行染色体核型和数目检测,研究表明 90%以上急淋患儿具有克隆性染色体异常。

4.分子生物学分型

根据急性淋巴细胞白血病发生及演化中的特异基因分型。

5.临床分型

目前分型标准尚无统一意见,根据 1998 年全国小儿血液病学组提出的标准将 ALL 分为 2 型:标危型急性淋巴细胞白血病(SR-ALL)、中危型急性淋巴细胞白血病(MR-ALL)、高危型急性淋巴细胞白血病(HR-ALL),国外多数发达国家将 ALL 分为 3 型:标危型(SR)、中危型

（MR）、和高危型（HR）。

急性淋巴细胞白血病的治疗主要是以化疗为主的综合治疗措施，目前国内外广泛采用此种模式。即加强支持治疗、防治感染、成分输血、应用集落刺激因子及防治尿酸性肾病。采用早期、联合、足量、间歇、交替和长期的正规化疗方案，根据白血病的类型及患方的意愿，选择最佳的治疗方案。同时要进行防治中枢神经系统白血病和睾丸白血病，持续时间 2.5～3.5 年者方可停止治疗，如有合适的供体可做骨髓移植、外周血造血干细胞移植或脐血造血干细胞移植。

近十年来由于化疗的不断改进，急淋患儿在诱导巩固治疗后，基本上能缓解，正规治疗后5 年无病生存率达 70％～80％；标危型长期存活率为 70％～85％；高危型为 40％～50％。急非淋初治完全缓解率能达 80％；5 年无病生存率约 40％～60％；长期存活率为 50％。

三、临床表现

各型急性白血病的临床表现基本相同，大多急性起病，早期症状有面色苍白、乏力、精神不振、食欲低下、鼻衄或牙龈出血等，少数患儿以发热和类似风湿热的骨关节疼痛为首发症状。

1.发热

为最常见的症状，多数起病时即有发热，热型不定，一般不伴有寒战。白血病性发热多为低热且抗生素治疗无效，合并感染时表现为持续高热。

2.贫血

出现较早，随病情呈进行性加重，主要原因是由于骨髓造血干细胞受到抑制所致。表现为面色苍白、乏力、活动后气促、易疲倦等。

3.出血

以皮肤和黏膜的出血常见，主要原因是由于骨髓被白血病细胞浸润，巨核细胞受抑制使血小板的生成减少和功能不足。以皮肤瘀点、瘀斑、鼻衄、牙龈出血、消化道出血和血尿多见。偶有颅内出血，是引起死亡的重要原因。

4.白血病细胞浸润引起的症状和体征

①表现为肝、脾、淋巴结肿大，可有压痛，在急淋尤其显著；②骨和关节痛多见于急淋，约25％的患儿为首发症状，部分患儿关节呈游走性疼痛，局部红肿不明显，常伴有胸骨压痛；③白血病细胞浸润中枢神经系统引起中枢神经系统白血病，出现头痛、呕吐、脑神经麻痹甚至惊厥、昏迷等。目前它是导致急淋复发的主要原因；④睾丸浸润可致局部肿大、触痛，皮肤呈红黑色，由于化疗药物不易进入成为复发的另一重要原因；⑤绿色瘤是急性粒细胞白血病的一种特殊类型，白血病细胞浸润眶骨、颅骨、肋骨或肝、肾、肌肉等组织所致。

四、辅助检查

1.血常规

白细胞计数增高者占 50％以上，白细胞分类示原始和幼稚细胞为主，常有不同程度的贫血,呈正细胞正色素性贫血,血小板计数减少。

2.骨髓象

骨髓检查是确立诊断和评定疗效的重要依据。典型的骨髓象为该类型白血病的原始及幼稚细胞极度增生,总数超过 30%,并且多在 50%～90%,幼红细胞及巨核细胞减少。

3.其他

组织化学染色主要用于协助形态学鉴别细胞类型;溶菌酶检查是测定血清与尿液中溶菌酶的含量。

五、治疗要点

采用以化疗为主的综合疗法,其原则是早诊断、早治疗、严格分型,按型选方案、争取尽快完全缓解;化疗药物采用足量、联合(3～5 种)、间歇、交替及长期治疗的方针;同时早期预防中枢神经系统白血病和睾丸白血病;加强支持疗法;造血干细胞移植等。

化学药物治疗通常按次序、分阶段进行:①诱导缓解治疗:联合数种化疗药物,最大限度杀灭白血病细胞,尽快达完全缓解;②巩固治疗:在缓解状态下最大限度杀灭微小残留白血病细胞,防止早期复发;③预防髓外白血病:由于大多数化疗药不能进入中枢神经系统、睾丸等部位,积极预防髓外白血病是防止骨髓复发、治疗失败,使患儿获得长期生存的关键之一;④维持及加强治疗:巩固疗效,使达长期缓解或治愈目的。持续完全缓解 2.5～3.5 年者方可停止治疗。

六、护理评估

(一)健康史

注意收集患儿是否有病毒感染史、放射线接触史及化学毒物,如苯、砷剂、农药等,是否患先天性疾病、免疫缺陷病及恶性肿瘤,应询问患儿有无家族遗传病史及母亲孕期情况,对 3 岁以上有贫血表现的患儿,应仔细分析其贫血的发病特点,尤其是曾用常规补血药如铁剂、维生素 B_{12}、叶酸等治疗无效的,应警惕白血病的可能。

(二)身体状况

评估患儿的表现。

(三)心理-社会状况

多数患儿及家长对本病缺乏了解,家长在其患儿确诊后,由于害怕失去孩子,会极度震惊、恐惧,甚至不愿承认现实,表现为痛苦不堪,不知所措。由于本病会对患儿的生命产生威胁,且住院时间长,正常生活受到限制,患儿因此会产生烦躁、悲观的心理,学龄前儿童对骨穿术、腰穿术充满紧张及恐惧感,操作时哭闹、不愿合作。年长儿因不能与同龄儿一起学习和游戏,加之化疗药物会造成脱发等形象改变,会导致自卑、孤独的心理。应注意评估患儿对诊疗的依从性及家长的心理承受能力,能否正确处理疾病所带来的精神打击。另外高额的医疗费用也给家庭带来沉重的负担,还应评估家庭的经济承受能力及应对方式。

七、护理诊断及合作性问题

1.体温过高

与大量白细胞浸润、坏死或感染有关。

2.有感染的危险

与中性粒细胞减少,服用化疗药物有关。

3.活动无耐力

与贫血致组织、器官缺氧有关。

4.潜在的副作用

出血、化疗药物的副作用。

5.营养失调:低于机体需要量

与疾病过程中消耗增加,抗肿瘤药物致恶心、呕吐有关。

6.有执行治疗方案无效的危险

与治疗方案复杂、时间长、药物的毒副作用大及家长缺乏白血病的指示有关。

八、预期目标

(1)患儿体温恢复正常。

(2)经过治疗及护理患儿未发生感染或虽已发生感染但得到及时处理与控制。

(3)患儿乏力减轻,能适度活动。

(4)能合理安排饮食,患儿进食量增加,体重维持正常。

(5)家长及患儿能积极配合化疗,增强战胜疾病的信心。

九、护理措施

(一)维持体温正常

检测体温,观察热型及热度,遵医嘱给予降温药,观察降温效果,积极防治感染。

(二)防治感染

感染是感染最常见和最危险的并发症,由于白血病患儿免疫功能降低,而化疗药物又致骨髓抑制,成熟的中性粒细胞减少或降低,使得患儿极易发生感染,严重者甚至有生命危险,所以有效的预防是感染治疗的重要前提。在化疗阶段可适当应用抗生素如复方新诺明(SMZ$_{co}$)预防细菌感染。

1.保护性隔离

由于化疗药物的作用,白血病患儿在诱导缓解期极易感染,应被保护隔离,居住相对洁净无菌的病房或单人病房,定时进行空气和地面消毒,有条件者应住层流室或无菌单人层流床;医护人员接触患儿前应洗手消毒,训练家长护理患儿尽量做到清洁,限制探视人数和次数,严禁感染者探视。

2.注意个人卫生

化疗期间最易发生呼吸道及皮肤黏膜的感染,患儿外出时应戴口罩防止感染,保持口腔卫生,每日沐浴,勤换衣服;进食前后应漱口,选用软毛牙刷或海绵,保持鼻腔、外耳道及肛周等部位的清洁,便后应冲洗肛周,以防脓肿形成。

3.严格无菌操作

护理人员应有严格的无菌观念,遵守操作规程。对粒细胞减少的患儿进行操作时除按常规消毒外,宜用浸过乙醇的无菌纱布覆盖局部皮肤 5 分钟后再进行。

4.及时发现感染迹象

检测体温变化是否在正常范围内,检查皮肤有无破损、红肿,牙龈有无肿痛,肛周、外阴有无溃烂、渗出、脓肿等,发现感染迹象及时报告医生,遵医嘱使用抗生素。同时检测血象,对骨髓抑制明显、中性粒细胞很低者,遵医嘱皮下注射集落刺激因子(CSF)。

(三)休息

白血病患儿常有乏力等现象,护理人员应合理安排其生活作息,既不需过多卧床休息,也要防止患儿活动过度,重病儿卧床休息期间,护理人员应协助其日常生活。

(四)防治出血

出血是白血病患儿死亡的又一主要原因。提供安全的生活环境,避免碰伤或摔伤出血,禁食坚硬、多刺的食物,以免损伤口腔黏膜及牙龈,各种穿刺操作后需按压穿刺部位 10 分钟。注意观察有无出血表现,检测血小板的变化,口鼻出血黏膜者可采用压迫止血,无效者请耳鼻喉科医生处理,严重出血者遵医嘱予以止血药、输同型血小板。

(五)应用化疗药物的护理

急性白血病化疗方案通常按次序、分阶段进行:①诱导缓解:需联合数种化疗药物,最大限度的杀灭白血病细胞,尽快获得完全缓解;②巩固治疗:在缓解状态下最大限度地杀灭微小残留病,防止早期复发;③预防髓外白血病:由于大多数化疗药物不能进入中枢神经系统、睾丸等部位,有效的预防髓外白血病是防止骨髓复发、治疗失败的关键之一;④维持和加强治疗:巩固疗效,达到长期缓解或治愈的目的。白血病是一个异质性,每个患儿对药物的疗效反应不一,对药物毒性的耐受性也不同,因此,在治疗中应强调化疗剂量的个体化。

(1)首先应了解化疗方案既给药途径,按医嘱静脉注射或静脉点滴药物。①使用前先确认静脉通畅方可注入,注意输液速度,以减轻化疗药物对血管的刺激性,避免药液外渗造成局部组织疼痛、红肿甚至坏死,如发现渗漏立即停止输液,局部用 25% 的硫酸镁热敷;②鞘内注射时剂量不宜过大,药量不宜过多,缓慢推入,术后应去枕平卧 6 小时;③因患儿需长期静脉用药,应注意保护血管,从远端小静脉开始。操作中要口罩和戴手套,注意自我保护。

(2)观察及处理药物的副作用:①绝大多数化疗药物均可致骨髓抑制使患儿易感染,监测血象,观察有无感染、出血倾向及贫血表现;②环磷酰胺(CTX)的主要副作用除骨髓抑制外,还可致出血性膀胱炎和性腺损害,化疗时应增加液体量输入并告知患儿多饮水。可能致脱发者应事先告知家长及患儿,使之有思想准备;③甲氨蝶呤(MTX)可致口腔炎、胃炎、胃肠道反应及消化道溃疡,大剂量应用时注意需水化治疗并碱化尿液,并定时用四氢叶酸钙解救。口腔黏膜有溃疡者，进食清淡、易消化的流质或半流质饮食，疼痛明显者局部喷敷药物；④阿糖胞苷（Ara-c）刺激呕吐中枢引起恶心、呕吐是最常见的症状，为减轻胃肠道反应，用药前半小时给予止吐药；⑤柔红霉素（DNR）主要毒副作用为心肌损害，故用药前后需监测心功能，化疗时加用保护心脏的药物；⑥左旋门冬酰胺酶（L-Asp）应用时可致过敏反应及胰腺炎，每次用药前后尿糖、尿淀粉酶，用药期间还需低脂饮食并注意观察有无过敏现象。

（六）加强营养，注意饮食卫生

食物应新鲜、卫生，食具应消毒。给予高热量、高蛋白、高维生素的饮食，鼓励患儿进食，不能进食者，可采用肠道外静脉营养。

（七）心理护理

（1）关心爱护患儿，让家长及年长儿了解到随着国内外的治疗技术的不断进步，目前白血病已不再是不治之症，如急淋及早诊断、合理治疗 5 年无病生存率 70%～80% 以上，帮助他们树立战胜疾病的信心并对长期治疗有充分的思想准备。

（2）定期组织活动为新老患儿家长提供交流的机会，相互交流成功治疗和护理的经验及体会，如何采取措施渡过难关，增强治愈的信心。对年长儿可能出现的心理问题，及时做心理疏导，以正确的态度面对疾病。

（3）进行各项诊疗、护理操作前，告知家长及患儿其目的、操作过程、如何配合及可能出现的不适，让家长了解所用的化疗方案、药物剂量及可能出现的不良反应；明确定期化验检查（如血象、骨髓、肝、肾功能、脑脊液）的必要性，详细记录每次的治疗情况及患儿所处的治疗阶段，使治疗方案具有连贯性、顺序性。

（八）健康教育

（1）向家长讲解有关白血病的知识，化疗药物的作用和毒副作用。教会家长如何预防感染和观察感染及出血征象，发现异常及时就诊。对输血液制品者，告知有传播疾病的可能，每次输血前均应做好各项记录，家长须在输血同意书上签名，以免医疗纠纷。

（2）初始阶段的诱导巩固治疗结束后，化疗间歇期可家庭维持治疗，患儿定期到专科门诊复查，按时按量用药，不能随便停药或减量。即使白血病完全缓解，患儿体内仍有残存的白血病细胞，这是复发的根源，应明确定期化疗的重要性。患儿出院后应参与体格锻炼，增强抗病能力，预防感染。

十、护理评价

患儿体温是否恢复正常，经过治疗及护理患儿是否未发生感染或虽已发生感染但得到及时处理与控制，患儿乏力是否减轻，并能适度活动，能否合理安排饮食，患儿进食量是否增加，体重能否维持正常。家长及患儿能否积极配合化疗，增强战胜疾病的信心。

第六章　皮肤科疾病护理

第一节　病毒性皮肤病

病毒性皮肤病是由病毒感染引起的皮肤黏膜病变。病毒侵入人体后,对各种组织有其特殊的亲嗜性。病毒感染可产生各种临床表现,其症状轻重主要取决于机体的免疫状态,同时,也与病毒的毒力有关。

本节介绍常见的病毒性皮肤病:带状疱疹、传染性软疣、手足口病和风疹的护理。

一、带状疱疹

带状疱疹是由水痘-带状疱疹病毒感染引起的急性疱疹性皮肤病。本病常突然发生,表现为成群的密集性小水疱,沿一侧周围神经呈带状分布,常伴有神经痛和局部淋巴结肿痛,愈后极少复发。在临床工作中,常发现有些小儿在接触了带状疱疹患者后发生水痘,而有些成人在接触了水痘患者后患带状疱疹。

(一)一般护理

(1)安排病室时,相同病原的患者可同居一室,避免与免疫力低下的患者同病室。

(2)保持病室安静、整洁,温湿度适宜,每日定时通风,每日2次空气消毒,用物专人专用。

(3)选择营养丰富、清淡易消化的饮食,多吃新鲜水果、蔬菜;急性期避免摄入辛辣、刺激性食物;治疗期间不宜饮浓茶、咖啡,戒烟、戒酒,禁止饮用一切含有酒精的饮料。

(4)提供良好的睡眠、休息环境,保证充足的睡眠,有助于疾病康复。

(5)评估患者二便情况,尤其是外阴部带状疱疹患者要密切观察其二便情况。

(6)每日测量生命体征,注意体温变化。严重病例、泛发性患者以及偶见有复发者常伴高热等全身症状,往往提示免疫功能有缺陷及有潜在的恶性疾患。

(二)专科护理

1.皮损护理

(1)保持皮损处清洁干燥,贴身衣物应选择宽松、纯棉织品,避免抓挠、挤压和冷热刺激,以免继发感染。

(2)皮疹处有水疱者,按照"疱液抽取法"处理,局部皮损采用清除全部水疱和痂皮,可以缩短患者皮损干燥结痂的时间,减少感染机会,缩短疼痛的时间,减轻患者的痛苦,并外用抗菌溶液湿敷,每日 2 次,每次20～30 分钟,紫外线照射治疗。保持皮疹清洁、干燥。皮疹面积较大时,应用一层无菌纱布覆盖,避免摩擦皮损处,预防感染。

(3)皮疹发生感染时,给予清除腐痂,外用抗菌药、复方壳聚糖膜剂,伴有糖尿病的带状疱疹溃疡者,外用每毫升生理盐水含有普通胰岛素 1 单位溶液湿敷,效果较好。

(4)红光、微波照射治疗,促进表面干燥,必要时可使用促进表皮生长的药物。

(5)皮疹处痂皮较厚的患者,可外用抗菌药物软膏,促进痂皮软化、脱落。

2.病情观察及护理

(1)观察皮疹情况,有无继发感染、水疱形成及皮损处是否清洁、干燥。

(2)注意体温变化,高热者给予物理降温或适量应用退热药并按高热患者护理,儿童避免服用阿司匹林。

(3)不同部位皮疹观察及护理

①皮疹发生在头面部,观察有无周围性面瘫;耳壳及外耳道疱疹,观察有无耳和乳突深部疼痛,有无唾液腺和泪腺分泌减少,有无眩晕、恶心、呕吐、眼球震颤、听力障碍等 Ramsay-Hunt 综合征表现;皮疹发生在头面部,应选择纯棉、色浅的枕巾,每日更换。

②皮疹累及眼部时,应观察患者视力情况,角膜和结膜有无充血、穿孔等。避免强光刺激,避免用手揉眼及不洁物接触双眼,如有分泌物,及时用一次性消毒棉签拭去,每日应用无菌生理盐水冲洗双眼,定时滴用抗病毒眼药水。

③皮疹累及口腔者,餐前、餐后、睡前应漱口,晨晚间进行口腔护理,影响进食者,应给予半流食或流食,必要时补液。

④皮疹发生在乳房部位,避免穿文胸、紧身内衣,乳房下皮疹伴水疱、破溃时,应将乳房托起,暴露皮损,促进通风干燥,预防感染。

⑤皮疹发生在手部,应避免提拿物品,避免接触水、污物等;皮疹发生在足部,避免穿袜子,鞋子应穿宽大的拖鞋。伴有肿胀者,应抬高患肢,促进血液及淋巴液回流,睡眠时应采取健侧卧位。

⑥皮疹发生在会阴处,观察二便排出情况,便后用 1：10000 高锰酸钾溶液清洗,确保皮损处清洁干燥。穿纯棉长裙,避免穿内裤,必要时给予支被架。尿潴留者,可采取听流水声、热敷、按摩、局部刺激等措施帮助排尿,若以上方法均无效,B 超提示膀胱残余尿量超过 400 毫升,予间歇导尿或留置导尿,留置导尿期间指导患者每日饮水 2500～3000 毫升,达到自然冲洗尿道的目的。尿道口每日消毒 2 次,膀胱每日冲洗 1 次。间歇式夹闭导尿管,训练膀胱反射功能。排便困难者,除神经麻痹原因外,给予开塞露肛注、口服疏肝理气具有泻下作用的中药并观察排便情况,必要时遵医嘱予以灌肠。

⑦注意观察有无特殊类型带状疱疹,带状疱疹性脑炎会出现头痛、呕吐、惊厥或其他进行性感觉障碍;内脏带状疱疹引起的胃肠道、泌尿道、腹膜及胸膜刺激症状等。

(三)疼痛护理

(1)协助患者取舒适体位,操作时动作应轻柔、迅速,夜间操作应尽量集中。

(2)与患者充分沟通,评估疼痛的原因、性质和程度等。

（3）了解患者既往疼痛的处理办法及效果，指导患者应用物理方法分散注意力，鼓励患者进行文娱活动，如看报、听收音机或音乐等，根据病情适当运动，如有节律地呼吸或按摩局部皮肤，有目的性地想象或者回忆过去愉快的经历，减轻疼痛，促进睡眠。

（4）疼痛严重时可遵医嘱给予物理治疗、中医针刺疗法，必要时给予药物止痛并观察疗效。

（四）发热护理

（1）保持床单及被服的整洁、干燥，出汗后及时拭干汗液，更换衣服，注意保暖。

（2）监测生命体征，每日 4 次并记录，体温≥38.5℃时遵医嘱给予物理降温或药物降温，降温 30 分钟后测量体温，并记录在体温单上。待体温正常 3 日后改为每日 1 次。

（3）做好口腔护理。

（4）无禁忌证患者，鼓励其多喝水，给予清淡易消化、高蛋白、高维生素的饮食。

（5）遵医嘱应用抗菌药物并观察疗效。

（五）用药护理

（1）抗病毒药物宜早期应用，常用药物如更昔洛韦、阿昔洛韦，都是通过肾脏代谢的，告知患者要多饮温水，注意有无肾脏损害发生。输注阿昔洛韦注射液可促使小血管收缩，冬季输液时应注意输液肢体的保暖，以避免因血管收缩引起输液不畅、疼痛。

（2）营养神经的药物和止痛药应饭后服用，长期服用止痛药时应注意成瘾性。

（3）中药应根据药物性质服用。常用疏肝清热、活血化瘀的药物，少量患者服用后发生腹泻，应观察大便的次数和性状。服用中药时不宜饮浓茶，如有饮茶习惯的患者建议其饮淡茶。

（4）急性期疼痛时，遵医嘱合理应用糖皮质激素可抑制炎症过程，缩短疼痛的病程，主要用于病程 7 日内、无禁忌证的老年患者，可口服泼尼松 7～10 天。

（5）使用退热药应及时补水，注意观察、记录用药后体温变化。

（六）健康教育

（1）注意休息，避免因劳累、感冒等降低机体免疫力，影响疾病恢复。

（2）结痂未脱落前，禁搓澡、泡澡、蒸桑拿等，会阴部有结痂应避免性生活，以防止感染发生。

（3）部分患者在皮损完全消失后，仍遗留有神经痛，可采取热敷、针灸、理疗等缓解疼痛。

（4）患病期间禁止接触未行免疫接种的儿童、老人、免疫力低下的人群。

二、传染性软疣

传染性软疣是由传染性软疣病毒感染所致的皮肤病，多见于儿童及青年人，具有传染性。潜伏期 14 天至 6 个月，主要传播方式是皮肤间的密切接触，此外，亦可通过性接触、日常生活用品接触等途径传播。

（一）一般护理

（1）皮损无感染者，可给予正常的饮食。

（2）保持皮肤清洁干燥，防止继发感染。

（3）避免用手搔抓皮损，以免自身传染或传染给他人；内衣应柔软、宽松，防止摩擦。

（4）患病期间洁具不应混用，衣服及接触物应单独使用，定期清洗、消毒。

（二）专科护理

1.皮损护理

（1）无感染的皮疹，在严格无菌操作下，用刮匙将软疣小体刮除，以2%碘酊外涂创面，详见"匙刮法"。第2日开始，遵医嘱涂擦抗菌药物软膏每日2次，5～7天，预防感染。告知患者及家属皮损部位不用包扎，尽量避免摩擦及刺激伤口，禁止淋浴及搓澡。

（2）皮疹发生感染时，可给予抗菌药物（如呋喃西林软膏等）外用，待炎症消退后再刮除。避免抓挠，因抓破皮疹可导致感染或接种正常皮肤出现新的软疣。

2.病情观察

（1）观察儿童皮损发生的部位，好发于手背、四肢、躯干及面部，也可发生于外阴部。

（2）观察成人皮损发生的部位，经性接触传播，可见于生殖器、臀部、下腹部、耻骨部及大腿等，也可发生于躯干、四肢及面部。

（3）观察皮损的大小、形状、颜色、数量及有无破溃、感染，皮损典型表现为直径3～5毫米大小的半球形丘疹，呈灰色或珍珠色，表面有蜡样光泽，中央有脐凹，内含乳白色干酪样物质即软疣小体，

（三）健康教育

（1）向患者或家属讲解疾病的病因、传染方式及预防的方法。

（2）为防止传染性软疣扩散，告知患者避免到公共游泳池游泳、使用公共洗浴设施、参加接触性体育活动等，直至皮疹完全消退。避免搔抓，防止病变自身接种传染。

（3）皮疹刮除后，贴身的内衣裤应开水煮沸，毛巾、拖鞋等个人洁具应专人专用，禁止共用搓澡巾，防止交叉感染。

（4）皮损愈合期间，每天遵医嘱用抗菌药物软膏涂1～2次，预防皮损感染。愈合后局部可出现色素沉着，逐渐吸收。

（5）创面1周内勿沾水，1周后可淋浴，1个月内禁搓澡、泡澡、蒸桑拿等，防止感染。

（6）指导患者加强锻炼，提高机体抵抗力。

（7）根据传染性软疣的疾病特点，治疗将进行多次，方可治愈。如发现有新生皮疹，应及时治疗。

（8）告知患者沾污的衣物要消毒处理，可开水煮沸或日晒6小时。

（9）幼儿园或集体生活勿共用衣物和浴巾，并注意消毒。

三、手足口病

手足口病是由多种肠道病毒引起的常见传染病，以婴幼儿发病为主，多发生于学龄前儿童，尤以1～2岁婴幼儿最多。大多数患者症状轻微，以发热和手、足、口腔等部位的皮疹或疱疹为主要特征。少数患者可并发无菌性脑膜炎、脑炎、急性弛缓性麻痹、肺水肿、循环障碍、呼吸道感染和心肌炎等，个别重症患儿病情进展快，易发生死亡，致死原因主要为脑干脑炎及神经源性肺水肿。少年儿童和成人感染后多不发病，但能够传播病毒。潜伏期一般3～5天，病

程一般约 1 周,愈后极少复发。

(一)一般护理

(1)建立传染病登记卡,根据规定及时据实上报。

(2)安排病室时,同病种患者应安排同一病室,以免传染他人,实施接触性、空气传播、飞沫传播的隔离。限制探视及陪护人员,陪护人员相对固定,禁止与其他患者相互接触。

(3)病室每日空气消毒 2 次,地面、家具、物品用含氯消毒液每日擦拭 2 次,衣物、毛巾、玩具、餐具等个人用品均应消毒处理。患儿呕吐物、排泄物等倾倒前用等量含氯消毒剂浸泡30 分钟后弃去。床头配备快速消毒洗手液,陪护及家属接触患者前后均应洗手消毒。

(4)保持口腔清洁,餐前、餐后、睡前漱口,每日 2 次口腔护理。

(5)对于低热及中等发热的患者不需要特殊处理(有高热惊厥史者除外),多饮水,注意保暖。对于高热患者,每日 4 次测量体温,给予物理降温或遵医嘱服用药物降温。高热持续患者,药物降温每日不超过 4 次。出现高热不退、肢体抖动或肌阵挛者,年龄在 3 岁以内,病程在5 天以内,降温的同时,给予安定等镇静剂。大量出汗、食欲不佳及呕吐时,及时补充液体,防止虚脱。

(6)饮食以清淡为主,宜选择温凉、无刺激、富含维生素、易消化、流食或半流食。多饮温开水,注意饮食卫生,避免饮生水及食用腐败、不洁食物。忌食辛辣腥发刺激性食物。口腔有糜烂者给予流质或半流质饮食。母乳喂养的患儿,母亲也应禁食辛辣刺激性食物,保持乳头部位的清洁卫生,每次哺乳前应用温水擦净乳头再行哺乳。

(二)专科护理

1.皮肤护理

(1)保持口腔、手足等部位皮肤、黏膜的清洁卫生。选择柔软、舒适、宽大的棉质衣服,经常更换,保持清洁干燥。剪短指甲,婴幼儿可戴手套,避免抓伤皮肤,预防感染。

(2)臀部皮疹者,保持臀部清洁、干燥,加强看护,防止搔抓,及时清理患儿的大小便,便后清洗臀部,防止疱疹破溃。

(3)手足及臀部疱疹溃疡者给予抗菌溶液湿敷或外用抗菌药物软膏。

(4)口腔黏膜疱疹溃疡者,餐前、餐后、睡前给予漱口液漱口,以减轻进食时口腔黏膜的疼痛,预防感染。每日 2 次生理盐水棉球口腔护理。对不会漱口的患儿,用棉棒蘸漱口液轻轻地擦拭口腔黏膜。遵医嘱使用西瓜霜等药物涂擦口腔患处,每天 2~3 次。

(5)口腔及咽部疱疹溃疡严重者可遵医嘱应用抗病毒、抗菌药物进行雾化吸入。

2.病情观察及护理

(1)普通病例观察

①观察体温变化,注意热型,有无低热、全身不适、腹痛等前驱症状,有无咳嗽、流涕和流口水等类似上呼吸道感染的症状,如体温≥38.5℃,按高热护理,遵医嘱使用物理降温或药物降温。

②观察患者手足、口腔黏膜、齿龈、舌和腭部、臀部和身体其他部位有无疱疹、溃疡及皮疹消退情况;有无咽痛、疼痛性口腔炎、恶心、呕吐等。

（2）重症病例观察

①观察神经系统表现，患者的精神状态，有无脑膜炎、脑炎、脑脊髓炎症状，如嗜睡、易惊、头痛、呕吐，甚至昏迷，有无肢体抖动、肌阵挛、肢体瘫痪、共济失调眼球运动障碍等表现。

②观察有无肺水肿、循环障碍、心肌炎等表现，如呼吸急促，呼吸困难，口唇发绀，咳嗽，咳白色、粉红色或血性泡沫样痰液。

③观察循环系统表现：有无面色苍灰、皮肤花纹、四肢发凉、指（趾）发绀、出冷汗、毛细血管再充盈时间延长、心率增快或减慢、脉搏浅速或减弱甚至消失、血压升高或下降。

（3）密切观察：周围人群，包括患者家属、医护人员有无感染症状。

3.用药指导

遵医嘱给予利巴韦林、阿昔洛韦等抗病毒治疗。利巴韦林常见不良反应有溶血、血红蛋白减少及贫血、乏力等。

（三）健康教育

（1）教会患者及家属皮肤护理及消毒方法。

（2）患病期间应隔离治疗，一般 1～2 周，不能外出，限制在室内活动，以免传染他人。

（3）养成良好的卫生习惯，进行分餐制，餐具应专人专用，不与他人共用生活用品，患者用过的毛巾、手绢、牙杯、玩具、食具、奶具以及床上用品均应消毒处理，接触患者和被患者污染的衣服、用物、分泌物、排泄物的前后均应及时洗手。保持皮肤清洁，选择纯棉、宽松衣物，勤换洗。

（4）保持环境卫生清洁，空气新鲜，经常开窗通风。

（5）避免与患者或有可疑症状者接触，不要随意使用别人的餐具或其他生活用品，尽量少去人口密集的公共场所，教导小儿勿随意将手放入口中。

四、风疹

风疹又称德国麻疹，是一种由副病毒引起的急性呼吸道发疹性传染病。以红色斑丘疹，枕后、颈、耳后淋巴结肿大，伴低热等轻微全身症状为特征。在大城市春季流行，多见于儿童及青年，潜伏期 14～21 天，平均 18 天，潜伏期有传染性，出疹后传染性迅速下降。

（一）一般护理

（1）建立传染病登记卡，根据规定及时据实上报。确诊后应实施空气传播的隔离，戴口罩，防止传染他人。

（2）安排病室时，同病种患者可安排同一病室，避免接触孕妇及未行免疫接种的儿童、青少年，防止传染。

（3）病室每日空气消毒 2 次，呼吸道分泌物、排泄物等应按消毒隔离原则处理。

（4）给予富含营养的高蛋白和维生素的流质或半流质饮食为宜，多饮水。切忌盲目忌口，造成营养不良和维生素缺乏，导致机体抵抗力下降，疾病康复减慢，甚至加重病情，引发并发症发生。

（5）监测生命体征，密切观察体温变化。高热者，应多饮水，每日测量 4 次体温，实施物理降温或药物降温,注意保暖。

（二）专科护理

1.病情观察与护理

（1）观察有无发热、咳嗽、流涕、腹泻、呕吐、头痛、咽痛等情况发生,应嘱患者注意休息,多饮水,饮食应清淡、易消化,如体温≥38.5℃,按高热护理,遵医嘱给予物理降温或药物降温。

（2）观察有无枕后、颈、耳后淋巴结肿大、触痛的情况。

（3）观察皮肤黏膜出疹及消退情况,一般发热1～2日后出现淡红色大小不一的丘疹、斑丘疹或斑疹,部分融合成片,先见于面部,第2日扩展至躯干和四肢,而面部皮疹消退,第3日躯干皮疹消退,第4日四肢皮疹消退。皮疹消退后不留痕迹。部分患者皮疹可持续数周或没有皮疹。

（4）注意风疹并发症的观察及护理。

①风疹综合征:孕妇在妊娠4个月内患风疹,可发生流产、死产、早产或畸胎。加强对孕妇及育龄妇女的观察。

②关节炎:成人及较大的儿童应注意有无关节肿痛情况,出现关节肿痛应注意卧床休息和保暖,减少活动,疼痛严重者遵医嘱给予止痛剂。

③观察有无并发中耳炎、支气管炎、心肌炎、脑炎、紫癜的发生。

2.用药护理

根据患者病情遵医嘱给予退热药、止咳药等对症处理,同时观察疗效、药物作用及不良反应。

（三）健康教育

（1）本病传染期短,自皮疹出现后须隔离5天,必须外出时,应戴口罩,防止传染。

（2）对已确诊风疹的早期孕妇,应终止妊娠。

（3）对儿童、青少年及易感育龄妇女可接种风疹减毒活疫苗。

第二节　细菌性皮肤病

细菌性皮肤病主要是由化脓性球菌感染或杆菌感染引起的。化脓性球菌感染引起的皮肤病有脓疱疮、毛囊炎、疖、痈、丹毒等;杆菌感染引起的皮肤病有麻风病、皮肤结核病、类丹毒等。细菌性皮肤病可以通过接触方式传播,感染后的症状与细菌数量、毒力、机体免疫功能有关。本章介绍常见的细菌性皮肤病:丹毒、脓疱疮、麻风病的护理。

一、丹毒

丹毒是皮肤或皮下组织内淋巴管及其周围软组织的急性炎症,成人好发于下肢和面部,婴儿好发于腹部。其临床表现为起病急,局部出现界限清楚、水肿性红斑,颜色鲜红,并稍隆起,压之褪色,皮肤表面紧张炽热,迅速向四周蔓延,有烧灼样痛,伴高热、畏寒及头痛等前驱症状。

鼻部炎症、抠鼻、掏耳、足癣等因素是丹毒的常见诱因,若细菌潜伏于淋巴管内,当机体抵抗力低下时,易反复发作,为复发性丹毒。

(一)一般护理

(1)患者应安排单间,限制探视及陪住人员,并限制患者间的相互接触,避免传染,实施接触性隔离。

(2)保持室内空气新鲜,按时通风,每日空气消毒 2 次。墙面、地面及用物等均应使用含氯消毒剂每日擦拭 1 次,床单位及被服保持整洁,用物专人专用。医护人员勤洗手,正确处理器械和敷料等,严格落实消毒隔离措施。

(3)选择营养丰富、清淡易消化的高热量饮食为主,包括糖类、优质蛋白、各种维生素等,多饮水,每日 2000 毫升,忌食辛辣腥发刺激性食物,戒烟、戒酒。

(4)给予适当卧位,抬高患处,避免局部压迫受累。小腿部丹毒应抬高患肢,肿胀明显时抬高患肢 30~45 厘米;颜面部丹毒患者应取半卧位,患处朝上;急性期应卧床休息,满足生活所需,协助患者床上活动,促进血液循环。

(5)积极治疗全身疾病,如糖尿病、结核、慢性肾炎、营养不良、血液病等;查找病因并治疗耳、鼻、足部的感染灶。

(6)保持良好的情绪,充足的睡眠,大便通畅,有助于疾病恢复。

(7)每日测量生命体征,密切观察体温变化。

(二)专科护理

1.皮损护理

(1)每日检查患者皮损情况,保持皮肤、黏膜的完整及清洁,用无菌生理盐水清洁皮损,每日 2 次。

(2)局部肿胀、疼痛者,可用 0.1%依沙吖啶溶液、50%硫酸镁溶液冷湿敷;也可使用冰袋冷敷,适用于炎症早期;或行微波热疗,适用于中、后期。

(3)水疱形成时,按"疱液抽取法"处理,严格执行无菌操作。

(4)皮下脓肿形成时,应切开引流,及时换药,并遵医嘱外用抗菌药物软膏,如 0.5%新霉素软膏、达维邦或莫匹罗星软膏等。

2.病情观察及护理

(1)密切观察患者体温变化,有无畏寒、头痛、恶心、呕吐等前驱症状,高热患者应对症治疗。

(2)观察皮损发生的部位、面积大小、深度、颜色、皮肤温度、有无水疱、脓疱及疱液的性质,有无自觉症状,如瘙痒、疼痛等。典型皮损表现为水肿性红斑,界限清楚,表面紧张发亮,迅速向四周扩大,在红斑基础上可发生水疱、大疱或脓疱。病情多在 4~5 天达高峰,消退后局部可留有轻度色素沉着及脱屑。

(3)观察皮损发展情况

①坏疽型丹毒:皮损炎症深达皮下组织并引起皮肤坏疽。

②游走型丹毒:皮损一边消退,一边发展扩大,呈岛屿状蔓延。

③复发型丹毒:皮损于某处多次反复发作。

④观察患者有无全身中毒症状,有无局部淋巴结肿大、皮下脓肿、皮肤坏疽等伴随症状,观察局部有无红肿、疼痛情况。

⑤了解化验结果,如白细胞总数、中性粒细胞数等,观察尿的颜色、性状、量,有无肾炎、败血症等并发症。

⑥婴儿应加强观察,避免发生高热惊厥。

⑦下肢慢性反复发作性丹毒应注意观察有无继发象皮肿。

3.用药护理

(1)遵医嘱用药,不能擅自增、减、改、停药。

(2)全身治疗首选青霉素,使用前首先要详细询问患者过敏史,做青霉素过敏试验,有过敏史者及药物过敏试验阳性者禁用,同时备好抢救设备、用物及药品。青霉素液须现用现配,要注意药物间的配伍禁忌,青霉素有增强抗凝药药效的作用。注意观察用药反应,大剂量青霉素治疗者要注意有无神经症状、出血、溶血、水及电解质平衡紊乱、酸碱平衡紊乱及肝肾功能异常等。

(3)如青霉素过敏者可用红霉素,注意观察胃肠道反应,有无恶心、呕吐、腹部不适,告知患者饭后30分钟服用此药。输液时应加强观察,避免药液渗出,大剂量长时间给药时,应注意观察患者的听力、肝、肾功能情况,有无心律失常、口腔、阴道念珠菌感染等。

(4)应用磺胺类药物时,应注意观察肝、肾功能及血液系统情况,有无中枢系统症状等。

(5)复发性丹毒应以间歇小剂量抗菌药物长时间维持治疗。

4.疼痛护理

(1)协助患者取舒适体位,提供舒适、整洁的床单位,安静、通风、温湿度及采光适宜的环境。

(2)进行护理操作前,向患者耐心、细致地做好解释,促使患者身心舒适,有利于减轻疼痛。

(3)缓解或解除疼痛的方法:抬高患肢,减少下床活动;炎症早期,可局部使用冷敷法缓解疼痛,必要时遵医嘱使用药物止痛。

(4)做好患者的心理疏导,讲解疾病的特点、病程及预后,减轻患者的心理负担。

(5)教会患者分散注意力的方法,如读书、看报、听音乐、与人聊天等,缓解疼痛。

5.心理护理

了解患者日常的生活习惯,观察患者言行,倾听患者主诉,评估患者心理,满足患者生活需要,呼叫器置患者床旁,多巡视,合理安排锻炼及社交活动,营造良好的住院环境,增加患者的舒适度,使患者信任医护人员,积极配合治疗,早日康复。

(三)健康教育

(1)指导患者养成良好的卫生习惯,保持皮肤清洁,避免搔抓。面部丹毒应避免和纠正挖鼻、掏耳习惯,根治足癣有利于预防下肢丹毒。

(2)指导患者养成规律的生活习惯,注意休息,避免过度劳累。

(3)按时、按疗程用药,避免自行减量、停药,病情复发应及时就医。

(4)避免丹毒的诱发因素,如有鼻孔、外耳道、耳垂下方、肛门、阴茎损伤、趾间裂隙或外伤等应积极处理并保持患处清洁。

（5）指导患者保持全身皮肤清洁,有静脉曲张者,穿医用弹力袜,糖尿病患者应每日检查双足,避免足部外伤、烫伤及冻伤等。

二、脓疱疮

脓疱疮,俗称"黄水疮",是一种化脓球菌传染性皮肤病。特征为发生丘疹、水疱或脓疱,易破溃而结成脓痂,接触传染,蔓延迅速,夏秋季儿童(2~7岁)多见,易流行。本病分为两型:大疱型脓疱疮和非大疱型脓疱疮,后者也称接触性脓疱疮,传染性强于前者。

（一）一般护理

（1）患者应安排单间,限制探视及陪住人员,实施接触性隔离,避免传染他人。

（2）病室安静、温湿度适宜,每日定时通风,空气消毒2次。墙面、地面及用物等均应使用含氯消毒剂擦拭,每日2次,床单及被服保持整洁,用物专人专用,定时消毒更换。医护人员勤洗手,正确处理器械和敷料等,严格落实消毒隔离措施。

（3）保持床单整洁,床单平整、清洁、干燥、无杂屑;保护皮肤清洁、完整,避免搔抓,协助患儿剪短指甲,必要时戴手套;选择宽松、棉质衣物。

（4）每日测量生命体征,密切观察体温、呼吸变化。

（5）选择营养丰富、清淡易消化的高热量饮食,包括糖类、优质蛋白、各种维生素等,同时加强水分和电解质的补充。避免食用辛辣腥发刺激性食物。

（6）母乳喂养时,母亲应忌食辛辣腥发刺激性食物,将奶挤出后用奶瓶喂哺患儿,防止乳母被传染。

（二）专科护理

1.皮损护理

（1）疱液澄清、疱壁未破时可每日涂擦炉甘石洗剂5~6次。

（2）脓疱处理按"疱病清创法"清除脓液、痂皮等分泌物,外涂抗菌药物。

（3）脓疱结痂时应用1:5000高锰酸钾溶液清洁创面,0.1%依沙吖啶溶液湿敷,外涂抗菌药物如0.5%新霉素软膏,浸软痂皮后再剪除痂皮,不要强行剥离。

（4）创面渗出较多时,使用糊剂外涂。

（5）注意局部清洁,保护创面,避免搔抓或摩擦,避免患儿哭闹,防止患儿剧烈运动,以免扩散。

（6）加强患儿眼、口、鼻的护理,及时清理分泌物。

2.病情观察

（1）观察皮疹发生的部位、大小、类型、颜色、有无水疱、脓疱及疱液的性质、侵犯面积、有无渗出、糜烂、尼氏征阳性(尼氏征又称棘层细胞松解现象检查法,有四种阳性表现:①手指推压水疱一侧,水疱沿推压方向移动;②手指轻压水疱顶,疱液向四周移动;③稍用力在外观正常皮肤上推擦,表皮即剥离;④牵扯破损的水疱壁时,可见水疱周边的外观正常皮肤一同剥离),有无新生皮疹、抓痕伴痒等情况。

①接触性传染性脓疱疮,本病可发生于任何部位,以面部等暴露部位多见。皮损初起为红

色斑点或小丘疹,迅速转变为脓疱,有明显的红晕、疱壁薄、易破溃、糜烂,脓液干燥后形成蜜黄色厚痂。

②深脓疱疮,好发于小腿或臀部,皮损初起为脓疱,逐渐向皮肤深部发展,表面有坏死和蛎壳样黑色厚痂,红肿明显,去除痂后可见边缘陡峭的蝶状溃疡,自觉疼痛明显。

③大疱性脓疱疮,好发于面部、躯干和四肢。皮损初起为米粒大小水疱或脓疱,迅速变为大疱,疱液先清澈后浑浊,疱壁先紧张后松弛,直径1厘米左右,疱内可见半月状积脓,红晕不明显,疱壁薄,易破溃形成糜烂结痂,痂壳脱落后留有暂时性色素沉着。

④新生儿脓疱疮,发生于新生儿的大疱性脓疱疮,皮损为广泛分布的多发性大脓疱,尼氏征阳性,疱周有红晕,破溃后形成红色糜烂面。

⑤葡萄球菌烫伤样皮肤综合征,多累及出生后3个月内的婴儿,起病前常伴有上呼吸道感染或咽、鼻、耳等处的化脓性感染,皮损常于口周和眼周开始,迅速波及躯干及四肢。特征性表现为在大片红斑基础上出现松弛性水疱,尼氏征阳性,皮肤大面积剥脱见潮红的糜烂面,似烫伤样外观,手足皮肤呈手套、袜套样剥脱,口周可见放射状裂纹,无口腔黏膜损害,皮损有明显疼痛和触痛。

(2)观察患者全身症状,有无咳嗽、咳痰、呼吸困难等肺炎表现;观察意识、精神状况,有无头痛、呕吐、精神萎靡等脑膜炎症状;有无咽痛前驱症状,有无全身中毒症状伴淋巴结炎,易并发败血症、肾小球肾炎。

(3)密切监测生命体征,注意体温变化,如超过39℃以上时,遵医嘱应做血培养,以便及早发现脓毒血症,及时处理。观察尿的颜色、性状和量,以便于及早发现并处理急性肾小球肾炎症状。

3.用药护理

(1)遵医嘱用药,禁忌乱用药。

(2)外用药涂擦前,要清洁皮损上的分泌物及残余药物。

(3)痂皮厚时,先涂擦硼酸软膏,再以消毒液体石蜡油去除脓痂,最后涂擦抗菌药物,有利于药物吸收。

(4)皮损面积大或有全身症状者,可选用抗菌药物如红霉素、青霉素等,应注意有无过敏反应及其他药物不良反应发生,并根据药敏试验结果选用敏感性高的抗菌药物。

(三)健康教育

(1)幼儿园如有发病应及时隔离治疗,衣服、被褥、毛巾、用具、玩具、换药物品应严格消毒。

(2)告知患儿及家属不宜进入公共场所。

(3)告知患儿家属皮肤护理的方法及注意事项,如涂擦法、湿敷法。

(4)开展卫生宣教,注意个人卫生,保持皮肤清洁,及时治疗瘙痒性皮肤病,如痱子常是本病的前奏,防治痱子对预防本病很重要。

(5)出院后患儿家里所有的衣物均应消毒处理,可采用日晒、煮沸。

三、麻风

麻风是由麻风分枝杆菌引起的一种慢性传染病,主要侵犯人的皮肤、周围神经,如不及时治疗也可损害眼睛、肝、脾、睾丸及淋巴结等。早期就可因神经损害发生残疾和畸形,使其不同程度地丧失劳动和生活能力。麻风杆菌可自健康人破损的皮肤进入机体,这是传统认为麻风重要的传播方式,目前认为带菌者咳嗽或打喷嚏时的飞沫或悬滴经过健康人的上呼吸道黏膜进入人体。

(一)一般护理

(1)消毒与隔离

①实施接触传播和飞沫传播的隔离,建立麻风病房来切断传播途径,控制麻风传播。

②焚烧污染的敷料,其他物品可通过煮沸、高压蒸汽、福尔马林熏蒸、紫外线照射等方法进行消毒处理。

③医护人员应加强个人防护,严格遵守操作规程,接触患者应戴口罩、帽子、手套,穿隔离服。

(2)给予高热量、高维生素、低脂和易消化的饮食,加强营养,有利于创面愈合,避免辛辣刺激性食物。

(3)密切观察体温、脉搏、呼吸、血压、皮损、疼痛、肢体活动等情况,发现异常,及时报告医生,配合处置。

(4)评估患者自理能力,加强生活护理,实施安全措施。

(5)患者住处要通风良好,环境清洁,及时消灭蚊虫,避免蚊虫叮咬。

(二)专科护理

1.皮损护理

(1)保护手足皮肤,日常给予温水浸泡,油脂涂擦,湿润和软化皮肤,防止胼胝、裂口。

(2)足底红肿压痛或溃疡者应避免行走,让患肢抬高,卧床休息。愈合后应穿足部防护鞋。

(3)单纯性溃疡可用生理盐水、3%过氧化氢溶液清洗局部,消毒凡士林纱布保护创面,用无菌纱布包扎,每2～3天换1次药,若溃疡伴大量渗出时,应每日换药。

(4)感染性溃疡应用抗菌药物控制感染,局部用过氧化氢溶液浸泡后,清除分泌物及坏死组织,外用抗感染药物,无菌纱布包扎,每日换药1次。

(5)久治不愈或复发的顽固性溃疡,感染控制后用无菌方法进行扩创,也可根据病情给予手术治疗。

(6)有水疱时,按"疱液抽取法"处理。

(7)睾丸附睾炎的护理:卧床休息,用悬吊或男性保护隔离带托起阴囊,保持局部清洁、干燥,遵医嘱使用止痛剂或糖皮质激素。

2.虹膜睫状体炎的护理

(1)眼部受累可用1%阿托品和泼尼松眼药水或抗菌眼药膏交替滴眼或涂眼,每日1～2次。

（2）局部热敷可促进血液循环，减轻疼痛，促进炎症吸收。

（3）倒睫患者勿用手和不洁毛巾等揉眼睛，轻者可为其拔出倒睫，重者需进行手术治疗。

（4）监测患者的眼压，以防发生糖皮质激素性青光眼。

3.病情观察与护理

（1）观察皮损的大小、数量、颜色、面积、形状、累及范围及自觉症状。

①未定类麻风，早期表现轻微，常被忽视，典型皮损为单个或数个浅色斑或淡红色斑，光滑无浸润，呈圆形、椭圆形或不规则形，局部轻、中度感觉障碍，神经症状较轻，可有浅神经粗大。

②结核样型麻风，皮损常局限，数目少，不对称累及面、肩、四肢、臀等少汗易受摩擦部位，典型皮损为较大的红色斑块，境界清楚或稍隆起，表面干燥粗糙，毳毛脱失，可覆盖鳞屑，可摸到粗硬的皮神经，可致神经功能障碍，伴有明显的感觉和出汗障碍、肌肉萎缩、运动障碍及畸形，一般不累及黏膜、眼和内脏器官。

③瘤型麻风，早期皮损为浅色、浅黄色或淡红色斑，边界模糊，广泛对称分布于四肢伸侧、面部和躯干等，浅感觉正常或稍迟钝，有蚁行感，鼻黏膜可见充血、肿胀或糜烂。中期皮损分布广泛、浸润明显，四肢呈套状麻木，眉、发脱落明显，周围神经普遍受累，可产生运动障碍和畸形，足底可见营养性溃疡，淋巴结、肝、脾肿大，睾丸也可受累。晚期皮损呈深在性、弥漫性浸润，常伴暗红色结节，双唇肥厚，耳垂肿大，形如狮面，毛发脱落。

④麻风反应，病程中突然原有皮损或神经炎加重，出现新的皮损和神经损害，并伴有畏寒、发热、乏力、全身不适、食欲减退等症状。神经肿痛的患肢应休息、保暖，必要时夹板固定。

（2）观察足部情况，有无足底红肿压痛或破溃发生。保持皮肤清洁，加强足部护理，根据脚形选择合适的胶鞋或布鞋，新鞋每天穿不超过 2～3 小时，避免远行，足底变形者要学会走鸭步，以避免足底滚动，用足底起落于地面。指导患者每晚用温水浸泡足部 30 分钟，促进血液循环，再涂擦油膏保护皮肤。

（3）观察眼部情况，有无充血、流泪和分泌物增多、视力下降、睑裂闭合不全等情况。注意用眼卫生，避免强光刺激，劳动时戴防护镜，防止异物进入眼内。

（4）观察周围神经受损情况，浅感觉障碍的程度。

①通常温觉障碍发生最早，痛觉次之，触觉最后丧失。

②有无肌肉萎缩或瘫痪所致的运动障碍，容貌损毁。

③有无营养障碍所致的皮肤干燥、萎缩、脱毛、手足骨质疏松或吸收，形成畸形。

④有无手足发绀、温度降低、肿胀等循环障碍。

⑤有无出汗障碍。

⑥注意保暖，慎用取暖用品，防止烫伤，避免外伤，洗浴后给予涂擦保湿剂滋润皮肤，防止干燥。肌肉关节局部按摩，适当进行活动锻炼，以促进循环，防止萎缩。

4.用药的护理

本病以内用药物治疗为主，采用联合化疗和麻风反应的治疗。世界卫生组织推荐联合化疗（MDT）治疗麻风病。

（1）MDT 治疗方案及药物的不良反应观察及护理

①多菌型成人：利福平 600 毫克每月 1 次，氨苯砜 100 毫克每日 1 次，氯法齐明 300 毫克

每月1次或50毫克每日1次,疗程24个月。

②少菌型成人:利福平600毫克每月1次,氨苯砜100毫克每日1次,疗程6个月。

a.DDS(氨苯砜):极少数患者服药1个月左右可发生药疹。如呈麻疹样、猩红热样皮炎,严重时伴高热、蛋白尿。出现上述症状应立即通知医生,停用DDS。鼓励患者多饮水,加强排泄,给予高蛋白、高热重、高维生素饮食。

b.RFP(利福平):患者服用本品2~3个月后,可出现一过性丙氨酸氨基转移酶升高,严重时可出现黄疸,因此,使用RFP应定期做肝功能检查,明显异常者应停药。

c.B-663(氯法齐明):服用后易引起皮肤干燥、红染,肤色可呈棕红至紫黑色和鱼鳞样改变,影响患者外貌;大剂量使用有消化道症状和腹痛。护士要做好解释工作,随着病情的好转,色素沉着会逐渐减轻,停药后半年左右即消退,不必过于忧虑,但应注意避光,外出时应着长袖衣裤,戴帽或打伞,每次沐浴后涂擦维生素AD油膏或润肤膏。

(2)麻风反应的治疗,首选糖皮质激素,长期使用糖皮质激素的患者,注意观察疗效和不良反应。

5.神经痛的护理

(1)理疗或冰袋冷敷可缓解神经疼痛。

(2)必要时遵医嘱给予镇痛剂,麻醉药不可滥用,疼痛剧烈时可给予吗啡或哌替啶制剂,应注意成瘾性。

(3)肢体发生急性神经炎时,应予吊带、石膏或支架固定,使之处于休息状态,疼痛减轻或消失后,应尽早主动或者被动进行功能锻炼,避免关节僵直或挛缩。

6.假肢的自我护理

(1)初用假肢时残端易起水疱,在接受腔内垫柔软的衬垫,减少摩擦。应坚持用假肢,使残端皮肤角化,增加耐磨力。

(2)教会患者每晚检查残端有无红肿、擦伤及水疱,清洗残端,涂擦油脂并按摩片刻,以保护皮肤。

(3)开始使用假肢时可借助拐杖,两腿原地交替承重进行基本步态的训练,直至能单足站立平衡为止。迈步训练,应先迈健肢,慢行。

7.心理护理

由于长期的社会偏见和恐惧,患者往往会讳疾忌医,甚至产生逆反心理和行为,护士应多与患者沟通、交谈,改变患者不正确的认知、不良的心理状态,调整患者情绪,调动主观能动性,树立战胜疾病的信心,以良好的心理接受治疗及护理。

(三)健康教育

(1)宣传麻风病的科学知识及其病情、诊断和处理,使患者对麻风病有正确的了解,早期发现、早期治疗,认识本病及其发生的反应是可防可治的。

(2)鼓励患者正确对待社会上客观存在的不同程度的偏见,做到自尊、自重、自强、自立,树立与疾病做斗争的信心。

(3)向新患者说明暂时勿去、少去公共场所,外出戴口罩。

(4)遵守联合化疗的要求,按时、足量、规则服药,及时复诊。

（5）根据既往患病史、检查结果及过敏史进行相关知识宣教。

（6）注意手、足、眼的自我护理，加强麻木肢体的功能恢复锻炼。

（7）向患者说明治疗后，一旦出现任何问题或疑问，应及时到当地诊治机构检查或咨询。

第三节　真菌性皮肤病

一、深部真菌性皮肤病

酵母菌和霉菌主要侵犯真皮、皮下组织及内脏器官引起深部真菌病，临床上通常按菌种命名，如孢子丝菌病、念珠菌病等。

（一）一般护理

（1）安排患者单独病室，实施接触性隔离，减少探视人员，避免交叉感染。医护人员进入病室及各项操作时，应戴帽子、口罩、手套，必要时穿隔离衣，做好防护。

（2）保持室内空气清新，温湿度适宜，定时通风换气，注意保暖。

（3）患者用物严格按照消毒隔离原则处理，每日 2 次用含氯消毒液擦拭物体表面和地面；空气消毒，每日 2 次。

（4）对于老年体弱、低蛋白血症、免疫功能低下和严重营养不良的患者，应加强保护措施，严格执行无菌操作原则。

（5）对于有严重基础疾病的患者，尤其对留置各种导管的患者，做真菌培养时，应同时做药敏试验，护理上应加强对导管的监测、预防感染。

（6）床单整洁，及时更换病服，使用后按消毒隔离原则灭菌消毒。

（7）宜选择清淡饮食，加强营养，忌食辛辣、刺激性食物，戒烟、戒酒。

（8）每日监测生命体征，注意体温变化。

（9）注意个人卫生，保持皮肤清洁。

（二）专科护理

1.躯干四肢的皮损护理

（1）严格按无菌操作原则进行皮损的清创与换药。

（2）取新鲜创面和坏死组织接壤处的组织送真菌培养并做病理检查。

（3）伤口创面局部用 2％过氧化氢棉球和 0.5％无菌聚维酮碘棉球擦洗。

（4）红外线照射，每次 30 分钟，每日 1 次。

（5）0.2％两性霉素 B 溶液湿敷 20 分钟后，以无菌干纱布包扎固定，每日 1 次。

2.口鼻黏膜的护理

（1）观察、评估患者的疼痛情况，使用小手电筒、棉签及压舌板检查，每日评估记录口鼻黏膜变化，包括破溃黏膜局部的动态变化以及渗出物的颜色和性状。

（2）口鼻黏膜溃疡、穿孔的护理

①指导患者少食多餐，给予半流食或软食，细嚼慢咽，防止食物从上颌穿孔处进入鼻腔，引起窒息。

②指导患者餐后用 2.5％碳酸氢钠溶液漱口，建立口腔碱性环境。漱口时以含漱为主，切勿用力，防止漱口液由穿孔处反流入鼻腔引起误吸。

3.呼吸道的护理

（1）肺部真菌感染患者咳嗽、咳痰明显，甚至出现大咳血，要评估肺部感染程度，如痰液量、性状、颜色、咳血量并进行痰培养。

（2）密切观察患者呼吸模式、频率的变化及血氧饱和度、胸片的情况，听取患者的主诉。

（3）肺部真菌感染者，遵医嘱给予氧气吸入 3 升/分钟，吸氧时在鼻周垫小棉块，使用双鼻导管吸氧；若患者鼻周破溃明显，宜使用面罩吸氧 6～8 升/分钟。

（4）保持呼吸道通畅，每日遵医嘱用 0.9％氯化钠溶液 2 毫升＋复方异丙托溴铵溶液 2.5 毫升，每 12 小时雾化吸入治疗，雾化后拍背，协助患者进行痰液体位引流，帮助患者排痰。

4.输液管路的护理

（1）两性霉素 B 是治疗深部真菌毛霉病的最佳药物。长期使用易诱发静脉炎，需注意观察输液管路是否畅通。

（2）每次输液前要观察穿刺部位有无感染、红肿、渗液、疼痛，针头有无脱出。

（3）输液时严格无菌操作避免感染。

（4）指导患者保持输液穿刺处清洁干燥，不要擅自撕去贴膜。避免输液侧肢体剧烈活动或过度屈伸、持重。

5.病情观察

（1）密切监测生命体征及生化指标，高热者给予物理降温，必要时，遵医嘱使用退热药物。

（2）观察皮损有无感染、糜烂、渗出等，观察面部皮肤感染者有无容貌损毁现象发生。

（3）曲霉病应密切观察有无肺部受累，有无咳嗽、咳痰、咯血、气喘、呼吸困难等表现，有无皮肤损害，还应注意眼、耳、鼻、脑、消化系统、心血管系统、泌尿生殖系统有无感染，儿童应注意有无骨髓炎的症状。

（4）毛霉病应密切观察有无鼻部、脑部受累，表现为头痛、鼻部疼痛、充血、流血清样或黑褐色鼻涕、中枢神经系统症状等，累及肺部有咳嗽、胸痛、咯血等表现，累及胃肠道有腹痛、胃痛、胃溃疡、腹泻、血便、呕吐物为咖啡色等表现，观察皮肤有无新生皮疹，初期为痛性结节，逐渐扩大，以后中央溃疡、结焦痂和坏死等变化。

（5）孢子丝菌病应密切观察皮肤、骨、眼、肝、脾、肾、肺及脑部变化。

（6）着色芽生菌病观察皮损发生的部位，常见足、小腿和手臂。观察局部皮损痂下有无脓液溢出，肉芽之间有无脓栓，有无继发细菌感染或溃疡；有无疣状皮肤结核样、梅毒树胶肿样、银屑病样、足菌肿或象皮肿样皮损；有无侵及黏膜、甲周、甲板等表现；有无周围淋巴管播散、卫星状皮损及泛发性皮损表现；关节部位皮损受累可造成关节强直畸形、肌肉萎缩、骨质疏松等继发损害，应注意观察。

6.两性霉素 B 用药护理

（1）药物的保存：要求低温 2～8℃储存，禁止冷冻。在保存和输注过程中保证处于避光状态并现用现配。

（2）药物的配制：50 毫克瓶装两性霉素 B 用 10 毫升无菌注射用水溶解后加入 5% 葡萄糖 500 毫升中输注。防止药物效价降低。不可与生理盐水或其他药物接触，此药分子量大，应使用单独的不带过滤网的避光输液管。

（3）药物的滴速：严格控制滴速，防止因药物输注过快而导致患者血压下降。一般初次使用时滴速为6～8 滴/分，使用过程中严密观察血压变化，待患者静脉输注药液 1 周后如血压无明显变化。可适当增加速度，但一般不宜超过 15 滴/分。

（4）药物不良反应观察

①发热、寒战、低血压及心动过速是常见不良反应，通常在开始输药后 1～3 小时出现。护士遵医嘱在用药前 30 分钟应给予对乙酰氨基酚口服预防发热、寒战，鼓励患者适当增加饮水量。

②恶心、呕吐、腹泻、纳差也较常见。严重不良反应有肾毒性、肝毒性、骨髓抑制等。

③肾毒性较常见可出现蛋白尿和管型尿。在用药期间密切观察肾功能情况，准确记录出入液量，测量尿比重；定期对肝功能、肾功能、血清电解质、血常规、凝血酶原反应时间等进行监测。

④保护静脉血管：输注两性霉素 B 时一条静脉在输注 2 次后几乎无法使用，且第 2 次使用后渗漏率明显升高。尽可能从远端小血管逐级向上使用，并尽量避免重复使用同一条静脉血管，避免药液渗出，如发生药液渗出应积极进行处理。必要时行深静脉置管。输液前后不可用生理盐水冲管，应用 5% 葡萄糖溶液。

7.心理护理

深部真菌病病程较长、病情较重，指导患者耐心与积极的治疗，特别对于依从性差、性格固执的患者，了解患者的心理状态，获得患者的信任，同时与患者家属沟通，取得家属的理解与支持。

（三）健康教育

（1）指导患者养成良好的生活习惯，劳逸结合，加强锻炼，增加机体抵抗力，避免外伤。

（2）积极寻找并去除诱因。

（3）严格遵医嘱长期用药，避免随意减量或停药。

（4）定期复查血常规、肝肾功能等，定期随诊。

（5）避免长期应用抗菌药物、糖皮质激素及免疫抑制剂等。

二、浅部真菌性皮肤病

浅部真菌病即皮肤癣菌病，只侵犯表皮的角质层、毛发和甲板，根据感染部位命名如头癣、体癣和股癣、手癣和足癣、甲癣等，按菌种命名如花斑癣等。

（一）一般护理

（1）实施接触性隔离。严格消毒公共用品及个人用物，不与他人共用毛巾、鞋、袜、盆、浴盆等。

（2）病室应定时开窗通风，保持温湿度适宜，避免潮湿。

（3）注意个人卫生，保持皮肤清洁，宜选择淋浴，患处最后清洁，可每日用碱性香皂和流水清洁皮损，保持皮肤干燥。衣物、鞋袜应勤换洗，个人衣物单独清洗、消毒。

（4）积极处理患癣宠物如猫、狗等。

（二）专科护理

1.皮损护理

（1）躯干、四肢外涂药膏时要戴一次性手套，涂擦方向呈包围状由外向内，螺旋状涂擦，涂擦面积要大于皮损，促进药物吸收，防止皮疹扩散。

（2）手、足癣患者外用药膏时，要用棉签涂擦，湿敷或浸泡时应将指（趾）间分开。

（3）头癣患者应剃光头发后再外涂药膏。

（4）甲癣患者先把指甲削薄，再外涂药物或用激光治疗。

（5）花斑癣患者鳞屑较厚时应先清除鳞屑再外涂药物，治疗后色素减退可遵医嘱紫外线照射治疗。

（6）皮疹发生感染时，先清除腐痂，再外用抗菌药，必要时进行红光、紫外线等照射治疗。

2.病情观察及护理

（1）花斑癣患者应观察有无皮损面积扩大，脓肿形成，有无累及泪囊引起阻塞性泪囊炎，治疗后注意色素减退斑消退情况。

（2）头癣患者应观察皮损的大小、颜色、面积，有无炎症、糜烂、渗出、脓疱、肿块及肿块性质，有无继发感染及脓肿形成，有无自觉瘙痒、疼痛及伴随周围淋巴结肿大，有无秃发和瘢痕形成。脓癣患者应注意有无淋巴结肿大、食欲不振、乏力、发热等表现，高热者实施物理降温并按高热护理。

（3）甲真菌病观察侵入的范围、甲板的性状、光泽度、光滑度、颜色，甲床有无粗糙角化、脱屑、增厚等。

（4）手足癣观察皮损的大小、颜色，有无感染、渗出、异味，有无红斑、丘疹，有无水疱、大疱及疱液的性质，有无皮损干燥、角质增厚、粗糙、脱屑、皲裂等，自觉症状有无瘙痒、疼痛。

（5）观察皮损有无蔓延扩大，如继发丹毒、蜂窝织炎、淋巴管炎、淋巴结炎、癣菌疹、象皮肿等。

3.用药护理

（1）严格遵医嘱使用药物治疗。

（2）激素药物不可长期使用，必须配合抗真菌药同步使用。

（3）用药期间不可自行停药，疗程一般为4周。对服药患者注意观察肝、肾功能是否有受损表现，定期复查。

（4）根据不同类型的浅部真菌病掌握外用药物的剂型、用法、注意事项和治疗原则，在采用外用药治疗时细心观察病情变化，皮损有无减轻。外用药物时，应从外向内涂于皮损处，以控制皮损扩展,同时注意药物刺激与过敏反应。

4.心理护理

护理人员应多关心患者,通过良好的沟通使患者了解本病的病因、临床表现、治疗方法,树立战胜疾病的信心,并积极配合治疗。

(三)健康教育

(1)手癣和足癣患者应勤换鞋袜,平时最好穿吸汗的棉袜,勿穿不透气及过紧的鞋,特别是女性尽量不穿高跟鞋,鞋内要洒抗真菌散剂,毛巾和鞋袜等洗净后应置于通风处,日晒除菌。不到公共浴池泡澡,不与他人共用毛巾、鞋、袜、盆、浴缸等。患者要多洗手,不要随便用手去碰足癣部位,不随便用手搔抓,手癣患者避免接触肥皂、洗涤剂。另外,剪指(趾)甲时不能剪得太深。

(2)头癣患者剃除病变部位的头发,剃下的头发应焚烧,患者在治疗期间需戴帽子,用过的帽子、毛巾、枕套、梳子等应煮沸消毒,切断传染源,避免与患病的猫、狗等动物接触。

(3)体癣和股癣患者衣着宜宽松、透气,注意个人卫生,勤清洗,尤其在运动大量出汗之后。

(4)甲癣患者尽量不穿高跟鞋,不美甲,避免双手长期在水中浸泡。

(5)花斑癣患者应加强营养,保持皮肤清洁干燥,避免日晒,避免高温潮湿环境,避免剧烈运动,洗澡时水温不宜过高,禁止蒸桑拿,避免大量出汗,用过的内衣裤、被单、枕套等应煮沸消毒。

(6)预防

①切断传播途径:应采取适当的隔离措施。

②消灭传染源:治愈现存的真菌患者及有病的家畜。

③保护易感者:增加机体免疫力,平日做好个人卫生。

三、黏膜念珠菌病

黏膜念珠菌病是由念珠菌属,主要是白色念珠菌引起的黏膜部位的急性、亚急性、慢性炎症。白色念珠菌是人体正常菌群之一,一般不致病,当年老体弱、营养不良、患消耗性疾病、戴假牙方法不当、机体免疫力降低等情况时可导致感染。

(一)一般护理

(1)实施接触性隔离。严格消毒公共用品及个人用物,不与他人共用洁具、衣物。

(2)病室应定时开窗通风,温湿度适宜,避免潮湿,每日空气消毒2次。

(3)注意个人卫生,保持皮肤黏膜部位清洁、干燥。贴身衣物选择棉质、宽松、柔软为宜,勤换洗并在阳光通风处曝晒。

(4)保护口腔黏膜,宜选择软毛牙刷,每月更换1次。

(5)选择清淡、营养丰富的饮食,避免辛辣刺激性食物,口腔黏膜病变者应选用温度适宜的软食、流食或半流食,避免冷热刺激。

(二)专科护理

1.皮损护理

(1)口腔黏膜护理

①可选用抗真菌的含漱液漱口(如肉桂煎剂、1%~4%碳酸氢钠液),使用时应尽量延长含

漱时间,也可选用抗真菌的口含片或栓剂含于口腔,使之缓慢融化,与黏膜充分接触,达到治疗的目的。

②如合并细菌感染,可选用 1∶5000 氯已定溶液漱口或使用地塞米松注射液 10 毫克、0.1％利多卡因注射液 5 毫升、庆大霉素注射液 16 万单位加入 0.9％氯化钠 500 毫升配制的溶液与肉桂煎剂交替漱口,可起到抗细菌与抑制某些真菌的作用。

③口唇及口角感染可外涂抗真菌霜剂。

（2）会阴护理

①治疗期间应避免性生活,必要时应夫妻同治。

②保持外阴部清洁、干燥,应穿纯棉、宽松的内裤并勤换洗消毒,避免穿透气性差的紧身裤。

③外阴部感染者可外涂咪唑类抗真菌制剂。

④阴道感染者可应用抗真菌栓剂每晚一粒,塞入阴道深处。

⑤龟头感染者用生理盐水局部冲洗,外用抗真菌药物,并发细菌感染破溃者可外用抗菌溶液湿敷后外用抗真菌药物,并保持局部通风、干燥,避免潮湿摩擦。

2.病情观察

（1）观察口腔情况

①有无鹅口疮发生,表现为灰白色假膜附着于口腔黏膜上,边缘清楚,周围有红润,严重者黏膜可溃疡坏死,自觉疼痛,吞咽困难,食欲不振等。

②有无益于念珠菌生长的黑毛舌情况发生,表现为舌面沿中央线覆黑褐色厚苔,似绒毛状,表面干燥。

③有无念珠菌性白斑,口腔黏膜白斑表现为微亮的乳白色斑片,边缘鲜明,一般无自觉症状。正中菱形舌炎表现为在舌背人字沟前方有菱形的、杏仁大小的光滑无乳头区,损害大小始终不变。

④有念珠菌性白斑的患者应观察有无癌前病变的特征,如损害表面有红色增生区,又有白色增生区,应警惕。

⑤有无念珠菌性舌炎,表现为舌面糜烂和浅表性溃疡,自觉疼痛。

⑥有无念珠菌性口角炎,表现为单侧或双侧口角浸渍发白、糜烂结痂,病程久者皮损呈角化增殖、皲裂,常因疼痛影响张口。

⑦有无念珠菌性唇炎的发生,特点为病变只限于下唇,一种表现为下唇唇红的中央部位长期糜烂,色鲜红,四周过度角化,表面可有脱屑,称糜烂型。另一种表现为下唇弥漫性肿胀,唇红及唇红与皮肤交界处有小颗粒,稍高出皮肤表面,称颗粒型。

（2）观察会阴情况

①女性为念珠菌性阴道炎,表现为阴道壁充血、水肿,阴道黏膜上有灰白色假膜,阴道分泌物浓稠,呈黄色或乳酪样,有时混有豆腐渣样小块,皮损可表现为红斑、轻度湿疹样反应、脓疱、糜烂和溃疡,自觉外阴部剧烈瘙痒。

②男性为念珠菌性龟头炎,表现为龟头、冠状沟轻度潮红的斑片,表面干燥光滑或糜烂脓疱,严重者可发生鹅口疮样白斑,伴有明显的瘙痒,若累及尿道,可产生尿频、小便时刺痛等尿

道炎症表现。

（三）健康教育

（1）遵医嘱用药，避免随意减量或停药。一般情况下症状缓解后，仍需用药1周，应在医生指导下停药或减量。

（2）注意口腔、会阴部位的清洁卫生，掌握正确戴假牙的方法。

（3）加强营养，增加机体抵抗力，去除诱因。

（4）避免长期应用抗菌药物、糖皮质激素及免疫抑制剂等。

（5）会阴部念珠菌病，应夫妻同时治疗，用药期间性生活时应使用避孕套，防止交叉感染。

（6）定期复查肝肾功能等，定期复诊或随诊。

第四节 性传播疾病

一、性传播疾病的一般护理

（一）皮损护理

（1）会阴处有破溃的患者应用抗菌溶液湿敷，每日2次，每次20分钟，防止感染。

（2）女性患者阴道分泌物较多时根据病情可选用2%的碳酸氢钠、0.5%的醋酸等药液冲洗阴道，激光冷冻治疗的患者保持局部干燥。

（3）使用腐蚀性外用药的患者注意保护病变部位周围的正常皮肤。

（二）心理护理

性病患者很容易产生强烈的自责心理，甚至有些人会有轻生的念头，所以对性病患者的心理护理显得尤为重要。

（1）加强患者及家属的性健康教育，利用网络、宣传手册、授课等形式，说明其危害性，并逐渐矫正患者的不良性观念和不良性行为，洁身自好，以免重复感染。

（2）加强与患者的沟通，不能歧视、冷落患者并给予关爱，使其打消思想顾虑，积极主动配合治疗。

（3）医务人员应耐心解释患者的疑问，向患者讲明性传播疾病必须经正规治疗，才能达到预期的治愈效果，并向患者讲解配偶同查同治的重要性。

（4）做好保护性医疗工作，增加患者的信任感，减轻自卑感。

（三）用药护理

（1）应用青霉素、头孢类抗菌药物前应询问有无过敏史，按要求做药物过敏试验，注意有无过敏反应发生。

（2）肌内注射苄星青霉素和大观霉素等悬浊液药物，宜选用7号以上的注射针头，充分溶解后深部注射，推注时应匀速、快速用力，以免药物凝结堵塞针头，注射后可局部热敷，促进药物吸收，减轻疼痛。

（3）遵医嘱按时、按疗程用药，不可自行增减、停用药物。

（4）注意观察用药后反应，应用甲硝唑不良反应有恶心、金属味、胃炎、共济失调、眩晕、头痛、嗜睡和抑郁，个别患者可发生荨麻疹和皮肤瘙痒，应于饭后服用。有癫痫或中枢神经系统异常史的患者应慎用，哺乳期妇女及孕妇禁用。

（5）注射头孢类药物必须戒酒，因可产生"戒酒硫样反应"，表现为恶心、面色潮红、心悸及心动过速，故患者在用药期间及停药 1 周内应禁止饮酒。

（四）消毒隔离

（1）实施接触性隔离。

（2）医务人员在临床工作中必须严格落实消毒隔离措施，严格执行无菌技术操作规程。患者用过的一次性器具及物品单独焚烧处理，非一次性物品应严格消毒、灭菌处理。

（3）病室每日用 1000 毫克/升的含氯消毒液擦拭地面、桌面、物体表面，室内空气消毒每日 2 次。

（4）患者的衣服用煮沸法消毒，洗漱用具也应分开专用，防止间接接触引起交叉感染。

（五）健康教育

（1）告知患者减少对会阴部的刺激，勿剧烈运动，如骑自行车、久坐等。恢复期可适量运动，以散步方式为宜。

（2）告知患者会阴部保持清洁、卫生，性行为前后应注意清洗外阴。穿着柔软、纯棉、宽松、浅色的内裤，勤换洗，晾晒。

（3）避免到公共浴池洗浴、泡浴，防止交叉感染。

（4）饮食应清淡，忌食辛辣刺激性食物，戒烟、戒酒。

（5）治疗期间禁止性生活，不得与异性或同性发生不洁性行为。

（6）告知患者其配偶或性伴也应检查和治疗。

（7）孕妇产道有病变时，应向患者提前做好解释，动员患者临产时做剖宫产，以免传染给新生儿。

（8）提倡安全性行为，鼓励使用安全套，严格遵守一夫一妻制是预防性传播疾病的最佳方法。

二、淋病

淋病是常见的性传播疾病，由淋球菌引起，包括有症状及无症状的泌尿生殖器淋菌感染、淋菌性盆腔炎、播散性淋菌感染及新生儿淋菌性结膜炎等。尚可见于肛门、咽部等处。可通过性交、污染的衣物、毛巾、浴盆、产道及羊膜腔内感染。潜伏期平均 3～5 天。主要症状为尿频、尿急、尿痛及脓尿。

（一）一般护理

同"性传播疾病的一般护理"。

（二）专科护理

1.局部护理

（1）保持会阴部清洁、干燥，分泌物较多时，应每日用 1∶5000 的高锰酸钾或 0.1％的苯扎溴铵溶液清洗。

（2）淋菌性结膜炎按医嘱用生理盐水冲洗眼部，每小时 1 次，冲洗后可用 0.5％红霉素眼膏、0.3％环丙沙星滴眼液或 1％硝酸银滴眼药液滴眼。产后新生儿用 1％硝酸银滴眼，防止新生儿淋菌性眼炎发生。

（3）出现尿频、尿急、尿痛按医嘱温水坐浴，每日 10～15 分钟。

（4）淋菌性咽炎按医嘱指导患者正确使用复方硼酸溶液、呋喃西林溶液、2％硼酸溶液漱口。

2.密切观察病情

（1）尿道黄色脓性分泌物是否增多，尿频，尿急，尿痛、排尿困难、尿潴留症状是否加重。观察患者排便后肛门是否有瘙痒、烧灼感、排出黏液及脓性分泌物的量、颜色、气味、性状、里急后重等症状。

（2）男性有无终末血尿、血精、会阴部坠胀的情况。

（3）女性有无阴道分泌物增多，非经期子宫出血，经血过多，尿道口、宫颈口、前庭大腺是否有疼痛、压痛、红肿及脓肿，有无下腹部及慢性盆腔疼痛，下腹、子宫、附件压痛的表现。

（4）观察患者有无全身不适、发热、食欲不振的表现。有无扁桃体炎、颈淋巴结肿大、咽干、咽痛、吞咽痛的情况。

（5）观察淋菌性眼炎患者视力情况，眼结膜是否充血红肿，脓性分泌物是否增多。

（6）经过正规治疗后症状消退，涂片和培养均未发现淋球菌，但后期又出现尿道炎的症状并持续不断，则应考虑为非淋菌性尿道炎，须进一步检查病原体并对症治疗，应注意有无梅毒等其他性传播疾病伴发。

3.用药护理

（1）遵医嘱用药，告知患者不可自行停药、增减药物。

（2）注射头孢类药物前应询问过敏史并做药物过敏试验，该药物肌内注射时可导致局部疼痛，暂时性酸性粒细胞减少，嗜酸性粒细胞增多，该药与氨基糖苷类药有协同增效的作用，必须分开注射，高胆红素血症患儿慎用。

（3）大观霉素溶解后药液易凝，推注时应快速。注射后可能出现荨麻疹、眩晕、恶心、感冒样症状及碱性磷酸酶升高等不良反应，应注意观察。注射后疼痛可局部热敷。

（4）淋菌性咽炎患者使用含漱液时头后仰，张口发"啊"音，使含漱液清洁咽后壁，嘱患者不要将其吞服。

（三）健康教育

（1）治疗期间应避免进食辛辣刺激性食物，禁止饮酒、浓茶及咖啡等。鼓励患者多饮水，促进冲洗尿道脓液。

（2）禁止和他人共用浴盆。污染的衣物、内裤及用具应煮沸消毒，禁止与婴幼儿同床、同浴或衣物共洗。

（3）夫妇一方患淋病，应暂停性生活，及早到正规医院就医。规范治疗后 3 次培养未发现淋球菌，又无症状，方可恢复性生活。30 天内接触过淋病患者的性伴侣，也需检查和治疗。

（4）淋病治愈后应及时恢复房事，争取获得性高潮，以便驱出可能隐藏的淋球菌。刚恢复性交的第 1 个月,必须用避孕套,以防交叉感染。性交后有复发症状,须及时到医院就诊。

(5)夫妇双方彻底治愈 3 个月后,方可安排妊娠。

三、尖锐湿疣

尖锐湿疣(CA)又称性病疣,由人类乳头瘤病毒(HPV)引起。累及外生殖器、肛门、直肠区,较少发生在尿道黏膜、膀胱、输尿管、阴道黏膜及宫颈口。传播途径有性接触、母婴传染、间接传染(如内裤、浴盆、浴巾)。潜伏期 1～8 个月,初起为细小淡红丘疹,逐渐增大,形似菜花样,女性可有外阴瘙痒、白带增多。

(一)一般护理
同"性传播疾病的一般护理"。

(二)专科护理
1.激光冷冻患者局部护理

(1)冷冻治疗中要注意保护损害周围皮肤黏膜,尿道、阴道内治疗要待解冻后才能取出阴道镜、尿道镜,以免冻伤正常黏膜。

(2)治疗后疼痛一般能耐受,疼痛可持续数小时或更长时间,剧烈疼痛时可按医嘱口服镇痛剂,如布洛芬,并注意观察疗效。

(3)告知患者治疗后局部出现水肿为正常现象,无须处理,经数日后可消退。

(4)治疗后出现较大水疱、血疱时,按"疱液抽取法"处理,预防感染。

(5)创面感染或伴有渗出时,应用 3% 的硼酸或 0.1% 依沙吖啶溶液湿敷,每日 1～2 次,每次 30 分钟,保持局部干燥、清洁,避免沾水,防止感染加重。

2.手术患者局部护理

(1)局部备皮,为手术消毒做好准备。

(2)手术后保持局部干燥,用无菌纱布包扎,若不易包扎者,可用甲紫溶液涂擦创面,防止感染。

(3)炎症伴渗出时用 0.1% 依沙吖啶溶液湿敷或 1：5000 高锰酸钾溶液坐浴 10～15 天,每天 2～3 次,每次 15～20 分钟。

(4)手术后应减少站立和行走,卧床休息,将臀部抬高 15～20 厘米,促进血液及淋巴回流。

3.用药护理

(1)三氯醋酸具有腐蚀性,注意保护周围正常皮肤。

(2)足叶草毒素外用时会出现局部红斑、水肿、糜烂等不良反应。儿童、孕妇、哺乳期妇女及具有开放性伤口等忌用,用时切勿触及眼睛。

4.病情观察

(1)观察疣体发生的部位,一般好发于外生殖器及肛门周围皮肤黏膜湿润区,男性多见于龟头、冠状沟、包皮系带、尿道口、阴茎部、会阴,同性恋者多见于肛门及直肠,女性多见于小阴唇、阴道口、阴蒂、阴道、宫颈、会阴及肛周。少数也可发生于口腔、腋窝、乳房、趾间等。

(2)观察皮损的性状,为单个或多个淡红色小丘疹,质地柔软、顶端尖锐,逐渐增多、增大,形态可为无柄型(丘疹样皮损)和有柄型,为乳头状、菜花状、鸡冠状及蕈状样,呈白色、粉红色或污灰色,表面易糜烂、有渗液、浸渍及破溃。

(3)观察疣体有无出血、破溃、感染等。

(4)观察有无异物感、灼痛、刺痒或性交不适等自觉症状。

(5)手术治疗后患者的局部是否感染及出血。

(6)激光冷冻后局部是否出现水疱、血疱。

(7)若发现遗漏未消除的疣体及时报告医生。

(8)治疗过程中,注意观察患者对疼痛的耐受性,如疼痛难忍时,应暂停治疗,休息后再继续治疗。

(三)健康教育

(1)本病易复发,应密切观察.随时发现,随时治疗,一般不留后遗症。

(2)禁止到公共游泳池、浴池,禁止泡浴,注意个人卫生,避免交叉感染。

(3)治疗后注意保持局部的清洁、干燥,勿沾水,防止创面感染。尽量卧床休息,减少走动,穿宽松、纯棉、浅色的内裤或不穿,减少对局部的摩擦与刺激。

(4)治疗期间饮食应清淡,禁食辛辣腥发刺激性食物,戒烟、酒,促进伤口愈合。

(5)未治愈前应禁止性生活,痊愈后,可恢复房事。性伴侣也应同时检查和治疗。

(6)痊愈后3个月内,性交时应使用避孕套,3个月后无异常表现,可安排受孕。怀孕后要定期检查,以便早期发现病灶,及时治疗。

(7)衣物、用具要彻底消毒,如暴晒、煮沸等方法,防止间接接触感染。

(8)告知患者及家属,调整好心态,治愈后双方应消除恐惧感,放松地恢复房事。刚恢复房事时,动作不要过猛,防止新生上皮擦伤,如有擦痛,不必紧张,可变换性交姿势,避开痛点。房事后要清洗外阴,保持干燥清洁。

四、梅毒

梅毒是由梅毒螺旋体(TP)所引起的一种慢性传染病,主要通过性接触和血液传播。本病危害性大,可侵犯全身各组织器官或通过胎盘传播引起死产、流产、早产和胎传梅毒。

(一)一般护理

同"性传播疾病的一般护理"。

(二)专科护理

1.皮损护理

(1)发生硬下疳时应保持损害表面清洁,防止继发感染。

(2)皮肤、生殖器黏膜出现水肿、糜烂、脓疱时,保持病变部位清洁干燥,可用0.1%依沙吖啶等抗菌溶液清洗,防止感染。

(3)口腔、舌、咽喉出现红斑、水肿、糜烂,表面覆灰白色膜状物,应给予高热量、易消化的流质、半流质饮食或软食。保持口腔卫生,可用过氧化氢溶液、复方硼酸溶液等进行漱口,防止感染。

(4)会阴、肛周出现扁平湿疣,注意保持其清洁、干燥,避免受潮、摩擦。表面糜烂有渗液的患者,可用1∶8000高锰酸钾溶液进行清洗,防止继发感染。

2.病情观察及护理

(1)观察皮疹有无增加,破损黏膜有无继发感染,有无单侧或双侧腹股沟淋巴结无痛性肿大,告知患者无须紧张,4～8周方能消退。

(2)观察有无容貌损毁现象,如鞍鼻、哈钦森齿、桑葚齿等,有无因上腭、鼻中隔穿孔引起的吞咽困难、发音障碍、因喉树胶肿而引起呼吸困难、声音嘶哑等。

(3)有无梅毒性脱发的表现。若患者出现梅毒性脱发,应做好心理护理,告知其秃发非永久性,及时治疗后毛发可以再生。

(4)观察患者四肢关节活动情况,关节腔积液、关节肿胀、压痛、酸痛,症状昼轻夜重等骨膜炎、关节炎、腱鞘炎、骨髓炎、滑膜炎的表现。应尽可能卧床休息,减少走动。可通过适当的按摩、红光、微波等理疗缓解疼痛。

(5)观察患者视力情况,有无虹膜炎、脉络膜炎、视网膜炎、视神经炎、角膜炎等眼部疾病的表现。发生眼损害可进行眼部湿热敷,按医嘱正确滴利福平等眼药水,指导患者尽量减少用眼,防止眼疲劳。

(6)观察有无神经损害,如头痛、易怒、瞳孔异常并伴有对光和调节性反射异常、闪电样疼痛、感觉障碍、尿潴留及麻痹性痴呆等症状。

(7)观察有无心血管梅毒损害,有无与心绞痛相似的胸骨后不适感或疼痛的梅毒性单纯主动脉炎或冠状动脉口狭窄表现;有无收缩压升高、舒张压降低,脉压增加,水冲脉甚至发生充血性心力衰竭等梅毒性主动脉关闭不全表现。有无因主动脉瘤增大压迫附近组织引起的咳嗽、吞咽困难、气喘、声音嘶哑、胸部搏动、头颈静脉充血及发绀等。

(8)观察有无内脏梅毒引起肝炎、胆管周围炎、肾病和胃肠道病变。

3.用药护理

(1)注射青霉素前,必须做药物过敏试验,预防过敏性休克,备好急救药品(如肾上腺素等)及物品。

(2)首次注射青霉素数小时(多在用药后3～12小时出现)可能出现寒战、发热、头痛、呼吸加快、心动过速、全身不适及原发疾病加重的情况,称为吉一海反应。为防止吉一海反应,驱梅治疗前1天应开始口服泼尼松(20毫克/天),连续服用3天。

(3)若患者有发热现象,体温低于38℃时无须服用退热药,可行物理降温,多饮水等;体温高于38℃时,行物理降温及服用退热药(如扑热息痛等)并观察疗效,监测患者体温变化。

(4)使用青霉素治疗心血管梅毒时,应从小剂量开始,逐渐增加。

(5)观察有无药疹的发生。

(6)肌内注射苄星青霉素后局部可出现硬结,嘱患者热敷,促进药物吸收。

(三)健康教育

(1)本病应及早、足量、规则治疗,尽可能避免发生心血管梅毒、神经梅毒及严重并发症。

(2)治疗期间禁止性生活,防止传染他人。3个月内接触过传染性梅毒的配偶或性伴侣应追踪检查和治疗。

（3）治疗后应定期随访，进行体格检查，一般至少坚持 3 年，第 1 年每 3 个月复查 1 次，第 2 年内每半年复查 1 次，第 3 年在年末复查 1 次。

（4）患梅毒的孕妇应在分娩前每月复查 1 次，出生后的婴儿，应在 1、2、3、6 和 12 个月进行随访。

（5）梅毒传播可通过接吻、输血、哺乳、握手及接触患者唾液、尿液、精液、子宫分泌物直接传染，极少数以毛巾、剃刀、烟嘴、食品、玩具、衣物等间接传染，还可通过胎盘传染，即胎传（先天性）梅毒。告知患者避免不洁性行为，严禁使用不洁的血液制品或其他的生物制品，严禁使用已用过的注射器，严禁吸毒，避免共用注射器针头。

五、神经梅毒

神经梅毒是由苍白螺旋体引起的中枢神经系统感染性疾病。症状常发生于感染后 3～20 年，损害其大脑、脑膜、脊髓等组织。根据受损部位分为 3 型，即无症状神经梅毒、间质性神经梅毒和实质性神经梅毒，后者主要为脊髓痨及麻痹性痴呆。

（一）一般护理

（1）同"性传播疾病的一般护理"。

（2）病室窗户安装护栏或限制器，室内勿放置锐器，防止自伤。

（3）精神症状明显者，须有家属陪护。

（二）专科护理

1.病情观察及护理

（1）无症状神经梅毒，仅表现为脑脊液的异常，无神经受累的症状和体征。

（2）脑脊髓血管梅毒，可表现为脑膜炎症状（如头痛、易怒），瞳孔异常，伴有对光和调节性反射异常，若大血管受累时可发生脑血管意外，应注意观察。

（3）脊髓痨，表现为末梢反射逐渐丧失及震动位置感觉障碍，进行性感觉性共济失调，视神经萎缩，典型三联征为闪电样疼痛、感觉障碍和尿潴留。最常，见和最早出现的三联征为瞳孔异常、下肢反射消失和昂伯征（闭目难立征）。应注意观察并对症护理。

（4）麻痹性痴呆，表现为注意力、记忆力、构音能力的下降，手指和嘴唇的抖动、易怒和轻微头痛，最显著的为人格的改变，懒散、烦躁和精神病状态。精神病症状有自大型、躁狂型、抑郁型、痴呆型四种。

（5）患者出现精神神经症状时，应加强看护，避免意外事件发生，防止自伤或伤人；躁狂型神经梅毒患者遵医嘱给予镇静药物，必要时实施保护性约束。

2.腰穿术检查脑脊液术后的观察与护理

（1）遵医嘱去枕平卧 6 小时，勿剧烈活动。

（2）观察穿刺部位有无疼痛、出血、感染。

（3）观察穿刺后有无头痛，有无并发颅内感染。

（4）观察有无突发昏迷、呼吸心跳骤停、癫痫大发作等严重症状。

3.用药的护理

（1）严格遵医嘱按时、按量应用药物，避免自行减量或停药。

（2）应用水剂青霉素 G，静脉滴注 300 万～400 万单位，每 4 小时 1 次，连续 10～14 天，应注意首次注射后观察有无吉一海反应及过敏反应。

4.静脉留置针的护理

（1）透明贴膜应注明穿刺日期，静脉套管针保留时间参照使用说明。

（2）每次输液前后均用封管液正压冲洗、封管。

（3）密切观察穿刺部位及沿静脉走向有无红肿、疼痛，发生异常及时拔除导管，对症处理。

（4）告知患者注意保护使用留置针的肢体，不输液时，也尽量避免肢体下垂姿势，以免由于重力作用造成回血堵塞导管。

（三）健康教育

（1）告知患者坚持随诊复查的重要性。

（2）治疗后 3 个月做 1 次临床血清学及脑脊液检查，以后每 6 个月检查 1 次，直到脑脊液变化转为正常，此后每年复查 1 次，至少 3 年。

六、艾滋病

艾滋病全称为获得性免疫缺陷综合征（AIDS），由人类免疫缺陷病毒（HIV）引起。传染源为艾滋病患者及人类免疫缺陷病毒携带者，可通过性接触、血液（输血或共用针头、注射器、医疗器械）、母婴传播及被感染者的器官或精液等污染的物品传播。潜伏期一般 2～15 年。临床以淋巴结肿大、厌食、慢性腹泻、体重减轻、发热、乏力等全身症状起病，逐渐发展为各种机会性感染、激发肿瘤等而死亡。

（一）一般护理

（1）同"性传播疾病的一般护理"。

（2）避免接触带状疱疹、结核、水痘等疾病的患者，根据免疫缺陷的程度实施保护性隔离。

（3）加强职业防护，医护人员应增强自我防护意识，严格遵守操作规程，防止医源性感染，当皮肤有损伤时，不得参与侵入性操作，防止针头刺破皮肤。

（二）专科护理

1.皮肤护理

（1）保持皮肤清洁、完整，避免外伤及抓挠皮肤，衣物应选择宽松、纯棉材质，避免摩擦刺激。

（2）随着 HIV 感染的进展和免疫缺陷的发生，可出现多种皮肤、黏膜症状和体征，如继发疱疹病毒感染、传染性软疣、梅毒、尖锐湿疣、鹅口疮、口腔念珠菌感染等，皮损护理详见相关章节。

（3）口腔溃疡者，每餐后遵医嘱用过氧化氢溶液或清热解毒的中药液进行漱口。

（4）腹泻者，保护肛门周围皮肤，可适当涂抹润滑药膏如硅油，以防皮肤皲裂。

（5）长期卧床者，协助其每 2 小时翻身 1 次，预防压疮发生。

2.病情观察及护理

(1)观察皮肤黏膜情况,有无新生皮疹,口腔、肛周、生殖器是否有疱疹及溃疡的发生,有无并发二重感染,是否有疣及肿瘤的生成。

(2)观察全身情况,有无发热、全身不适、淋巴结肿大、体重减轻;盗汗、厌食、肌肉酸痛、关节痛症状。高热者按高热护理,遵医嘱使用退热药,并做好记录。

(3)观察有无神经系统症状,有无头痛、癫痫、定向力障碍、痴呆等,有无脑膜炎症状,应加强看护,避免外伤。

(4)观察有无胃肠道症状,如恶心、呕吐、腹泻等,频繁恶心、呕吐者,暂禁食,根据病情逐渐给予水和少量流质,勤漱口,遵医嘱在饭前30分钟使用止吐药,静脉补液以保持水电解质和酸碱平衡。腹泻者遵医嘱应用止泻药。

(5)观察呼吸的频率、节律及深度,有无咳嗽、咳痰、呼吸困难、发绀甚至呼吸衰竭等肺部感染的发生。合并卡氏肺囊虫型肺炎、巨细胞病毒性肺炎者,应观察患者皮肤色泽,定时监测呼吸,抬高床头或取坐位,使横膈下降,有利呼吸,减少耗氧量,同时氧气吸入,必要时气管插管或气管切开。

(6)观察有无并发深部真菌感染。

(7)观察有无血小板减少性紫癜,密切观察血小板数值和全血细胞数。避免长时间行走、外伤,避免食用坚硬、带壳食物;应卧床休息,必要时绝对卧床;使用软毛牙刷,进食软质食物。

(8)观察营养状况,有无消耗综合征状况,应加强营养,减少活动,必要时静脉注入营养素。

3.用药护理

本病目前无特效药,基本倾向联合用药,常用药副作用如下,应注意观察。

(1)蛋白酶抑制剂,如沙奎那韦、英地那韦、瑞托那韦,主要副作用为脂肪的重新分布、代谢异常、肝毒性、血糖升高。

(2)核苷类反转录酶抑制剂,如齐多夫定、去羟肌苷、扎西他滨,服用此类药可引起骨髓抑制,导致贫血,应定期检查血常规。肝肾功能障碍及维生素 B_{12} 缺乏患者慎用。

(3)非核苷类反转录酶抑制剂,如奈韦拉定、台拉维定等,最常见的不良反应为恶心、疲劳、发热、头痛、腹泻、腹痛、肌痛,应提前告知患者。

（三）健康教育

(1)注意饮食卫生,不吃霉变腐烂食物,不生食海鲜及未煮熟的鸡蛋、肉类等。

(2)加强营养,饮食以高蛋白、高热量食物为主,遵循多样、少量、均衡的饮食原则。

(3)注意紫外线防护,避免强烈日晒,外出时应佩戴遮阳镜、遮阳伞、遮阳帽,防止皮肤受伤。

(4)不共用牙刷、剃须刀等可被血液污染的物品,污染的物品要妥善消毒处理。

(5)对无症状的病毒携带者,嘱其每3～6个月做1次临床及免疫学检查。出现症状,随时就诊,及早治疗。

(6)配偶双方都已感染上 HIV 病毒,潜伏期应减少性生活,使用避孕套,防止抵抗力下降。发病期,可适当房事,次数要少,动作应轻。

(7)无论配偶双方或一方感染上 HIV,必须采取避孕措施,以避孕套最好,不要采取放置宫内环及服药的方法。一旦受孕，应及早行人工流产术。

（8）产后禁止母乳喂养。

（9）保持良好的心态，HIV 抗体阳性患者，应以对他人、对社会负责的态度，遵守预防艾滋病的有关规定，不要献血、献精子或捐器官，切不可与他人共用注射器。

（10）应告知性伴侣进行 HIV 抗体检测，积极采取适当的预防措施，避免有体液接触的性行为。

参 考 文 献

[1]姜梅.妇产科疾病护理常规.北京:科学出版社,2019.

[2]束余声,王艳.外科护理学.北京:科学出版社,2019.

[3]冯丽华,史铁英.内科护理学(第4版).北京:人民卫生出版社,2018.

[4]安力彬,陆虹.妇产科护理学(第6版).北京:人民卫生出版社,2017.

[5]沈开忠.消化系统疾病病人护理.杭州:浙江大学出版社,2016.

[6]唐前.内科护理.重庆:重庆大学出版社,2016.

[7]杨霞,孙丽.呼吸系统疾病护理与管理.武汉:华中科技大学出版社,2016.

[8]叶志霞,皮红英,周兰姝.外科护理.上海:复旦大学出版社,2016.

[9]刘军,汪京萍.妇产科护理工作指南.北京:人民卫生出版社,2016.

[10]丁淑贞,姜秋红.呼吸内科临床护理.北京:中国协和医科大学出版社,2016.

[11]孙艳,占城.常见皮肤病护理常规及操作规范.沈阳:辽宁科学技术出版社,2015.

[12]许蕊凤.实用骨科护理技术.北京:人民军医出版社,2015.

[13]游桂英,方进博.心血管内科护理手册.北京:科学出版社,2015.

[14]袁爱娣,陶冬英.循环系统疾病病人护理.杭州:浙江大学出版社,2015.

[15]翟向红,王莉杰.产科护理.北京:人民军医出版社,2015.

[16]张晓念,肖云武.内科护理.上海:第二军医大学出版社,2015.

[17]黄力毅,李砚池.儿科护理.北京:人民军医出版社,2015.

[18]黄金银,倪晶晶.呼吸系统疾病病人护理.杭州:浙江大学出版社,2014.

[19]刘悦新,李绮薇.妇产科护理与风险防范.北京:人民军医出版社,2014.

[20]丁晖.小儿营养性缺铁性贫血的护理.中国实用医药,2013,8(22):220-221.